中山名中医传承系列丛书

"人－证－方"
中医诊疗模式临证集萃

李乐愚　主　编

全国百佳图书出版单位
中国中医药出版社

图书在版编目（CIP）数据

"人-证-方"中医诊疗模式临证集萃 / 李乐愚主编. —
北京：中国中医药出版社，2025.7.（2025.9 重印）--
（中山名中医传承系列丛书）.

ISBN 978-7-5132-9598-7

Ⅰ. R249.7

中国国家版本馆 CIP 数据核字第 2025W5F911 号

融合出版说明

本书为融合出版物，微信扫描书内二维码，关注微信
公众号，即可访问相关数字化资源和服务。

中国中医药出版社出版

北京经济技术开发区科创十三街 31 号院二区 8 号楼

邮政编码　100176

传真　010-64405721

北京盛通印刷股份有限公司印刷

各地新华书店经销

开本 710×1000　1/16　印张 15　彩插 0.5　字数 230 千字

2025 年 7 月第 1 版　2025 年 9 月第 2 次印刷

书号　ISBN 978-7-5132-9598-7

定价　95.00 元

网址　www.cptcm.com

服 务 热 线　010-64405510

购 书 热 线　010-89535836

维 权 打 假　010-64405753

微信服务号　zgzyycbs

微商城网址　https://kdt.im/LIdUGr

官 方 微 博　http://e.weibo.com/cptcm

天猫旗舰店网址　https://zgzyycbs.tmall.com

如有印装质量问题请与本社出版部联系（010-64405510）

《中山名中医传承系列丛书》编委会

主　　编　赖海标

执行主编　李　亮

副 主 编　高大伟　肖小华　陈志标

　　　　　张伟耀　徐泽林　张开利

执行副主编　黄建龙

编　　委（以姓氏笔画为序）

方灿途　甘礼明　卢标清　白伟杰

刘八一　苏培基　李　旭　李乐愚

李雪山　李燕林　杨　楠　吴俊哲

何训昌　陈一兵　陈世忠　林凯旋

郑永平　郑臣校　孟繁甦　钟　嘵

钟伟兰　徐　蕾　黄建龙　黄振炎

黄智峰　彭　林　彭伟文　彭慧渊

曾聪彦　缪灿铭　戴卫波

参　　编（以姓氏笔画为序）

万恒荣　马普伟　王　寅　王　静

王伟群　王秉道　王康振　叶家盛

朱盈盈　刘　茵　刘小丹　刘永皑

池伟东　孙奕纯　苏　健　李　李

李　新　李大刚　李少华　李晓岚

吴　微　吴宇峰　吴郁锐　吴宗艺

张志强　张振山　陈　亮　陈焕洲

陈彭梦影　陈惠冰　陈新涌　陈嘉怡

陈熙洋　林　帅　林葆睿　周丹丹

周兴茂　郑雨中　郑思睿　郑晓明

郑晓熙　郑景陆　洪慧斯　徐　娟

栾非凡　高　恒　桑莉莉　黄　杏

黄子奇　曹振文　曹浩坤　韩永继

潘　敏　潘紫莹

《"人－证－方"中医诊疗模式临证集萃》编委会

主　编　李乐愚

副主编　徐瑞颜　李　娜　曾婷婷

编　委（以姓氏笔画为序）

王一珺　王宣懿　苏畅怡　杨小雯

余　雪　张利钰　陈　苹　林莹琪

林格娜　罗志春　赵恩熙　段灿新

郭东花　黄艳冰　谢　午　蔡　慧

前　言

中医药学，源远流长，博大精深，为中华民族的健康事业作出了巨大贡献。中山市作为岭南医药文化的重要发祥地，中医药文化底蕴深厚，历代名医辈出。民国时期，中山市已有刘蔚楚、程祖培、余子修、周伯姚、缪章宏、李尘等名医享誉四方，当代则涌现出李旭、何训昌、苏培基、缪灿铭等国家级名中医，以及蔡木杨、林棉、李燕林、缪英年、赖海标、李乐愚、杨楠等省级名中医，还有李亮、高大伟等市级名中医，他们共同为中医药的传承与发展注入了不竭的动力。

近年来，随着国家对中医药事业的高度重视与扶持，中山市积极响应，深入推进中医药传承创新发展示范试点项目。中山市中医院在此背景下，勇担重任，成功获批31个多层次中医药师承工作室建设项目，旨在通过名中医药专家的学术传承，推动中医药事业的蓬勃发展。

经过不懈努力，这些工作室已取得了显著成果。20位名中医及工作室以深厚的学术造诣和丰富的临床经验，撰写了一系列高质量学术专著。这些专著中，有名中医从医60年，退休后历经20余年撰写的手稿，凝聚了其毕生心血与智慧；有对中医经典的新释，深入挖掘经典医籍精髓；有理论探讨，阐述中医药的独特魅力；有医案分析，记录临床实践的宝贵经验；有名方验方集萃，传承中医药的实用疗效；还有心得体会，分享名中医的学术感悟与人生智慧。为将这些宝贵财富传承下去，我们特将这些专著纳入中山市"国家中医药传承创新发展示范试点市"防治康系列丛书，命名为《中山名中医传承系列丛书》。

本套丛书覆盖中医内科学、中医全科学、中医外科学、中医骨伤学、老年病学等多个学科领域和中医教育，每册均凝聚了名中医的学术精华——临床经验及学术思想。著作内容结合现代临床实际，提出独到见解与治疗方法。有的图书还配有图片，有助于读者直观理解。

在编纂过程中，我们坚持精益求精，严格审核校对，确保内容准确、表述清晰、格式规范。装帧设计兼具学术价值与艺术美感，旨在为读者提供优质的阅读体验。

展望未来，《中山名中医传承系列丛书》将成为中医药工作者学习交流的重要参考书籍，进一步推动中医药学术的传承与创新。我们期待更多中医药专家加入，共同为中医药事业的发展贡献力量。

衷心感谢参与本套丛书编纂和出版工作的同仁们，是你们的辛勤付出，使这一力作得以问世。愿本套丛书能为中医药文化传承与发展作出更大的贡献！

《中山名中医传承系列丛书》编委会

2025年1月

李乐愚简介

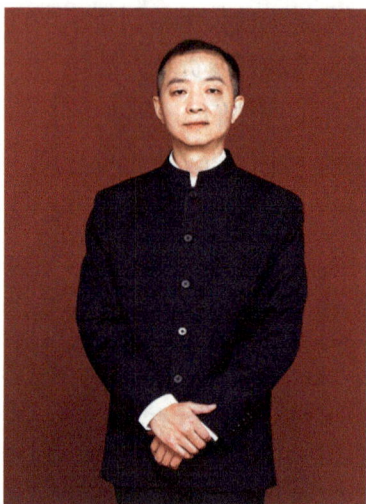

李乐愚，中山市中医院主任医师，中山市中医药研究院副院长，广州中医药大学兼职教授、博士生导师，第五届广东省名中医，第十四届广东省人大代表，第十届中山市劳动模范，中山市"英才计划"特聘人才，广东省名中医传承工作室建设项目指导老师，"李乐愚中医药传承创新劳模工作室"指导老师。兼任广东省中医药学会仲景学说专业委员会副主任委员、广东省中医药学会糖尿病专业委员会副主任委员、广东省中西医结合学会代谢病专业委员会副主任委员等学术职务。

从事中医临床工作30余年，长期致力于中医经典的传承与临床实践，重视中医思维，推动"人–证–方"中医临床思维模式的普及。以经方运用为抓手，以突出中医药疗效为目标，坚持中医生命力在于疗效的思想，坚定让患者用"脚"来投票的信心，患者遍及海内外，培养带动了一批用经方、疗效好的年轻中医。出版《糖尿病的中西医治疗》等专著3部，立足"脾瘅"理论研发治疗2型糖尿病伴超重肥胖制剂"番连化浊颗粒"，获得3项国家发明专利及省、市多项科研基金。新冠疫情期间担任中山市新型冠状病毒感染医疗救治中医专家组组长，中西医结合救治新型冠状病毒感染成效明显，荣获"中山市抗击新冠肺炎疫情先进个人"及"中山市优秀共产党员"称号。

王　序

中医学乃中华文明五千年智慧之结晶，具有独特的自成体系的原创思维，根植于易学、道学、儒学等中华传统文化和哲学思想之母体中。中医学最大的认知特点是天人合一的整体观，"取象运数""形神一体""气为一元"的中医原创思维模式体现了整体观的认知特点，中医学是以不同于西医学的视角与思维方式认识生命与健康，具备独特的概念和理论体系的学科。

欲建立正确的中医思维，非朝夕之功，须明理、笃行、悟道三者相合。一是要溯本求源，以传统文化和古代哲学思想为源泉，以经典为沃土，以整体关联的视角认知自然生命。二是要坚持临床，知行合一。中医思维建立在临床实践基础上，故云"熟读王叔和，不如临证多"。理论与实践如鸟之双翼，缺一不可，中医的生命力在于临床，而经典经方则是源头活水。三是以人为本。余创立"中医体质学"，其核心是通过人体的不同体质分类研究指导疾病的预防、诊断和治疗。四是要贯通古今，以创新为翼展，当与时代同频共振，所谓"守正不泥古，创新不离宗"。

中医思维的至高境界在"道术合一"，余一直以来倡导"中医原创思维研究"，然欲建立正确的中医思维，需以经典铸魂，临床彰显，返本开新。当今世界，疾病谱变迁，医学模式转型，中医整体观、个体化、治未病等思维，不仅高度契合时代，更有引领作用。

乐愚教授从医30余载，乐在沉浸经典、耕耘临床、授业带教之中，对传统经典执着热爱，虽已是广东省名医，仍临证、勤学孜孜不倦，去年岁末还专赴北京跟随我临证，其在追求中医思维之"道"上求索不懈。本书围绕"人-证-方"构建正确的中医思维模式，总结了乐愚教授自己的思考、读书感悟，以及"人-证-方"思维模式在临床上的具体实践，对后学者有颇多启迪。

是书既成，实为佳事，吾欣然为之作序。愿后学者以中医思维为舟楫，度众生疾厄之苦海，如此方不负先贤之志，亦无愧时代之托。

中国工程院院士、国医大师

王琦

2025年4月4日

冯　序

　　有幸与李乐愚教授结识，缘于他组织的多次学术会议和学术活动，初见即非常称赞他的行政管理能力，感知他是一位卓越的医院管理者、领导者。多次结缘，更称赞他的中医研究能力，感知其是一位杰出的中医学术探讨者、引领者。他为人谦和，博学勤思，读经典，做临床，既带教授徒，自己亦勤学不倦，知行合一，百忙之中，集腋成裘，大作《"人-证-方"中医诊疗模式临证集萃》刊行，更是可贺可赞！

　　可贺者，李乐愚教授对中医进行了全面探讨与研究，集思广益，博采众方，以"人-证-方"的独特视角，重塑中医辨证思维体系。该书既探讨了中医的经典思维模式，又用大量的临床案例诠释了经方方证在"人"上面的应用，是一部理论思考与临床实践紧密结合的中医论著，对中医理论的研究和发展有重大参考价值。

　　可赞者，李乐愚教授非常重视经方的传承与弘扬，尤其推崇胡希恕先生的学术思想。胡老毕生研究仲景学说，是有独特理论体系的、著名的《伤寒论》研究者、经方家，推动了经方医学的普及和发展。胡老率先提出"仲景书本与《内经》无关，六经来自八纲""学经方者，若不明六经实质，则如盲人摸象"。其又言："经方之魂，不在药味多寡，而在方证相应。"他认为"治病依据症状反应，先辨六经，继辨方证，辨方证是辨证的尖端"。这些简单朴素的言语，诠释了学好、用好经方的真谛。胡老常以临床案例示教，如一慢性肾炎患者，见口渴、小便不利、微热，胡老诊断为五苓散证，投之尿蛋白即减。西医诧其不治肾？胡老言："水蓄膀胱，气化不利，与肾何干？"胡老治哮喘，用大柴胡汤合桂枝茯苓丸，非因痰喘之名，而在"胸胁苦满、心下压痛、舌紫暗"之症，垂教临床治病"有是证，用是方"。

经方之道，简而愈深。习者当以《伤寒论》为基，临证为炉，锤炼"观其脉证，知犯何逆"之眼力。守方证之本，践临证之真，胡老曾言："读书与临证，不可偏废。"此当与后学共勉。望业内人士勿求奇炫技，唯守仲景之法，做一代经方传人，使经方之灯永照苍生。

首都国医名师、中日友好医院主任医师

2025年2月

李 序

学中医的不二法门当以临床为舟，以经典为舵。《伤寒论》乃中医临证之圭臬、经方运用之渊薮。余执教伤寒30余载，深感仲景之学如浩瀚星海，欲探其奥妙，需以敬畏之心精研经典，以务实之态躬耕临床。

《伤寒论》字字珠玑，读伤寒，学经方，当如老农锄地，深耕细作，精读原文，明辨语境，悟仲景辨证之精微，参各家注疏，拓思维维度，如柯韵伯"六经地面说"、尤在泾《伤寒贯珠集》，乃至日本汉方家汤本求真《皇汉医学》，皆可启悟思辨。然须牢记，注家之言为阶梯，终须回归仲景本义。

仲景之学源于临床，终须归于临床，当以临床为镜，印证经典。余常言："伤寒教学不在学堂，在病榻之侧。"数10年来，吾之团队坚持经典回归临床，通过建立医案库，对比古今验案，印证经方之生命力，正在此"起死回生"间。《伤寒论》教学力推"三维教学法"，通过经典回归临床、现代科技赋能、师承融入院校等，让古籍文字跃然眼前，最终落于临床，为临床服务。

吾与李乐愚教授相交数10载，既为师徒，亦为朋友，还是同一战壕（广东省中医药学会仲景学说专业委员会）的伙伴，因共同对经方的热爱而结缘。其为人谦逊，聪敏慧泽，在仲景之学中悟道，秉持"中医的生命力在于疗效""让患者用脚来投票"的自信，成为一方名医。本书就是他坚持中医经典思维，学经方、用经方的实践总结，对后学者颇有启迪意义。

学经典、用经方如登高峰，途中或有迷雾，然只要秉持"熟读精思、勤于临证"之心，必能拨云见日。是书既成，吾为之欣然作序，望后学勿拘门户之见，以仲景思维统摄寒温、融通中西，让经方智慧在现代医疗中绽放异彩。愿与诸君共守"读伤寒、用经方、做临床"之初心，成就新一代"伤寒传人"！

广州中医药大学中医经典临床研究所所长

2025年2月10日

自 序

相信每一位中医人，都是以不断提升自己的临床能力为目标，以成为一方名医为追求，平时读书购书也希望内有"干货"，能够真正学有所用。这本书就是把我自己的中医学习心得跟大家分享。我于1986年进入成都中医药大学中医专业学习，步入中医之门已近40年了。回顾自己的成长经历，在中医的学习探索方面，有四个感悟是值得分享的。

第一个感悟就是学好中医首先要解决思维问题。中医的生命力在于疗效，现在正是中医药的发展机遇期，国家重视，政策支持，群众认可。但是中医人更要自强，要靠疗效而不是靠政策赢得群众的信赖。要提高中医药的疗效，就要构建一个良好的中医思维，不具备良好中医思维的医生，如同没有打好地基一样，在中医临证功底方面是难以飞高的。这些年我一直在构思，如何把我在中医临证方面的思维模式勾画出来，面对患者时应怎么思考？怎么辨证？怎么开方？中医思维最大的特征就是天人合一的整体观理念，中医治的是得病的人，而经方的方证则是临床辨证用方的重要抓手。中医思维应像照相机的变焦镜头一样，可以拉近，也要能放远。即观察问题时要宏观一些，注重整体，如上帝之眼，离"病"远一些；处方用药时则要聚焦一些，精准一些，离"病"近一些。结合这些年来的临证经验和学习思考，我总结出了"人–证–方"的中医思维模式，这些年来在多个学术会议上讲解推广，也在学员带教过程中言传身教，大家普遍的感受是比较容易领会，也能较好地指导临床实践。

第二个感悟就是对学用经方的执着和热爱。记得1991年毕业时我被分配到成都中医药大学附属医院工作，曾经轮转过一个病区——内七科，当时这个科室加挂了"经方研究室"的牌子，科室主任是张光华教授。经方如今很热，但在20世纪90年代初还是相当冷僻的，那个时候科室里面的管理要求就是原则上都要运用经方来治病，包括查房也要求引经据典，引用《伤寒论》《金匮要略》条文。至今都印象深刻的是，当时住院的一名胰腺癌晚期老太太，我虽然不是她的管床医生，但正好那日是我值班，下午的时候，护士找我去看看，见患者面色晦暗，坐在床上，蜷曲着身子，手捂着上腹部，疼痛剧烈，每天靠打止痛针缓解疼痛。一问大便，说是入院1周多了还没有解过，考虑属阳明腑实证，作为毕业还不到1年的住院医师，我当时开出了1剂大承气汤原方，让药房急煎之，患者当天晚上即排出一大盆黑色粪球，疼痛也随之缓解。第二天查房时，患者欣喜不已，饭也吃得下了，这个患者的家属预期就是入院来送终的，没想到患者最终又生存了近3个月。这个病例过去了30多年，我还记忆犹新，一方面是自己当年初生牛犊不怕虎，不知天高地厚，一上来就开出猛药；另一方面是经方简、便、验、廉，用对即可见神效的特点给刚做医生的我埋下了深深的种子。回顾这些年，我坚持回归中医本源，走传承经方经典之路，越走也越有信心，而信心则来源于一个又一个临床中收获的疗效。

第三个感悟就是遍跟"明"师。中医的成长过程中师承教育非常重要，名师易寻，"明"师难求。"明"师，就是在中医学习探索过程中，如一盏明灯，能够给你指明正确道路的老师。所以在15年前，中山市政府和广州中医药大学合作要从全市选拔出20名中医优才师从中医名家时，我提出的要求就是要找经方临床和理论功底最好的老师学习。广州中医药大学人事处说他们学校研究经方最好的就是李赛美教授了，但还不是"老"中医哦，我说我求的就是"明"师啊！随后，我就跟随当时的伤寒论教研室主任、中医经典临床研究所所长李赛美教授学习了3年，每周风雨无阻地去跟诊学习，系统搭建了经方的理论体系和临证思维。我在中医的学习道路上还是很幸运的，后来又先后跟随四川省十大名中医刘方柏教授和国医大师郭子光教授学习。我记得当年到乐山市中医医院跟随刘老学习时，每天上午跟诊，下午就带着录音笔到刘老家里学习解疑。刘老是来自基层的实战派中医，经方功底深厚，时方也用得很灵活，思维活跃，面对临床上的奇难怪病，往往能独辟蹊径而取效。国医大师郭子光教授是我当年在成都中医药大学读书时"中医各家学说"的教研室主任。教授"中医各家学说"需要具备丰富的理论知识储备和医史功底。郭老非常儒雅，平易近人，也很乐观豁达，对《伤寒论》的汤证辨证研究很透彻。跟随郭老学习期间，郭老患肺癌已有1年多，每天自己熬药，还在坚持出门诊。第二年春节前打电话问候时，郭老说年底时常被邀请去各地讲学，奔波疲劳后病情加重，说自己"胃气已败，预后不好了"。没过几个月，老人家就仙逝了，中医界又失去了一位大家。在中医的学习路上，面对"明"师，我都是虚心求教，像北京的冯世纶教授，虽然没有直接跟他学习，但多次邀请他来中山讲学，也承蒙冯老信任，与他一起联合培养博士后，总结胡希恕教授的学术经验，在此过程中我也受益匪浅。类似这种形式的中医"明"师还有很多，我从他们身上汲取了宝贵的经验。学习无止境，我虽然已经获得了第五届广东省名中医的荣誉，但我对中医的学习充满热情。2024年我有幸拜国医大师王琦院士为师，这是在中山市政府会议中心举行的拜师仪式，分管卫生的副市长刘云梅亲自见证，非常正式、庄重。王老是当今中医界的泰斗级大家，拜师仪式上他讲的一段话体现了他广阔的胸襟，他说："你们作为徒弟已经有了这样那样的成就，为什么还要拜我为师？还缺名吗？还缺利吗？其实都不缺，这是源于对中医的执着和热爱。那作为师徒，就只是传授吗？也不是，就如同您有一个苹果，我有一个苹果，如果我们都把它拿出来，那就有两个苹果可以一起分享了，所以师徒之间，更多的是相互分享、交流的桥梁。"王老是中医体质学说的奠基人，在中医理论的传承创新方面成就卓然，虽然已逾80岁高龄，每周仍坚持出诊。2024年10月我去北京跟他学习期间，最大的体会就是王老的"辨体-辨病-辨证"的理论体系以及主病主方的临证思路。此外，王老的"小方"治大病疗效显著，其开的处方一般都在八味药以内，比起现如今临床上动辄二三十味药的处方精炼了不知多少！所以说，我的师承学习之路很幸运，遇到了很多"明"师，他们都坚持中医经典思维，以经方为抓手。我在这条正确的道路上不断地汲取名家的经验，这样想不进步都难。

第四个感悟就是要泛观博取。现在都讲专业细分，就算是中医医院，专业也越分越细，从专科建设角度看是好事，但并不利于中医思维的培养，只有在广泛涉猎不同学科乃至不同知识的基础上，不断优化自己的思维模式，才能更好地做自己的专科。很多问题是具备矛盾两面性的，我的工作经历中，曾做过多年的医务科长、业务副院长乃至院长，这些管理工作确实耗费了我不少精力，临证时间当然比不上天天"泡"在临床的医生，但是从另一个维度看，我在做管理期间，医院组织的重大抢救、疑难病例会诊我都深度参与，涉及的专科知识覆盖广泛，磨炼了我的知识储备和开阔的思路。而且我在做管理与做中医从思维体系的层面上是相通的，都要善于抓问题的主要矛盾，要有整体观思想，要做好统筹协调，要分清先后缓急。管理工作的经历对我中医思维的成熟有很大的助力，反过来，中医思维也促进了我的管理能力的提升。我想，这也是古代医家"不为良相，便为良医"，能够比较容易进行角色转变的其中一个原因吧。一个医生如果不泛观博取，不具备良好的思维理念，就算天天"泡"在临床，也只能在"术"的层面折腾，难有大的突破。因此，书中也有我对兵法思想与中医思维的一些思考，也是希望从"道"的层面去参悟中医的思维模式。

这本书分为上下两篇，上篇是医论医话，围绕如何构建正确的中医思维模式，我把自己的一些思考、读书学习的感悟总结了出来；下篇是我近些年来临床医案的集萃，也是"人－证－方"思维模式在临床上应用的具体实践，这些病例都是我亲自诊疗的，由我的学生进行整理，医案处方都是原汁原味，为体现对观人观象的重视，不少医案还附上了舌象或患者的形体面容（可通过扫描书籍中的二维码获取），为保护患者隐私，图片都做了一些如打码、隐藏病案号等处理，希望对读者有所启发。

这本书背后也有我的学生们的辛勤付出，许多医案是他们先行收集、汇总、整理、分析的，我在此基础上又进行修改、点评，加入自己的思考而成"点睛"部分。这本书是一次师生通力合作的成果，在此一并致谢！

李乐愚

乙巳年正月于中山

目　录

上篇　医论医话

一、学好中医要回归古人的思维模式 ……………… 003

二、如何理解"人与天地相参"的整体观 ………… 008

三、学中医要具备"象思维" ………………………… 010

四、"人－证－方"中医诊疗模式 ………………… 014

五、"病"与"证"的对立统一 …………………… 020

六、学习胡希恕"中医辨证依据症状反应" ……… 022

七、"方证相应"辨析 ……………………………… 025

八、从张无忌的武功成长之路来理解中医思维 … 029

九、望而知之谓之神 ………………………………… 033

十、论经方中的"抓主症" ………………………… 037

十一、用药如用兵 ……………………………………… 040

十二、对"文字之医"的反思 ……………………… 047

下篇 医案荟萃

一、肺系疾病 …………………………………………… 053

1. 甲流高热不退，经方 1 剂速愈 ……………… 053

2. 痰壅半月获"重生" ……………………………… 055

3. 和解枢机退高热 ………………………………… 058

4. 从厥阴治夜间久咳 ……………………………… 060

5. 舍脉从证速退热 ………………………………… 063

6. 温法亦可疗肺炎 ………………………………… 064

7. 秋冬咳嗽病位不一定在肺 ……………………… 066

8. 因地制宜治疫病 ………………………………… 068

二、心系疾病 …………………………………………… 072

1. 调整气机疗不寐 ………………………………… 072

2. 不寐辨治重"虚实" ……………………………… 074

3. 桂枝汤为调体方 ………………………………… 076

4. 平冲降逆治胆小心悸 …………………………… 078

5. 君药选对，疗效立现 …………………………… 080

6. 从汗辨亡阳胸闷如窒 …………………………… 083

7. 重视望诊抓病机 ………………………………… 085

三、肝胆脾胃系疾病 …………………………………… 089

1. 四逆辈一剂止久泻 ……………………………… 089

2. 分消二便除黄疸 ………………………………… 091

3. 肥瘴当用大柴胡 ………………………………… 094

4. 釜底抽薪止呃逆 ………………………………………… 096

5. 四逆辈亦能治便秘 ……………………………………… 097

6. 少女节食后遗症 ………………………………………… 099

7. 腹胀缘于脾虚作祟 ……………………………………… 101

8. 危急吐利投此方 ………………………………………… 103

9. 结肠癌术后泄泻从厥阴论治 …………………………… 105

10. 小儿异功散治疗成人痞证 …………………………… 107

四、脑系疾病 ……………………………………………… 110

1. 太少论治经行头痛 ……………………………………… 110

2. 十年寒凝头痛从厥阴论治 ……………………………… 112

3. 高血压头晕也能补 ……………………………………… 115

4. 脑梗死从外风治 ………………………………………… 118

五、肾系疾病 ……………………………………………… 122

1. 慢性睾丸痛之辨证分析 ………………………………… 122

2. 通阳利水消水肿 ………………………………………… 127

3. 悬壶提盖疗漏尿 ………………………………………… 129

4. 金水同调治面肿 ………………………………………… 131

5. 辨证重在辨人 …………………………………………… 133

6. 调和阴阳治小儿遗尿 …………………………………… 136

7. 经方不传之秘在于量 …………………………………… 138

六、气血津液病 …………………………………………… 141

1. 百合方治消渴 …………………………………………… 141

2. 顽固出汗一方除 ………………………………………… 143

3. 半身汗案 ………………………………………………… 145

4. 虎背熊腰的"脾瘅" …………………………………… 147

5. "十八反"亦可辨证应用 ……………………………… 150

6. 青少年重度抑郁、中度焦虑案 ……………………… 152

7. 盗汗非皆为阴虚 …………………………………… 154

8. 酒客多痰热 ………………………………………… 156

9. "醉水" 易解靠方证 ……………………………… 158

10. 分消走泄治乏力 ………………………………… 160

11. 血府逐瘀救急难 ………………………………… 162

七、肢体经络病 ……………………………………… 166

1. 乳腺癌放化疗后肢节烦疼 ……………………… 166

2. 产后身痛固阳气 ………………………………… 168

八、妇科病 …………………………………………… 171

1. 妇人腹中痛良方 ………………………………… 171

2. 温经散寒法治痛经不止温经汤 ………………… 172

3. 两例不孕背后的桂枝茯苓丸证 ………………… 174

4. 壮水制火疗漏下 ………………………………… 178

5. 滋阴凉血治月经先期 …………………………… 180

九、皮肤病 …………………………………………… 182

1. 李师痤疮经验方 ………………………………… 182

2. 20 年皮肤瘙痒考虑乌梅丸 …………………… 184

3. 清热凉血治急性皮肤瘙痒 ……………………… 185

4. 解肌发表疗顽固性荨麻疹 ……………………… 188

5. 表郁轻证荨麻疹案 ……………………………… 190

6. 湿毒蕴表湿疹案 ………………………………… 192

7. 宣肺凉血法治皮疹瘙痒 ………………………… 194

十、耳鼻咽喉病 ……………………………………… 197

1. 30 年口疮，考虑胆热脾寒 …………………… 197

2. 交通心肾疗舌尖溃疡 …………………………… 199

3. 咽痛 1 剂效如神 ……………………………… 202

4. 引火归原消牙痛 ……………………………………… 205

十一、杂病 ……………………………………………… 209

1. 疏肝醒脾疗五迟 ……………………………………… 209
2. 血不利则为水 ………………………………………… 213
3. 背部寒冷案 …………………………………………… 215
4. 寒热错杂辨脐周冷痛案 ……………………………… 218
5. 消瘰丸今用 …………………………………………… 220
6. 遇光则头痛呕吐案 …………………………………… 221

上篇 医论医话

一、学好中医要回归古人的思维模式

相信我们每一位中医人，都是以临床疗效作为孜孜不倦的追求。国医大师朱良春先生认为："中医之生命在于学术，学术之根源本于临床，而临床水平之检测在于疗效，所以临床疗效是迄今为止一切医学的核心问题，也是中医学强大生命力之所在。"的确，中医是讲经验的，需要多读书、多临证，需要长期实践经验的积淀。但同时，中医还是讲"悟性"的，为什么有些医生工作了几十年，临证能力和疗效平平；而有些中医，虽然年轻却成长得很快。磨刀不误砍柴工，要学好中医，除勤学习、多临证、跟名师外，要想有大的提升，必须培养"悟性"。

悟性是什么？孔子从一个角度就给了我们答案，《论语》曰："不愤不启，不悱不发，举一隅不以三隅反，则不复也。"悟性不是一种技能，它来源于经验但不等于经验，它来源于知识但不是知识，而是"愤"，即深思、琢磨、领悟；而是"悱"，即苦思冥想；而是"举一反三"，即善于总结，善于分析，善于推论。

知识是可以传授的，悟性能够传授吗？经验可以靠实践获得，可有人一辈子磕磕碰碰甚至头破血流，也没有获得悟性；有人学富五车，理论讲得头头是道，但纸上谈兵，一到实践就捉襟见肘；有的人教一是一，拿着书本上的尺子去量千变万化的疾病。这就是"师傅领进门，修行在个人。"成就终归是靠自己获得的。

悟性虽然不能直接传授，但是可以启发、引导，如何把书本上的中医知识转化为解决临床实际问题的能力，关键是要解决好中医思维问题，建立起一个良好的中医思维模式，这就是"道"，而"道"是有一定的规律和定式的。

受现代教育的影响，临证过程中，中医临床常见的一个误区就是用西医思维替代中医辨证。西医说炎症，中医就说清热解毒；活血化瘀是一个"箩筐"，什么都可以往里"装"；用中药在实验室中的研究结果替代中医辨证去治疗疾病，研究发现夏枯草、钩藤、牡蛎、菊花、决明子、杜仲等可以降压，黄连、黄芩、知母、地骨皮等可以降糖，半枝莲、白花蛇舌草、龙葵等具有抗肿瘤作用，就用它们去降压、降糖、抗肿瘤。

中医是根植于中国传统文化土壤中的，学习中医必然离不开传统文化的思维模式，"不为良相，便为良医"以及"秀才学医，笼中捉鸡"的说法即来源于此。

为何秀才学医如同笼中捉鸡般容易？因为"道"同，儒、道、山、医、相、命、卜，天下大道皆相通，只是道之分化罢了。医圣张仲景并非幼年学医，而是因为东汉末年天下大乱，疾疫横行，张氏族人折损过多，为救族人及天下苍生走入医学之路。药王孙思邈少年好读，天资聪明，7岁时就能背诵上千字的文章，到弱冠之年，就能侃侃而谈老子、庄子学说，精通道家典籍。但其自小多病，"幼遭风冷，屡造医门，汤药之资，罄尽家产"，18岁时立志究医，勤奋不辍，"颇觉有悟，是以亲邻中外有疾厄者，多所济益"，终成大就。金元四大家之一的李东垣因为自己的母亲病重，无法医治而病逝，愤而从医；朱丹溪也类似，母亲生病，周边医生无人会医，只能自己看书学医，治好了母亲的病。

这些赫赫有名的中医大家，很多并非来自中医世家，而是因为不同原因中途学医，终成名家。但不约而同都有一个共同点，他们一开始都是学习《易经》《四书五经》的儒家文人，所以秀才学医，真的很容易。

古代中医成才的途径主要有两条：一是"家传师授"，二是"由儒从医"。北宋著名的政治家、文学家范仲淹就是以儒通医的典范，"不为良相，便为良医"就出自其口。医生这一职业在宋代之前还被视为末流职业，唐代韩愈的《师说》中就言："巫医乐师百工之人，不耻相师。"到了宋代，医生的地位显著提高，范仲淹言"不为良相，便为良医"，将"入仕"和"从医"视为读书人的两大事业巅峰。随着宋代科举制度的发展成熟，出现了大量以科举入仕为目标的儒生，但不少人会经历科举不第的结果，有的人为了生计而选择弃儒从医。董汲的《小儿斑疹备急方论》中记载："吾友董及之，少举进士不第，急于养亲，一日尽弃其学，而从事于医。"著名文人邹韬奋在《无所不专的专家》中写道："医生原是一种很专门的职业，但在医字之上却加一个'儒'字，称为'儒医'，儒者是读书人也。于是读书人不但可以'出将入相'，又可以由旁路一钻而做'医'。"

宋代医家许叔微也是在多次科举无望后转而学医，成为伤寒大家，在建炎元年（1127年）真州发生瘟疫时救人无数，通过医学从侧面实现了其济世救人的理想，在他晚年科考高中后，仍不忘发展医学，被后世尊称为"许学士"。

一代名医黄元御，少时遍览经书，学识渊博，"诸子百家书籍，过目冰消，入耳瓦解""常欲奋志青云，以功名高天下"，因突患眼疾失明，不能入仕，遂立志"生不为良相济世，亦当为良医济人"，苦读经典而名扬一方。

清代名医徐灵胎，7岁入私塾，14岁就熟读《周易》《道德经》，熟悉音律、兵法、星象，多才多艺，18岁时子承父业，学习水利。20岁时因家人连遭病患，相继病故多人，遂弃儒习医，遍读历代医经，自此医道日进，终有所成。

中医治病和治国理政本质是相通的，用的是同一套思维方式和方法论。"良相"思维，就是整体、辨证的思维方式。

孙思邈把医生分为三个层次。其在《备急千金要方》中言："古之善为医者，上医医国，中医医人，下医医病。"一个良医或者良相，看问题与思考的方式，无疑不会和普通人那样，只会就事论事，而需要进行全盘通视，再落到具体问题上。因此，若不具备运用整体观、系统论以及辨证的思维方式去考虑与认识问题的能力，在医疗实践中更是难以举一反三。

一个简单的咳嗽，从中医的认识来看，可能是肺咳，也可能是肾咳，心脉不利时，也可以导致喘咳，所谓"五脏皆令人咳"，这就是中医整体观的智慧。若不能从全局审视与思考，贸然以肺脏问题下结论，出错的概率无疑很大。世人做事，在看问题的时候经常会犯这种错误，往往只看到表象，而缺乏深层次和关联性的思考。

中医的辨证施治，提供的就是一套辨证法和一套系统上把控全局的方法，也是一套整体观和方法论，这是跳出"术"的层面上升到"道"的东西。这不仅可以让你看透问题，还能帮助你找到有效的应对之策。了解管仲辅佐齐桓公称霸的那些策略，再对照中医辨证施治的思想，就会发现二者之间其实有着惊人的相似之处。

翻开《管子》一书，会发现有不少体现着"整体思维"的治国理政案例。比如管仲为了平抑物价，让普通百姓能够吃上肉，就下令将路桥故意修高。这样富人的牛马在运粮食的时候，总是被累死一大批，最后不得不低价销售牛马肉。这样老百姓就能吃上便宜的肉。整体思维往往给人一种另辟蹊径的感觉，也就是前面所谓的"悟性"。

而中医学的智慧，体现在"辨证"方面的就是认清是病证还是病根？分清是相关关系还是因果关系？是并发症还是后遗表现？是单一因果还是多因多果？辨证的要义就是厘清现象，透视根本。

整体观就是从整体上，对影响系统行为的各种力量与相互关系进行思考，以培养人们对复杂性、相互依存关系、变化及影响力的理解与决策能力。缺乏整体观，常被称为"只见树木，不见森林；只见现象，不见本质；头痛医头，脚痛医脚；本位主义，局限思考"等。

有个医生说他先学西医，后学中医，中西医都能看，他说自己智商按理应该不低，但读《道德经》时，理解起来还是挺困惑。其实这并非他的问题，更不是智商问题，而是接受训练的思维方式问题。我们读书时有语文、数学、英语、物理等科目，分科可以提高学习效率，但副作用就是将思维方式固化到"术"的层面。当今的"术"的确比古人强太多了，科学技术突飞猛进就是明证，但当人的精力都放在"术"上时，思维就容易被割裂开来。和现代人从小学"术"不同，古人一开始不学术，先近"道"，一旦思维方式形成，由此"术"入彼"术"就比较容易。懂得基本原理了，想进入某个"术"的领域自然要下苦功夫，"术"是日勤益精，这就是老子所说的为"道日损，为学日益"，若术精到极致亦可道观之。

《易经》是一本揭示天、地、人变化规律的书，其中包含天道、万事万物以及人事变化之道。《周易·系辞》中说道："古者包牺氏之王天下也，仰则观象于天，俯则观法于地……以通神明之德，以类万物之情。""以通神明之德，以类万物之情"，即阐明天、地、人之间的关系。

孙思邈博极医源，他认为"不知易，不足以言大医"，并明确提出"凡欲为大医，必须谙《素问》……又须妙解阴阳禄命、诸家相法，及灼龟五兆、《周易》六壬，并须精熟，如此乃得为大医"。在大医孙思邈看来，要想成为一名良医，不仅要精研《黄帝内经》（以下简称《内经》）等医学经典著作，还必须精通命理学、星相学、占卜术，擅长周易、六壬等象数之学，甚至还要读五经三史、老庄诸子。

传统的中医思维来源于古人对天地自然万物包括人的生命活动的长期观察，是体悟式、直觉式的。靠人的直觉、顿悟、想象、模拟或推理来认识纷繁复杂的生命现象，包括疾病以及与其相关的所有自然现象，从而求得认知及解决办法，即"医者，意（易）也"。

什么是中医思维？中医思维就是建立在中华传统文化基础上的，以"道"为指引，重视研究人的整体性，重视天人合一，重视七情，强调"有生于无"，并通过"观物取象，象以尽意"，即通过"以形求理"的认识方法，以达到"谨察阴阳所在而调之，以平为期"之目的。这种思维能触发医生的灵感，从而迸发出智慧的火花，我们应当继续坚持并发扬之。

要学好中医，就需要我们回归到古人的思维模式上去。

二、如何理解"人与天地相参"的整体观

人体是一个复杂的系统，天地自然是人所处的环境，是人类生命进化之源，又为生命延续提供必要的条件。人在天地之间生老病死以及孕育后代，其生命活动随规律（"道"）而变化，蕴含着生物节律。古人在长期生活和医疗实践中，逐渐认识到人与外界自然环境有着不可分割的紧密关系，《素问·宝命全形论》曰："人以天地之气生，四时之法成。"《灵枢·岁露论》曰："人与天地相参也，与日月相应也。"这些都充分体现了"人与天地相参"的整体观思想。

对古人来说，自然界就是最密切的存在，除了人自己，就是身边的动植物，吃它们的果实果腹，用根茎叶花治病。古人对植物有意识地观察、认识、使用，代代相传，不断积累经验，植物就是古人格物的重点对象。很多古代典籍中记述了先圣们对日月、星象、天文、气候、物候、地理、风土、植物、动物、农作物生长等的详细观察体验。

例如，战国时期成书的《吕氏春秋》云："凡农之道，厚之为宝……量粟相若而舂之，得时者多米。量米相若而食之，得时者忍饥。是故得时之稼，其臭香，其味甘。"农作的原则，以顺应天时最为重要。同样多的粮食，春出的米，适时种植的作物出米就多。同样多的米，做出饭来，适时种植的吃了更加耐饿。适时种植的庄稼，它的气味更香，味道更美。

基于"天人相应"理论的中医时间学包括时辰节律、日节律、月节律、四时节律、年节律。2017年的诺贝尔奖表彰了生物钟节律的研究工作，该研究成果精确严密地解释了人、动物、植物是如何适应生物钟节律，并同时与地球自转保持同步，这一成果也揭示了"天人相应"的中医时间学具有跨时代的科学内涵。

　　中医眼中的"人"是什么样的?《礼记·礼运》云:"故人者,其天地之德,阴阳之交,鬼神之会,五行之秀气也……故人者,天地之心也,五行之端也,食味别声被色而生者也。"人具有法天地、交阴阳等特点,这些特点也提醒我们在治病的时候,要从传统思维出发,注重天人合一的整体观。

　　传统中医思维注重人的天地属性、阴阳属性、五行属性。清浊二气通于天地,升降出入法于阴阳,心肝脾肺肾对应五行,魂神意魄志藏于五脏。所以中医治病,先定阴阳,而后观升降出入,此乃人体生化之机。《素问·阴阳应象大论》云:"清阳出上窍,浊阴出下窍;清阳发腠理,浊阴走五脏;清阳实四肢,浊阴归六腑。"阴阳平衡,则内外出入顺畅;阴阳失衡,则清浊逆乱、气机升降失常。《素问·天元纪大论》云:"天有五行御五位,以生寒暑燥湿风;人有五脏化五气,以生喜怒思忧恐。"喜怒思忧恐为情绪,实则五脏所化之气,人禀五行之气而生,习性偏颇,脏腑所病亦不同,故谨遵阴阳之法,以平为期。

　　中医治病除关注疾病本身、人之体质习性外,还要考虑自然界阴阳消长,因时因地因人制宜。《素问·疏五过论》云:"圣人之治病也,必知天地阴阳,四时经纪。"《素问·五常政大论》云:"故治病者,必明天道地理,阴阳更胜,气之先后,人之寿夭,生化之期,乃可以知人之形气矣。"这些均反映了人与天地自然同节律的思想。

　　因此,在传统中医思维认识下的人,应是与天地并生之人,中医治病,自然应该具备"人与天地相参"的整体观思维。

三、学中医要具备"象思维"

什么是"象思维"？关于"象思维"概念的论述最早可追溯至《周易》，其云："古者，包牺氏之王天下也，仰则观象于天，俯则观法于地，观鸟兽之文与天地之宜，近取诸身，远取诸物，于是始作八卦，以通神明之德，以类万物之情。"观天地之象，取诸身、诸物之象作八卦，以比拟万物情状，成为取象比类的"象思维"的最早描述。

"象思维"就是取象比类的思维方式，与现代科学方法论的类比思维相似，类比与归纳、演绎、分析、综合、假说等逻辑思维方法共同构成自然科学研究的主体方法。相比而言，现代自然科学研究更多使用了归纳、演绎的逻辑推理方式，而"象思维"的思维方法则在中国古代自然和社会科学研究中有更广泛的应用。

基于"象"的含义不同，"象思维"有以下几种表现形式：一是根据事物的现象，推演、认识、比附未知事物现象的过程，即所谓从特殊到特殊的类比推理方式；二是根据从现象中抽象出来的"共象"或"意象"，来推演具体未知事物现象的过程，即从一般到特殊的推理过程；三是根据事物现象、征象、属性的相同或类似，对事物进行归类的认识。

"象"从何来？中医学是传统文化的瑰宝，"人与天地相参"，天地之象、万物之象与人之象均可相互对应。《素问·五脏生成》曰"五脏之象，可以类推"，是"象思维"在医学上的应用。中医的藏象学说，即由外在信息而推知的脏腑内在联系的图像，如《内经》中"五味所入""五脏所主""五脏化液""五脏所恶"等，都是"象思维"的产物。

万物皆有"象"，按同象同类的原则，由一般到个别，从已知推导未知，以类万物，中国古代先贤以这种演绎方法来认识世界，建立了传统"象思维"体系。正因为有了"象"，中医才会把肝与泪联系起来，肾与唾联系起来，脾与湿联系起来，肺与皮毛联系起来等。中医思维下的脾，就涉及了湿、甘、肉、哕、土、黄、宫、歌、思等多方面，已经远远超出西医解剖学上的"脾"的概念和范围。

中医思维绝不仅停留在人的有形实体上，而是在"象思维"的演绎下，也重视"关系""时间"和"动态变化"。人体生命是"象思维"指导下的一个开放系统，不仅要见到"有"（有形实体），更要见到"无"（无形，非实体），强调"无中生有""谨守病机，各司其属，有者求之，无者求之"。比如，什么是风？风看不见摸不着，但通过一定的表象可以让人体验到。某次门诊，一位领导前来就诊，自述左侧头颈部连着肩膀处疼痛已近1周，在外院按颈椎病治疗，理疗按摩数日效果不佳。我诊其脉，寸脉浮紧，问他是否畏风，他说："是啊，前些天感冒了，后来感冒好了，但随后又出现头颈部疼痛，还特别怕吹空调。"我说："您这是受'风'了。"于是开了葛根汤原方治疗。2天后，领导打电话说："服药后不怕吹空调了，头颈部全轻松了，我现在明白什么是'风'了！"

"以形求理""格物致知""司外揣内"，这些名词都是"象思维"指导下的具体手段。

以形求理：清代医家江笔花在《笔花医镜》中言："以形求理，即以简驭繁。"中医思维就是"以形求理"。《内经》中的许多内容都论述了"以形求理"，如"肺热者色白而毛败，心热者色赤而络脉溢"。换言之，中医思维就是"象思维"，就是直觉思维，就是"以形求理"。

格物致知：《礼记》云："物格而后知至，知至而后意诚，意诚而后心正。"格，推究；至，求得。穷究事物原理，从而获得知识，即格物致知。古人的格物致知，就是"象思维"的具体体现。中医的"取类比象"就是一门格物的学问，把生命与自然界的万事万物相结合，去分析其中的联系。"取类"是抓住矛盾的共性，"比象"则是在一般指导下研究矛盾的特殊性的方法。二者结合，正是中医的核心思维模式。"象思维"可以说是中医"天人合一"理论的具体体现。

司外揣内：即揣想、揣测、类推、意会，通过体外的表象，推测体内的变化。正因为把人看成一个整体，诸病于内，必形于诸外，所以能通过司外揣内去推测，这就是"以形求理"，就是格物而致知。

天人相应是什么？是人作为天地万物的一员，对天地、对生存环境的生理反应，相互影响，是不经过思考的生理本能。学习中医，先要领会这个"象"，这是深悟中医的必然过程。中医治病，很多时候是比"象"用方。症有象，方有象，药有象，穴有象，能够"取类比象"，并且融会贯通，把治病与时间、空间结合起来，就是最高明的中医。比如叶天士用梧桐叶催生，即以落叶禀金气而下降，类比孕妇产子之不下，这个例子就是"近取诸身，远取诸象"的体现。

重视"象思维"，这是中医特有的思维模式，学习中医就是要把握古人认识事物的方式，从思维方法和哲学方法上去理解古人，如此才能如庖丁解牛般顺畅自然。天地万物莫不有象，透过"象"去感悟中医，是我们进步的捷径。

2022年10月，中山市新冠疫情防控形势异常紧张，某天一镇区出现阳性病例，卫健局一领导赶过去"灭火"，通宵达旦工作。10月18日一大早发给我一张舌苔照片，微信里寥寥数语，"现在的舌苔，多处溃疡，很痛，帮开中药"。电话打过去都不接，唯一的信息就是那十五个字和舌象（舌边稍红，舌边、舌尖多处溃疡）。没有完整的四诊信息怎么开中药？但运用"司外揣内"的思维，中医也有办法。口腔溃疡的发生有明确的原因，即疫情防控高度紧张，通宵无法休息，急火攻心，心火上炎。法当清泻心火，方用黄连阿胶汤加减。具体药物为黄连10g，黄芩10g，白芍15g，阿胶6g（烊化），甘草10g，僵蚕10g，姜黄10g，马勃10g，玄参15g，竹叶5g，考虑鸡子黄使用不方便用了玄参代替，随后让药房急煎后送去当地指挥部。领导第二天（10月19日）晚上又发来消息并附上舌苔照片，"昨晚、今晚共吃了2剂，好多了"。这个思考的过程就是"象思维"的过程，就是"司外揣内"，也是中医的传统思维模式。

比如，看见天寒地冻，大地结冰，就想到人的心肾阳虚、手足冰冷、腰背疼痛。然后再想到中医理论"寒主收引"，就明白痛痹的治疗原则为什么是散寒止痛，而不是查类风湿因子、红细胞沉降率，再想想哪味中药具有抗风湿作用等。

比如，看见鸽子性喜升腾，想到人体阳气的升腾，在看到气血不足、头昏乏力、阳气升发无力的患者，就可以借用鸽子来治疗，而不是想到鸽子含有什么样的蛋白质、氨基酸，建议所有身体虚弱的人吃，结果肝阳偏亢的人吃了就出问题。看到竹笋破土而出，就知道其生发之力强，很多慢性病患者体内有伏邪，食用竹笋，伏邪发动就会引发旧患。而不是认为中医的发物之说是子虚乌有。

思维模式就是一种思维习惯，当这种习惯养成之后，你的思维就不会局限于"六经辨证""八纲辨证""脏腑辨证""阴阳五行"这些字眼上面，对药物的理解就不会局限在"清热解毒""消肿散结""活血化瘀"这些字眼上面，就会慢慢明白同样是活血化瘀，三七花与三七的功效有什么不同？丹参与红景天的功效有什么不同？三棱与莪术的功效有什么不同？石菖蒲为什么能开心窍？通草为什么能通乳汁？

中医思维是建立在中华传统文化基础上，以"道"为指引（一阴一阳之谓道），通过"观物取象，立象以尽意"的认识方法，以达到"谨察阴阳所在而调之，以平为期"的目的。正是源于传统文化指导下的"象思维"，中医学得以上升为"形而上者"的"道"，其对人体生命现象包括疾病的认识更为全面。这种思维能触发医者的灵感，迸发出智慧的火花，也造就了一代又一代的名医。

"象思维"是中医学的原创思维，在构建中医理论体系中发挥了重要作用，当然也存在着"唯心主义"的先天不足，需要我们虚心学习，去伪存真，在临床实践中去印证。

四、"人-证-方"中医诊疗模式

如今，在临床上运用中医中药的医生有很多，但我认为，具有中医思维者方能称为"中医"。中医思维就是以中华优秀传统文化为思想基础去认识世界，在中医理论指导下认识和诊疗疾病，这是有一定的规律和模式的。我一直在尝试构建一个体现中医传统思维的诊疗模式，这就是"人-证-方"诊疗模式（图1）。这些年来，我逐步将这个诊疗模式运用到中医临床与带教工作中，推动中医临床思维能力提升。

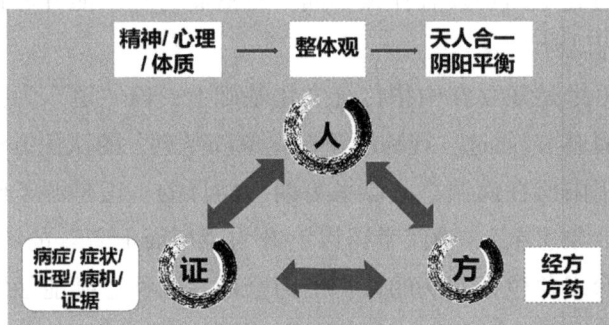

图1 思维框架图

从这个框架中可以看到，这个模式的核心是"人"。从微观上讲，是个体的年龄、性别、体质特征、生活习惯，以及精神、心理状态等；从宏观上讲，是自然环境下地域、时节特点的影响，乃至不同社会环境下生活的人，蕴含着"天人合一"的整体观念。

我所在的医院是国家中医住院医师规范化培训重点基地、优秀基地，从2024年10月起，我每周都开一次中医经典教学门诊，主诊医生是规范化培训医师，他们都是进入培训的第3年，是已经取得执业医师资格证的医生了，由他们诊治患者，我在旁边把关指导。中医经典门诊病种很杂，患者就是来寻求中医治疗的，这完全不同于他们平时接触到的专科疾病，在这里，学员们会面对千奇百怪的病例，学员们的反应都是"太有挑战了""很烧脑"，往往因为对一个疾病不熟悉而困惑，这是因为陷入了"病"的狭窄圈子里。对此，我也常常问学生，如果中医不懂这个病就开不出方子来了吗？我们中医是治人的"病"，还是治得了病的"人"？中医思维就是要处处重视得病的"人"，毕竟任何疾病都不可能脱离得病之"人"而独立存在。中医以人为本，注重整体观念，讲究人和自然乃至社会的和谐，其目标是追求身体机能和状态的最佳，对疗效的评价是以人的状态为依据的。前些天，一对来自珠海的夫妇求子3年不得，寻求中医帮助，其中丈夫40余岁，连起码的精液检查都没有做，就要求服中药调治，吃得好，睡得好，精力好。接诊的医生就犯糊涂了，不知道怎么入手。我就说，就算他精液检查正常，没有"病"，但不代表他没有问题啊，其人偏胖，小便黄，舌苔薄黄腻，脉弦滑，他太太反映他经常口气比较重，说明他是一个湿热之体，那清利湿热的药方不就可以开了吗？作用靶点在哪里呢？应该偏下焦吧？那可以选择四妙丸加减，方向应该没错吧？在座的学员豁然开朗。

为什么会有"同病异治"，那是因为每个人的体质不一，发病的节气、地域各异，发病的基础有异，疾病作用于人体后产生的反应自然不一样。体质、精神、心理状态不同，其实就是个体差异。中医就是强调因时、因地、因人制宜，以人的机体反应状态为依据，通过调整人体的阴阳平衡，调动人体自我修复能力，来预防和治疗疾病，维护健康。

临床诊治患者时，患者都会拿着一堆检查报告单来跟我说："医生，我这个血糖高了多少，我这个血脂是多少了。""医生，我这个超声报告说有甲状腺结节、卵巢囊肿"等。面对这样的患者，我往往都是把他的检查化验单放到一边，不是说不管这些报告单，在我眼里，报告单只是其中一个指标而已，患者是来寻求中医治疗的，我更关注的是患者的神色形态，关注的是患者患病的体质基础、生活工作环境，关注的是得了这些病之后患者身体的变化以及四诊的表现。

"证"是什么？是病症，是症状，结合到"人"的各异，从而归纳出来的病机、证型，也是证据。证的核心是病机，是我们立法处方的依据。"方"是什么？是经方，也包括传承千年、行之有效的时方。在这个立法处方过程中，以方证对应为抓手，往往手到擒来。谈方，不能离开证，方是矢，证是的，有的才能放矢。我们推崇经方，是因为经方方证对应的特征。方证是什么？就是方子的适应证，是临床应用某一方子的指征，也是方子的主治病证，简称为方证。某方的适应证，即称之为某方证，如桂枝汤证、麻黄汤证、柴胡汤证、白虎汤证等。经方治病与辨证论治（以脏腑辨证为主，主要用时方治病）有什么不同？经方治病强调方剂与临床病证的对应关系，也就是方证对应。相对淡化辨证的过程，注重主证的识别，选方过程即病证与方剂间的搜索匹配过程，如同一把钥匙开一把锁，通过这种方式，将证与方紧密地绑定起来。临床上经常讲的辨证论治，往往证是辨出来了，比如肝郁脾虚，但难以下方，因为方子千千万万，缺乏更直接地将方与证绑定的抓手，所以经方讲方证，时方也同样可以借鉴。我在临床上也在注重总结时方的方证。

"人－证－方"中医诊疗模式就是在临床诊疗中，面对患者错综复杂的疾病和临床表现，抽丝剥茧，提炼出患者体质特征，结合患者情志表现，因时、因地、因人，关注得病之"人"，宏观上把握患者，完成"症+人"得出"证"的过程，再根据"证"的特点，注重方证对应，提出"处方方向"。注意，此时的处方只是大方向，还需要运用整体观思想，结合"人"的个体差异，以及归纳出来的病机证候特点，"病""证"结合（这时候提出"病"了，所以不是不注重"病"，而是强调治"病"要符合整体观念的框架），对方子加减化裁，修正出具体的处方。

记得我院在2019年接受市委巡察期间，巡察组领导私下给我布置了一个任务。组内的两位同志——一位男同志、一位女同志，两个家庭都有生育的需求，一直求而不得。但他们很讲组织纪律，巡察结束之后才到门诊找我。男同志30岁，2019年11月7日首诊，自述结婚后1年余未育，外院检查精子活力低，平时易乏力、头晕，患过敏性鼻炎，经常流涕，涕清稀，恶风，易发荨麻疹，时胃脘胀闷，餐后更明显，易便溏，睡眠浅，舌淡红，苔薄白，脉沉细弱。

观其神色颇显疲态，形体偏胖，外院体检示高脂血症、高尿酸血症、脂肪肝、转氨酶偏高。予处方如下：桂枝10g，白芍10g，黑枣15g，炙甘草5g，法半夏15g，黄连5g，黄芩片10g，干姜10g，党参30g，淫羊藿10g，蜂房10g，焦山楂15g，神曲10g，茯苓15g。5剂。患者前后就看了2次，第一次开了5剂药，第二次稍作加减开了8剂后就没有再来复诊了。2020年9月14日因"咽痛"就诊时，诉当时服完药后妻子即怀孕，3周前顺利诞下一男婴。另一位女同志也在门诊断续调理半年顺利怀孕。事后，我也跟巡察组的领导开玩笑说您布置的两个任务都已经圆满完成了。

回到这个不育的病例，就是运用"人－证－方"诊疗模式的一个典型。患者形体偏胖，由于工作原因经常加班熬夜，看着个头大但时时恶风，鼻流清涕，易发荨麻疹，属营卫不调，脾胃升降失调所以胃脘痞满。方证对应就是桂枝汤证、半夏泻心汤证，治以调和营卫、调节脾胃气机升降，大方向定了后再对方子作适当修正。有了泻心汤的干姜就不用桂枝汤的生姜了；人易疲劳，脉沉细弱，加淫羊藿、蜂房温肾助阳；人偏胖又有高脂血症、脂肪肝，加山楂、神曲、茯苓健脾化浊。全方处处关注患病之"人"，以方证对应为抓手，选准大方向，再结合"人"之态，针对弱精症这个"病"，进行处方的适当修正调整，不治"病"而治"人"，10余剂中药就达到了治"病"的目的。如果只盯着"弱精症"这个病，往往就是冲着补肾益精去了，能不能有效我也是很怀疑的，因为失去了应有的中医思维。

在长期临床实践中总结出的"人－证－方"中医诊疗模式，是"方证对应"的延伸，又是三因制宜、天人合一的整体观念的具体实现。近年来，这个模式已经在多个学术会议上宣讲推广，也多次在中医住院医师规范化培训师资培训班上推广，有效推动了临床医师中医临床思维能力的提升。

一种诊疗模式的构建，主要看它是否容易掌握，是否很好地应用于临床并取得疗效。同时，也要了解在中医学习与应用中，有没有其他的优秀诊疗模式。目前临床中有3个代表性的中医诊疗模式值得我们学习，分别是王琦院士的"辨体－辨病－辨证"诊疗模式、仝小林院士的"态靶辨治"，以及黄煌教授的"方－病－人"诊疗模式。

国医大师王琦院士是中医体质学说的创立者，他将中医体质的研究成果运用到疑难病的诊治中，提出并建立"辨体－辨病－辨证"的诊疗模式，将体质状态、特征和发病规律之间的关系与疾病全过程和某一阶段的病理特点与规律有机结合，提升了对疾病认识的全面性，丰富了临床诊疗体系。辨体、辨病、辨证各有指向，相互联系，三位一体。辨证论治是中医学的特色和临床诊疗的主要手段，与辨病（中医的"病"和西医的"病"）论治一并为临床所习用。"辨证"指向的目标是疾病过程中的某一阶段，将疾病某一阶段的病理特点与规律作为研究的主体，考虑脏腑气血阴阳盛衰的现状及与本次疾病的关联，并概括现阶段疾病对机体所造成的影响；"辨病"指向的目标则是疾病全过程的病理特点与规律，是对某一疾病发生、发展规律的总体认识；"辨体"所指向的目标是"人"，将人作为诊察的主体，诊察形体、禀赋、心理以及地域和奉养居处等对人的影响，以及人对这些因素的反应。以此分析某类人群脏腑阴阳气血的多少，与某类疾病的易感性，分析某种体质之人患病后体质对疾病的影响，即疾病发展的倾向性，以及对药物的耐受性等。在患病过程中，体质、疾病、证候三者从不同角度、不同层面反映了疾病的本质、规律与特征。

仝小林院士提出的"态靶辨治"是以现代研究成果为借鉴的创新辨治体系，以中医"调态"为基础，从宏观入手，改善疾病发生发展的环境。同时弥补传统中医治病靶向性（对疾病具有特定疗效、对临床症状具有特定缓解效果、对理化指标具有特定效应的靶方靶药）不足的短板，强调现代中药药理学研究成果的临床回归，态靶结合，实现中医"临床用药方向"的突破，搭建起西医学"病"与传统中医"证"、宏观与微观相对接的桥梁，使"宏观辨证"与"微观打靶"实现统一。

全国名中医黄煌教授致力于中医经方的普及、推广，他以经方方证入手，总结归纳出"方人""药人""方－病－人"诊疗模式。"药人"是适合长期服用某种药物的体质类型，"方人"是在"药人"基础上归纳出对某方有效且适合长期服用该方的体质类型。"方－病－人"模式则是在"药人""方人"基础上，更加紧密地结合方、病、人三者之间的关系，兼顾人与病、整体与局部、个体化与标准化，方便临床医生快速掌握。其中"方"是指经方，包括药物配伍和用量规范；"病"是指疾病，包括病证、症状、病机；"人"是指体质，包括体形体貌和心理行为特征。黄煌教授说："我看病，临床上只寻求三个点及其关系，这三个点，就是'方、病、人'。在看病时，我常常在思考这些问题：这个方，能治这些病吗？适用于这个人吗？这个人，该用什么方？用这个方安全吗？这个病，该用什么方？用这个方有效吗？这个就是"三角思维"。

三位教授除卓越的成就和学术地位外，都是真正沉在临床、经验丰富的临床大家，王琦院士是我的老师，创立了中医体质学说，在关注体质因素基础上，总结出了不少行之有效的专病专方，并结合"辨体－辨病－辨证"诊疗模式灵活运用，至今还坚持每周出两次门诊，求医患者来自海内外，临床疗效凸显。仝院士和黄煌教授也曾多次受邀来我院讲学指导，他们的诊疗模式着眼点或许有些不同，或者说各有所侧重，但都有一个共同点，就是回到中医的本源，无论是"辨体""调态"，还是"方人""药人""方、病、人"，都强调个体体质之态与疾病特征的辨证结合，核心都是将疾病落到"人"身上去的。

我在临床上运用的"人－证－方"中医诊疗模式，核心也脱离不了上述3位中医大家的模式，可以说，核心都是回归到中医思维之本。只是我更关注"人"以及"人"背后的自然和社会环境，不提"病"不是不管"病"，而是强调医生在诊治疾病时要懂得"变焦"，如同相机的变焦镜头，可以远观，可以近看，即辨证思考时要有上帝视角，宏观一些，离"病"远一些；处方时聚焦一些，精准一些，离"病"近一些。

中医思维的产生，源于数千年来先哲对于天地自然与人以及生命的体验与感悟，中医思维所体现的整体观、人与自然的和谐观，更符合生命与健康的规律。中医思维是宏观的，站在防治疾病和医疗健康模式的高度，万事不离乎"道"，当在"道"这个层面找到共通性时，中医学和西医学就如同发源于不同地点的两条大河，最终融会贯通，必然给医学模式带来深远的影响，更好地护佑人类健康。

五、"病"与"证"的对立统一

"病"与"证"，要着眼于局部与整体、对立与统一方面的认识上。某一种疾病，必定有它发生发展的根本原因和矛盾，疾病的诊断标准亦由其根本矛盾所决定，正因为如此，这个"病"与那个"病"之间才能区分，鉴别诊断方能进行。不同疾病的特殊本质，决定了不同疾病发展的各自表现和规律，故病有定势。"证"不同于"病"，"证"是对患病机体的四诊进行综合概括，对病因、病性、病位、病势进行归纳总结，对机体患病状态所作出的评定，"证"是病机，是开出正确处方的依据。

"病"多是局部病变的反映，"证"则是整体的、综合的、动态变化的过程。从辨病与辨证来看，辨病侧重于局部，而辨证侧重于整体，中医辨治只重视解决病程阶段中的局部矛盾是不够的，还要重视解决贯穿疾病始终的整体问题。

病变的局部表现与全身整体情况，有时表现一致，有时表现并不一致，临床中怎样处理病、证之间的关系呢？一方面需要注意围绕病变的局部（这里的局部病变有两方面含义，一是中医所指的局部，如发热、头痛、心下痞等，二是西医的诊断，如急性胃肠炎、肺部感染、冠心病等），或施以专药或辨病论治；另一方面，始终不脱离全身整体情况，辨证论治。临证处方，或以病为主，兼顾整体；或以证为主，兼顾局部，达到"病"与"证"的有机结合。

我在临床上注重整体辨证，把握得病之"人"，但下笔处方时不离人之"病"。清代医家徐灵胎在《兰台轨范》中指出："欲治病者，必先识病之名。能识病名，而后求其病之所由生。知其所由生，又当辨其生之因各不同，而病状所由异，然后考其治之之法。一病必有主方，一方必有主药。"当代著名中医学家岳美中教授也指出："在辨证论治规律的临床运用中，不仅要辨证候的阴阳表里虚实寒热，还要进而辨病名（包括中医与西医病名），辨识疾病的基本矛盾所在。"

在辨病方面，还离不开西医学的检验检查，将之作为诊断局部病变的参考，又不被西医检查诊断所束缚，西为中用，始终运用整体观念和辨证论治去分析判断、立法处方。例如患者咯血，就需要借助现代检查手段，鉴别清楚是支气管扩张引起，还是肺结核、肺癌所致。帮助明确诊断，理清治疗方向。我常常跟学生说，要用好现代检查检验手段，帮助我们看得更细，也为了医疗安全，该做的检查要做，不要耽误患者。比如，一个反复咳嗽的患者没有及时做胸部CT检查，漏诊肺癌就可能造成不可挽回的后果。再比如，糖尿病肾病患者若尿中蛋白多者，常用益气健脾、补肾固涩、清利湿热之法，常选黄芪、芡实、玉米须、积雪草等；红细胞多者，宜凉血止血，加白茅根、炒蒲黄、地榆等；合并白细胞多者，要注意清热解毒利湿，加车前草、金钱草、滑石等。借助现代检查手段，使中医有"证"可辨，将辨证论治引向微观化。

六、学习胡希恕
"中医辨证依据症状反应"

经方大家胡希恕先生在20世纪60年代提出辨证论治的实质，即"中医辨证主要依据症状反应"。他论述道："中医治病，之所以辨证而不辨病，是与它的发展历史分不开的，因为中医发展远在数千年前的古代，当时既没有进步的科学依据，又没有精良的器械利用，故不可能如近代西医针对病变的实质和致病的因素，寻求疾病的诊断和治疗，而只能凭借人们的自然官能，于患病人体的症状反应，探索治病的方法经验。""不论什么病，而患病人体的反应，在病位则不出于表、里、半表半里，在病情则不出于阴、阳、寒、热、虚、实，在类型则不出于三阴三阳。验之于临床实践，这都是屡经屡见的事实。以是可知，则所谓六经八纲者，实不外是患病人体一般的规律反应。中医经方辨证即以它们为纲，中医施治，也是通过它们而制定施治的准则。故可肯定地说，中医的辨证施治，其主要精神，是于患病人体一般的规律反应的基础上，将求疾病的通治方法。""患病人体之所以有六经八纲这样一般的规律反应，其主要原因，当亦不是由于疾病的外在刺激，而是由于人体抗御疾病机制的内在作用……一句话，疾病侵入于人体，人体即应之以斗争，疾病不除，斗争不已，以是则六经八纲便永续无间地而见于疾病的全过程，成为凡病不逾的一般的规律反应……由以上可看出，适应人体的抗病机制的治疗，可以说是最理想的一种原因疗法。"

胡希恕先生首创性地提出先辨六经，再辨方证。先辨六经，就是通过患者表现出来的"症状群或证候群"，分清属于"六经证"中哪一"经证"，或是哪几种"经证"的合病或并病，病位是表？里？还是半表半里？病型是三阴三阳六类中的哪一类？病情属于阴、阳、寒、热、虚、实中的哪一种？判明其六经归属、八纲，从而准确地做到"有是证，用是方"。在经方的思维体系中，辨证论治中的"辨证"本质就是辨识症状反应的证候群，通过辨识症状反应，在"有是证"与"用是方"之间架起一座"辨识症状群或证候群"的桥梁。

读《伤寒论》必先理解六经。《内经》中的六经是对经络的分类，而在《伤寒论》中，则是对一类症状或者证候的分类，不能以经络来解读《伤寒论》中的六经。日本医家山田正珍在《伤寒论集成》中云："太阳指表而言，盖伤寒以六经言之……故仲景氏亦不得已而袭其旧名，实则非经络之谓也……注家不察，解以《素》《灵》经络之说，可谓不解事矣……后凡称太阳病者，皆指斯条之脉证而言。"

胡希恕先生对《伤寒论》中六经的理解，实为疾病刺激机体，机体抗病所表现出来的一系列症状群。如太阳病是以"太阳"命名的，位于患病机体体表的，以脉浮、头项强痛而恶寒等为特征的一类症状群；阳明病是以"阳明"命名的，归属于"胃家"机体里证，以胃中燥、大便难、身热汗自出、不恶寒反恶热等为特征的一类症状群。

陆渊雷说："中医治疗流行性热病，不问其病原为何，皆视其证候而归纳为若干种证候群，于以施药治而知其宜忌……夫病变万端，欲详为辨析，虽上智犹所难周。今约其大纲而分为六经，则中人之才亦所优为，岂非治疗上之绝大利乎？"

由此观之，《伤寒论》中"六经病"，描述的是疾病刺激于人体后，人体抗病所表现出来的某一群症状下的"病态"，《伤寒论》中每一种"经病"，都有相对应的方剂。例如，在太阳病症状群下，无汗出时，用麻黄汤类方剂；有汗出时，用桂枝汤类方剂；合并项背强几几时，无汗用葛根汤，有汗用桂枝加葛根汤。即在太阳病这一大的症状群下，又分出了许多小的症状群，每一个小症状群都有具体的经方相对应。这一个个小症状群就是运用相应经方的适应证，经方家依据所出现的症状群来辨证，以相对应的经方来处方。

当然，在临床中也会碰到疾病加于人体，可能并没有症状表现出来。这个时候应该怎么办？一是要充分调动四诊，寻找症状以外的蛛丝马迹。新冠疫情期间我曾去中山市传染病医院会诊了一个无症状感染者，患者吃得好、睡得好、精神好，没有任何不适，但就是持续1个月不转阴，我就是抓住他舌苔厚腻的蛛丝马迹，采用芳香化湿透邪之法，仅治疗2天患者就转阴并顺利出院。另外一种情况，当今很多患者就是拿着一个检验报告来看病，比如尿酸高了、血脂高了等，这个时候也是要四诊合参，同时结合西医学的研究成果，比如高尿酸血症是嘌呤代谢异常，这个时候就可以在辨证的基础上，注重脾、肾，并适当加用一些利尿化浊之品。所以，对疾病发生的症状反映如何获取，也需要我们具备与时俱进的思想。

千百年来，疾病谱在不断变化，但反映在机体上的证没有变，从疾病发生的症状反应去辨证，就能以古方治今病，那些诊断不明确或者无特效疗法的疾病，反而是中医发挥作用的天地。

七、"方证相应"辨析

"方证相应"首见于《伤寒论》，其言："病皆与方相应者，乃服之。"书中提出"桂枝证""柴胡证"等概念，开"方证"之先河。《伤寒论》的贡献之一就是将临床运用成熟、结构固定的方剂与特定病证表现之间的对应关系以方证的形式固定下来，从其多处条文中可窥见仲景辨治心法。例如"伤寒五六日中风，往来寒热，胸胁苦满，嘿嘿不欲饮食，心烦喜呕，或胸中烦而不呕，或渴，或腹中痛，或胁下痞硬，或心下悸，小便不利，或不渴，身有微热，或咳者，小柴胡汤主之"。脏腑辨证论治杂病是目前对《金匮要略》诊疗模式的共识，如果从方证的角度审视，脏腑辨证论治杂病同样蕴含着系统的方证论治思想。例如"虚劳里急，悸，衄，腹中痛，梦失精，四肢酸疼，手足烦热，咽干口燥，小建中汤主之"。可以说病下系证，证下系方，方随证出，方证一体是《伤寒杂病论》体例的鲜明特色，后世医家亦在此基础上，不断验证其方证规律，宋代林亿在校注《金匮要略》的序言中就言"尝以对方证对者，施之于人，其效若神"。

方证相应的内涵是探讨方药与病证之间的对应关系，有是证用是方，证以方名，方随证出，方与证之间存在着高度的对应关系。这个对应关系包含"方"与"证"两个核心概念，"方"比较好理解，就是方剂，而这里的"证"，在古代原为"證""証"字，有证据、证明、验证之义，就是方药使用的证据或指征。和方剂对应的"证"既包含着客观可见的症状体征，也包含着抽象的证候，例如桂枝汤证，既表现出汗出、恶风、脉浮缓等症状群，也包含了太阳中风、营卫不和的核心病机。

谈方证就离不开胡希恕教授的"方证是辨证的尖端"之说，胡老主张临证时需明六经、析八纲、识方证，表、里、半表半里三者均属病位的反映，阴阳、寒热、虚实均属病情的反映，寒热、虚实均属阴阳，因此无论表里或半表半里的病位均有阴阳两类不同病证反映，三而二之为六，即所谓六经。六经八纲只是辨证基础、治疗准则，运用于临床实际还远远不够，还需要进一步学习方剂的适应证，即方证。方证是六经八纲辨证的继续，亦即辨证的尖端。中医治病有无疗效，其关键就在于方证是否辨得准确。

讨论方证相应也要注意研究日本的医学思想，日本受《伤寒论》方证对应思想影响，形成了独具特色的古方派"方证相对"一脉。其中代表性的医家吉益东洞（1702—1773）就崇尚仲景学说，力倡实证亲试"知见之道"，重实效，反对空谈虚论、思辨臆测、穿凿附会、虚言玄揣、冥冥决事，其认为阴阳五行药性等不可见之物是"疾医之道熄而邪术起""无益于治，不可从也"。临证时主张方证相对，方随证转，随证易方，推崇仲景方药。"《伤寒论》唯方与证耳""医之方也，随证而变，其于证同也，万病一方，其于证变也，一病万方"。其所载方证明确客观具体，治病时参考方证条文，"见证而处方，不为病名所绊"。汤本求真（1876—1941）是古方派重要传人，其在所著的《皇汉医学》中言："古来处方，莫善于张氏，实为万世典型，岂可与后世诸家私意杜撰之方同日而语哉。故研究张氏方者能自幼而壮而老，造次颠沛，必在于斯，犹如身在当时亲受训诲，则自然术精技熟，遇病开方，灵机活动，意之所向，无不如法，操纵自在，左右逢源，病虽万殊，又何难应之有，此即所谓以简御繁之法也。"

也有批判的观点认为，"方证对应"是按图索骥式的"对号入座"，被批评为"头痛医头，脚痛医脚"式的中医学倒退。持这种观点者主要是对"证"的内涵理解存在偏差。《伤寒论》及众多方书，皆通过症状描述建立方、证之间的对应关系。就"证"的内涵而言，这种理解并不全错，但十分狭义，方证从表面看是症状、体征，但"证"更核心的内涵是证据、病机，《中医诊断学》就明确指出，"证"是疾病发生和演变过程中某一阶段的本质反映，它以一组相关的症状和体征为依据，不同程度地揭示了当前的病因、病性、病位、病势等。方证就是用方的指征与证据。虽然用方"指征"的具体表现形式是"症状",但"症状"并不直接等同于用方"指征",必须升华到病机层面,才能成为准确运用方剂的"证据"或"指征"。

记得两年前的一天,我接到任务,为一名在中山市退休后在北京生活的领导远程视频看病开个方子,他发病时间时值九月入秋,主诉是过敏性鼻炎顽固性喷嚏1个月,伴清涕多,晨起加重,吹冷风加重,平时没有基础疾病,无咳嗽,其他明显的症状也没有,望诊时舌象引起了我的注意,舌淡而水滑,就算没有脉象,对于这个患者我开方子也是有信心的,处方小青龙汤,把配好的6剂中药从中山寄给他,患者从来没有煎过中药,是找附近的药店帮忙代煎的,服完后喷嚏再也没有发作了。这个病例就是运用"方证相应"的一个典型,小青龙汤条文里都是以咳嗽、喘息不得卧等为主症,如果按照狭义的方证,从条文、症状、体征来看,怎么都对不上这个病证,但"证"更核心的内涵是证候、病机,我就是抓住了小青龙汤证外有风寒束表,内有水饮的病机,结合患者遇冷喷嚏加重(晨起加重其实也是跟遇冷一个道理)、清涕多、舌淡而水滑的特点,病机相符,证候清楚,不正是运用"方证相应"解决问题了吗?

《伤寒论》中有不少条文揭示了疾病的病机,例如"伤寒表不解,心下有水气""胸中有热,胃中有邪气""此为脏厥,非蛔厥也……此为脏寒"等。这些条文足以说明仲景在辨证时不单纯以某脉证作为依据,而是在辨某脉证时分析其中的病机,明确治疗准则,从而确立方药。正因如此,临床上多汗、少汗的患者都可以用桂枝汤调和营卫,小便量多、量少的患者都可以用五苓散化气行水,应用条件就是病机相同。可见,确立相同的治则、治法、遣方用药,核心在于相同的病机。

在临床实践中,通常以"证候群"作为用方"指征",比如小柴胡汤证,症见口苦、咽干、目眩、胸胁苦满、往来寒热、嘿嘿不欲饮食、心烦喜呕等,患者临床表现与方证契合程度越高,则该方使用概率越高。如果"方证"仅此而已,那与"对号入座"并无更高明之处,"方证"是对"证"的内涵的深入把握,只有这样,才能触类旁通、举一反三,从而运用自如。例如,"往来寒热"只是对热型特点的描述,但条文中也提到,其"往来寒热"具有"休作有时"

的发作特点，据此运用小柴胡汤治疗偏头痛、反复发热等发作性疾病，或者如夜半咳嗽、月经前后诸症等定时发作性疾病，均可收到佳效。

综上所述，"方证"通过深入细致的"症状"分析，更加具体准确地明晰病机，把握用方"指征"，从而做到有的放矢。在这样的理论指导下，更容易辨别功效近似方剂之间的差别，进而完成临床优选方剂的过程。

当然"方证"亦存在局限性。由于强调方证间的对应关系，一方面，初学者很容易上手，但是也容易陷入"对号入座"的思维模式，原因是学习者忽视了对"证"的内涵把握；另一方面，"无证可辨"时则无从入手，这也是因为挖掘"证"的内涵的功力不到位。

方证辨证是继六经、八纲辨证之后更具体化辨证的体现，并非简单套用《伤寒论》条文的"对号入座"。临证时，六经、八纲、脏腑、方证辨证可以组合运用，运用"人-证-方"临床思维，重视患病之"人"，全面把握疾病的总体状态，明确治则、治法，在此基础上运用"方证相应"手段完成近似方剂的优选过程，以提高临床疗效。方证辨证是辨证论治的延续和补充，弥补了其他辨证方法在选方时的不足。

总之，经方的方证是方证论治体系的基石，从经方到时方，从伤寒到温病，处处渗透着方证论治的思想，方证相应是中医重视临证实践的体现，学习并挖掘其理论基础，对于我们提高临床辨证的敏感性，提高临床识证选方的准确性具有重要的现实意义。

八、从张无忌的武功成长之路来理解中医思维

张无忌是金庸武侠小说《倚天屠龙记》中的绝顶高手，在其武功修炼过程中，有一个向张三丰学习太极剑的桥段，张三丰教了三遍，而张无忌一次比一次忘得多，到第三遍后全忘光了。

张三丰教张无忌太极剑时问道："无忌，我教你的还记得多少？"

"回太师傅，我只记得一大半。"

"那现在呢？"

"已经剩下一小半了。"

"那，现在呢？"

"我已经把所有的都忘记了！"

"好，你可以上了。"

那么，张无忌学太极剑为什么要忘记招式？不记招式，只是领会剑招中"神在剑先，绵绵不绝"之意。

其实在金庸江湖里，想练成绝顶武功，都要经历这个过程。一个人对自己的功夫钻研越深，思维定式对他的束缚就越强。张无忌成长路上学习的这套"太极剑法"，表面上是招式，核心是一种意境、一种理念。小说中是这样叙述的："要知张三丰传给他的乃是'剑意'，而非'剑招'，要他将所见到的剑招忘得半点不剩，才能得其神髓，临敌时以意驭剑，千变万化，无穷无尽。倘若尚有一两招剑法忘不干净，心有拘囿，剑法便不能纯。"

因此，太极剑是纯以"剑意"，也就是后发制人的剑法理念击败敌人，而非剑招的一招一式。张三丰的传授就是要张无忌领悟到这一点，强调不为"剑招"所束缚而影响"剑意"的领悟，无招胜有招，才能得其神髓。

同样，《笑傲江湖》中的令狐冲学独孤九剑，也是面临同样的问题，我们可以从他跟风清扬之间的对话中一探究竟。令狐冲越是学得多，越觉这九剑之中变化无穷，不知要有多少时日，方能探索到其中全部奥秘。听太师叔祖要自己苦练20年，他丝毫不觉惊异，再拜受教，说道："孙儿倘能在二十年之中，通解独孤老前辈当年创制这九剑的遗意，那是大喜过望了。"

风清扬道："你倒也不可妄自菲薄，独孤大侠是个绝顶聪明之人，学他的剑法，要旨是在一个'悟'字，而不在死记硬背。等到通晓了这九剑的剑意，则无所施而不可，便是将全部变化尽数忘记，也不相干，临敌之际，更是忘记得越是干净彻底，越是不受原来剑法的拘束。你资质甚好，正是学练这套剑法的材料。"

令狐冲学习的独孤九剑，从总诀开始便有三百六十种变化。"破剑式""破刀式"到"破气式"诸般分支，更是变幻无穷，学之不尽。练成这许多变化，即使是聪明之人也需20年苦功，但仍不过是形而下的部分，未窥真正门径。只有当他由学而悟，明剑意而忘招式，方能了无拘碍，得心应手。风清扬教他"忘记得越是干净彻底，越是不受原来剑法的拘束"，跟张三丰教张无忌的太极剑要旨其实是一个道理。

这些武功，殊途同归，讲的都是融会贯通后的灵活变化，这样才能无招胜有招，克敌制胜。武功的传授需要一系列的规范，也就是招式套路。简单地说，招式套路是武功的形式，而不是武功本身。所以，其可以让人掌握武功，但是也会束缚人对武功的理解、使用。

值得注意的是，对真正掌握武功的高手而言，因为需要进一步融会贯通，形成自身的体系，所以才会出现招式的束缚。而对于尚在学艺路上的习武者，因为还需要通过招式的学习一步一步提升武功，所以也就谈不上什么束缚了。

回到中医的学习成长话题，从中医科班院校培养出来的医学生进入临床后，都面临一个实际的问题：如何将院校教育中的知识转化为临床的实际工作能力。我们背诵了很多方剂，中医内外妇儿五官各科教材都收录了很多疾病，每个疾病下有详细的辨证分型，一个病分若干证型，每个证型有一两个代表方，似乎很规范。但临床中能直接套用吗？就像金庸笔下，学了一大堆武术套路，但能够进阶到绝顶武功高手的则是凤毛麟角。

一般情况下，辨证分型可以指导临床实践，解决疾病发展过程中的常见共性问题，但解决不了疾病变化过程中的特殊性问题。疾病本就复杂，发病过程不一，再加辗转失治、误治，病机错综复杂。而且，疾病是得在"人"身上的，人的年龄、性别、体质基础不一，简单的分型方法是难以做到精准对症下药的。

院校教育中，各学科总结的辨证分型论治的目的在于提供对某一疾病过程中相对有效的专方专药，这对中医初学者临证遣方用药指导是确有帮助的，但毕竟它有局限性，不能代替全面的辨证论治。想用专方专药或者固定成协定处方的想法，只能停留在"对号入座"上，从而陷入一病固定几型、一型固定一方、一方固定几味药的"套方"模式。

《孙子兵法》云："水因地而制流，兵因敌而制胜。故兵无常势，水无常形，能因敌变化而取胜者，谓之神。"这段话是说用兵作战必须随机应变，切不可胶柱鼓瑟，更不能在作战之前凭主观想象预设一个固定的打法，这种缺乏灵活性的打法必败无疑，中医看病亦是如此。疾病表现多种多样，不可能原原本本按照教材写的那样发生发展，更多的是教材上根本见不到的情形，这时候就要学会治病的圆机活法。然而习医者不察，致使对许多疾病无从下手，这一点远不如仲景之论。针对这一问题，仲景提出了一个根本性的原则，《伤寒论·辨太阳病脉证并治上》云："太阳病三日，已发汗，若吐、若下、若温针，仍不解者，此为坏病，桂枝不中与之也。观其脉证，知犯何逆，随证治之。""随证治之"提出了辨证用药的灵活性，一切要随疾病而变化，执一方而御万病的方法是极不可取的。

辨证论治的精髓就是"观其脉证，知犯何逆，随证治之"。《说文解字》对"观"的解释为"谛视也"（谛视，即仔细地审视、察看）。《尔雅·释宫》云："观谓之阙。"即建在高台上的房屋，登上去可以远观，所以称之为"观（guān）"。由此可见，仲景"观"字意义深远，望、闻、问、切皆可称之为"观"，有一种从上帝视角俯视的感觉。"观"字背后，是对患者细致入微的观察，是对病情的深刻洞察。"其"字所指的，不仅仅是患者，更是患者所处的地域、时节、心理状态等方方面面。"脉证"二字，更是中医独有的诊断方法，通过脉象和症状表现，探寻疾病的根源。

"知犯何逆"，则是对病因病机的深入剖析，是对疾病本质的准确把握。中医讲究天人合一，人与天地自然息息相关，疾病的产生往往为内外环境失衡所致。因此，首先要找到这种失衡的根源，才能因病施治、药到病除。

"随证治之"，不同的疾病，即便症状相似，也可能因为患者的体质、年龄、性别、所处地域、时节等因素而有差异。因此，我们不应拘泥于书本上的"证型"，而应该根据辨证论治的原则，根据人的体质各异、证候的不同、内外环境的变化，因人、因时、因地进行辨证施治、遣方用药，真正做到有的放矢，这才是"随证治之"的核心要义。这十二字真言，虽然简单，却蕴含了中医的精髓，无论疾病有多少种，无论疾病谱如何变化，只要我们坚守这十二字真言，就能一通百通，以不变应万变。

当然，在辨证论治思想的指导下分型论治也是要继续发展的，将辨证与辨病相结合，辨证论治与专方专药相结合，才能更好地走传承与创新之路，让中医药焕发新的生命力，这也是"道"与"术"的辩证统一关系。

九、望而知之谓之神

《难经·六十一难》曰："望而知之谓之神，闻而知之谓之圣，问而知之谓之工，切脉而知之谓之巧。"望、闻、问、切四诊，望诊被列为四诊之首。

目前，许多医家将问诊置于四诊之首，似乎问诊的地位已成为中医界的共识。临床上"十问歌"也有详细指导，生怕问得不周，遗漏重要线索而导致辨证不准。这是由于问诊方法最易掌握，对望、闻二诊却缺乏经验积累，脉诊更是"在心易了，指下难明"，只有依靠详细问诊，甚至面面俱到才能了解病情，此不得已而为之。

在临床实践中，由于患者的职业、文化程度及语言表达能力的不同，对同一病痛的表述不尽相同；由于患者体质及耐受性不同，其感受各异，即使是同一辨证下的叙述也难免有所差别。问诊很重要，但也是最耗时的，我有时半天的门诊就要诊治60多位患者，如果依赖问诊，哪里看得完？

患者病情的轻重、病证的寒热虚实、病位的表里上下，有经验的中医一眼望过去往往就八九不离十。患者的言语未必句句皆真，但患者的神色形态却往往难以造假。"望而知之谓之神"，望闻问切，望诊置于四诊之首实有深意。《史记·扁鹊仓公列传》所载扁鹊能"视见垣一方人，以此视病，尽见五脏癥结，特以诊脉为名耳"。望诊在收集患者辨证信息方面的重要性不言而喻，随着临证经验的积累，医生才会逐渐发觉望诊的重要性，从重问轻望到先望后问，甚至最后有把握望而不问，这也是中医临证功夫日臻成熟的重要标志之一。

《灵枢·邪气脏腑病形》云："见其色，知其病，命曰明。"《灵枢·本脏》云："视其外应，以知其内脏，则知所病矣。"我在临床实践中，一是通过望诊掌握患者精气神；二是观察其形体、姿态；三是通过患者的语言、表情、神色，掌握其性格特征。

四诊的信息采集首重望诊，望诊的内容主要在望神、色、形、态。望神是指依据患者的动作姿态、目态、表情、言语、气息等，判断患者是否得神、气血津液是否充盛。神是脏腑功能活动的外在表现，神志是意识、思维、情志活动。精气是神的物质基础，而神是精气的外在表现。《素问·六节藏象论》言："气和而生，津液相成，神乃自生。"若气血津液不足，神无所养，神无所依，则人会出现少神、失神，甚至神乱的表现。

除关键的望神外，望形也可反映患者内在脏腑精气的盛衰。望形是通过观察患者的皮、肉、脉、筋、骨等形体特征来判断体质特点。例如，形胖者多气虚、阳虚，形瘦者多血虚、阴虚。若肥而能食，则属于"形盛气盛"；若肥而少食，肤白少华，则属于"形盛气衰"。肥人常聚湿多痰。若形瘦而食多，多中焦火炽；若形瘦而食少，常脾气虚弱。瘦人多气火有余，故有"瘦人多火"之说。五脏合五体，筋、脉、肉、皮、骨五体的强弱反映了五脏精气的盛衰。《难经·十四难》曰："一损损于皮毛，皮聚而毛落；二损损于血脉，血脉虚少，不能荣于五脏六腑；三损损于肌肉，肌肉消瘦，饮食不能为肌肤；四损损于筋，筋缓不能自收持；五损损于骨，骨痿不能起于床。"肺主皮毛，皮毛之荣枯责之于肺；脾主肌肉，肌肉之坚脆责之于脾；心主血脉，血脉之盛衰责之于心；肝主筋，筋之濡槁责之于肝；肾主骨，骨之盛衰责之于肾。

我现在每周都有一次中医经典教学门诊，带教规范化培训医师。上周一个患者因"月经后期反复7年"来就诊，有备孕需求，月经2～3个月一行，量多，色偏暗，有瘀块，无痛经，曾流产1次，2019年曾行子宫肌瘤剔除术，舌淡有齿印，苔薄白腻，脉沉。接诊的培训医师思考半天不知道如何辨证处方，我说："望诊有没有完成啊？患者体胖，身高160cm，体重72kg，面颊部散在痤疮，人显得比较疲乏，这不就是一个气虚的痰湿体质吗？舌象也可以印证吧，结合她经色暗、有瘀血块，曾行子宫肌瘤手术，那不就是痰瘀互结的桂枝茯苓丸证吗？"在场的几位年轻医生豁然开朗，原来中医看"病"这么清晰，就是要重视望诊，按照"人－证－方"的思维模式去辨证处方而已。

　　望诊虽有望全身、望局部、望舌、望指纹等内容，但能否一望便知，关键是医者要有敏锐的眼光，"以神会神"，善于捕捉患者的眼神，抓取第一印象。清代石寿棠在其《医原·望神须察神气论》中曰："望而知之谓之神，既称之曰神，必能以我之神，会彼之神。夫人之神气，栖于两目，而历乎百体，尤必统百体察之……人之神气，在有意无意间流露最真。医者清心凝神，一会即觉，不宜过泥，泥则私意一起，医者与病者神气相混，反觉疑似，难于捉摸。此又以神会神之妙理也。"强调眼睛是心灵的窗户，人之神气显露在眼，且在有意无意之间往往是最真实的流露。医者的望诊应凝神聚气，在患者刚进门尚未留意时，一眼而过直视患者的目光，从而掌握患者的神气状态。人为万物之灵，当患者发现医者在留意自己时，可能会有所掩饰，影响对神气的了解。若医者过于用心，长时间观察，又容易产生主观想法，反而不易做出正确的判断。所以，望神的最佳时机是医生刚一接触患者的瞬间，患者尚未留意、没有掩饰的时候，此时所表现的神气状态最为真实。

　　2015年12月13日，一个周末，我在家接待了一位从外地过来的女性患者马某，42岁，因结婚多年未孕而来求诊。患者自述结婚10余年未孕，用了不少医疗方法治疗，包括辅助生殖技术（试管婴儿）等，2014年终于怀孕，但很快就流产了，此后治疗未再成功。其平素月经周期尚正常，痛经不明显，经量偏少，色偏暗，舌淡，脉细。结合其怀孕困难、孕后滑胎病史，符合肾虚血弱的常见辨证，采用补肾养血的治法是贴合辨证的。但当时患者的神情举止引起了我的关注，其形体偏瘦，面色偏晦暗，有色素斑，见面的十来分钟都表现得神情淡漠，陈述病史较为被动，都是我主动问得多，回答也比较简单，给人一种情绪低落、郁郁不欢的表现。考虑到患者多年怀孕未果的各种压力，肝气郁结不舒是最重要的辨证要点。因此，辨为肝气郁结、肾虚血弱。因患者月经刚干净，给了她两张处方，第一张处方以补肾养血为主。药物组成为淫羊藿15g，菟丝子15g，桑寄生30g，紫石英30g，杜仲15g，续断10g，怀山药30g，当归10g，川芎10g，仙鹤草30g。7剂。服完7剂后服第二张处方，以疏肝解郁为主，兼养血补肾。药物组成为柴胡10g，白芍15g，茯苓15g，当归

10g，白术10g，川芎10g，郁金15g，合欢皮15g，淫羊藿15g，紫石英20g，仙鹤草30g，鹿衔草15g，炙甘草5g。7剂。

患者服完2张处方，共14剂药，第2个月就顺利怀孕了，最后顺产了一个近4.5kg的女孩，10余年的努力仅就诊1次就修得正果，患者说这很神奇。我说在中医人的眼里一点都不神奇，我只是读懂了那天过来找我看病的"人"。

同样是一个不孕的案例，一位朋友有二胎需求，努力了3年未成功，两人都是医生，妻子还是某三甲医院的妇产科医生。男方精子活力偏弱，但也不至于太严重；女方一侧输卵管通而不畅。曾尝试多种方法不成功，后考虑两人年逾40，受孕困难，在女方所在医院生殖中心先后做了两次试管婴儿均未获成功，于是找到我予夫妻同调。2020年12月18日初诊：男方经常饮酒，述常晨起口苦，又时时恶风，大便偏溏，故用了柴胡桂枝汤打底，加几味健脾益肾之品；女方形体中等，月经周期、经色、经量尚可，唯经前、经后有时少腹稍有隐痛，舌淡红，边有齿痕，苔白，脉细弦。四诊的有效信息不多，让我印象深刻的是在接诊时，丈夫本想代妻子陈述病史，却被妻子果断（略显粗暴）地打断"你别说，让我来说"！性格显得较为急躁，结合其输卵管通而不畅，少腹偶有隐痛，舌苔似有水湿之象，于是用了当归芍药散原方加柴胡、合欢皮疏肝，再加几味固肾之品，疏肝调脾，养血益肾。首诊开了5剂，服1周。二诊时守上方8剂，嘱每周服4剂，连服2周。2021年1月15日三诊时告知已怀孕，患者于2021年9月9日顺利分娩。值得欣慰的是，女方虽然是西医院的妇产科医生，从最初对中医半信半疑到成功怀孕后对中医非常崇拜，怀孕期间发生先兆流产时积极服用中药，配合中医的保胎理念。这种思想的转变就是来自中医的疗效！而对医者来说，细微观察患者神色形态，对确立辨证起到了重要作用。我也常跟学生说，中医不是看"病"，看的是得病的"人"。

所以，作为医生，要善于"察言观色"，这种"以神会神"的能力，是中医望诊的重要技巧之一，需要平时在临床实践中注重观察和积累，反复揣摩才能逐步获得。

十、论经方中的"抓主症"

《伤寒论·辨太阳病脉证并治中》云："伤寒中风，有柴胡证，但见一证便是，不必悉具。"事实上，"但见一证便是，不必悉具"的理念并不限于小柴胡汤证，而是在经方中被广泛运用。

临床上，邪有甚有微，病势有轻重缓急，体质有强有弱，就算病机相合，症状表现也有所异，因此某一汤证里的主症不一定同时出现，或者出现得不那么典型。临床上，只要见到一两个能反映该方证的主要症状，同时符合该方证的病机，就可大胆选用该方。所以我们谈"抓主症"，核心还是以识"病机"为本。

主症要抓得好，首先要熟读《伤寒论》原文，对主症了然于胸，临床时才能得心应手。更关键的是要明各方证之理，理明方能知其所然，方能举一反三，达到抓主症、识病机的目的。

临床辨证要善于透过现象看本质（识病机）。我曾经接诊过一个患者，症状表现很怪异，就是不敢定睛看东西，只要一定睛看东西，立马就头晕目眩，站立不稳，到眼科、耳鼻喉科、神经内科等多方检查也没有结果。您说中医怎么看这个问题？我就抓住其定睛即眩晕的主症，结合其尺脉沉细的特点，这不就是《伤寒论》中"太阳病，发汗，汗出不解，其人仍发热，心下悸，头眩，身瞤动，振振欲擗地"的真武汤证吗？真武汤方证的核心病机不就是肾阳虚衰、水饮上泛而出现的一系列症状吗？一张真武汤处方开出去，患者几年的怪病就消失于无形。如果真要照着条文来开方，那也就开不出真武汤了。

再比如柴胡桂枝干姜汤证，该方的核心病机刘渡舟教授归纳得很精辟，就是胆热脾寒。我在临床应用柴胡桂枝干姜汤的主症就是患者既有口干口苦等上热表现，又有腹部或下肢喜暖畏寒或大便溏烂表现。如果具备，我就会果断应用此方。只要抓住了主症，主要矛盾解决了，次要矛盾也会随之而减。

我在中医经典教学门诊带教规范化培训医师，他们接诊时很认真，问诊很细致，面面俱到，结果问出一大堆问题，似乎这个证有，那个证也存在，最后陷入无所适从、不知从何下手的地步，这就是因为不善于抓主症、识病机，时间花了，还把自己搞糊涂了，这样在临床上就会有很大的局限性。所以说"但见一证便是，不必悉具"。经方的应用如此，时方应用也是一样。

主症是辨证的要点、治疗的重心。抓主症应从以下几方面着手：一是主症多为问诊时患者的第一句话，即其所最苦之处，如胃脘痛、头痛；二是在主症中找主要病机，如患者反映头痛，就要通过病程长短、疼痛性质、诱发因素等找寻其主要病机；三是患者不知道什么是主症，这时就需要医者多费心思，抽丝剥茧找出主症与主因，特别是关注症状减轻或者加重的原因，例如患者反映心悸、头晕、耳鸣、入睡难、疲乏困倦，如果睡了一个好觉，诸症就改善，显然就要将失眠作为其主症。

什么是主证？主证是决定全局而占主导地位的证候，学经方首先学六经辨证。《伤寒论》总结了六经辨证的规律，又在每一方证中厘定了主证、兼证、变证和夹杂证，为正确地进行辨证论治提供了很好的指导。主证是纲，纲举则目张，兼证、变证、夹杂证等也能迎刃而解。以六经的提纲证而言，则有太阳病脉浮、头项强痛而恶寒的主证；阳明病胃家实的主证；少阳病口苦、咽干、目眩的主证；太阴病腹满而吐、食不下、自利益甚、时腹自痛的主证；少阴病脉微细、但欲寐的主证；厥阴病消渴、气上撞心、心中疼热、饥而不欲食、食则吐蛔的主证。如以方证而言，则有以发热、汗出、恶风为主的桂枝汤主证；以恶寒无汗、身痛、气喘为主的麻黄汤主证；以口苦喜呕、胁痛胸满、往来寒热为主的小柴胡汤主证；以烦渴、汗出、高热、脉大为主的白虎汤主证；以不大便、腹满痛、潮热谵语为主的大承气汤主证；以吐利腹满、饮食不振、自利益甚为主的理中汤主证；以四肢厥冷、下利清谷、脉微细为主的四逆汤主证；以消渴、气上撞心、饥而不欲食、食则吐蛔为主的乌梅丸主证。六经方证的主证，是辨证的关键，抓主证，才符合中医经典思维，才能进一步认清兼证和变证，从而使辨证井然有序。

　　抓主证，并非忽略兼证，兼证附于主证，又从属于主证，两者有主次轻重之别。如桂枝汤主证为发热、汗出、恶风，若兼见气喘，或者兼见项背强几几等，便是桂枝汤的兼证。它和主证有着千丝万缕的联系，主证反映病之常，兼证反映病之变，知常达变，方足以尽辨证之能事。

十一、用药如用兵

在中医学发展的历史长河中，中医理论与中国古代兵法思想相互促进、相互影响，中医的遣方用药思想与兵法思想有着密切的关系。例如，清代名医徐灵胎在《医学源流论》中有一专篇"用药如用兵论"，其云："孙武子十三篇，治病之法尽之矣。"采用类比手法，用战术比喻医术，以用兵比喻用药，明确治病的指导思想，提出临证的用药原则。清代任越庵著《伤寒法祖》，其以兵法阐述六经传变，强调治病应掌握疾病的来路和变化路径，如同临战时了解敌人的进攻路线和战术一样。故曰"兵法之要，在明地形，知贼寇所从来，明六经地形，始得握百病之枢机，详六经来路，乃得操治病之规则"。明代尹宾商所著的兵书《白豪子兵》全面论述了作战指导思想，用良医疗病来类比用兵，书中大量运用中医的治病理论："良将用兵，若良医疗病，病万变药亦万变。自古不谋万世者，不足谋一时；不谋全局者，不足谋一域。"清代兵学家邓廷罗所著《兵镜备考》中也说"救乱如救病，用兵犹用药"。可见，学习兵法对理解中医思想有很大的帮助，本文试从学习古代兵家思想来理解中医思维模式，条条大路通罗马，"道"（思想）是相通的。

（一）从兵家战略层面理解中医的治病法则

《孙子兵法》曰："兵者，国之大事，死生之地，存亡之道，不可不察也。"《医学源流论》曰："古人好服食者，必有奇疾，犹之好战胜者，必有奇殃。是故兵之设也以除暴，不得已而后兴。药之设也以攻疾，亦不得已而后用，其道同也。"这段话与《孙子兵法》不谋而合，意思就是病邪好比是敌人，药物好比是士兵，治病如同打仗，用药治病如同打一场战争击败敌人，要慎之又慎，只有在不得已的情况下才出手。

如何才能制敌取胜？需要对战争全局进行总体把握。"故经之以五事，校之以计，而索其情：一曰道，二曰天，三曰地，四曰将，五曰法。"用兵用药的道理相通，都要遵循道、天、地、将、法五个原则。要符合阴阳之道，讲求天、地、人的相互关联，各种条件在战争过程中的有序变化，要有统筹的能力和森严的法度，才有可能制敌取胜。中医治病不也是如此吗？要有天人合一的整体观，因时、因地、因人制宜，辨证论治，成竹在胸，药分君臣佐使，最后才能达到治病救人的目的。

（二）以良将的素质理解良医应具备的素质

将者，智、信、仁、勇、严也。作为一名良将，要具备五种能力。一智，要有智慧，懂带兵，知彼知己，充分利用自己的资源、敌方的具体情况，以及天时地利行军作战。二信，有必胜的信念，行事果断。三仁，爱护官兵与民众，做仁义之师，方能聚集人心。四勇，有胆识，有狭路相逢勇者胜的气魄。五严，处事公平公正，严格执行，言必信，行必果。

孙思邈认为，良医应该具备的素质是"胆欲大而心欲小，智欲圆而行欲方""胆大心小，智圆行方"这八个字高度概括了作为一个医生应该具备的心理素质和行为规范。医生诊病与将帅迎敌一样，在不明敌情时要周密侦察，慎重判断，做到"知彼知己"，这种谨慎就是"心小"；一旦掌握敌情，就要果断决策，大胆用兵，这种果断就是"胆大"；军人为卫国保民而打仗，医生为救死扶伤而治病，这种行为就是"行方"；用兵要因敌制胜，战术多变；用药要"知常知变，能神能明，如是者谓之智圆"。

"知彼知己，百战不殆；不知彼而知己，一胜一负；不知彼不知己，每战必败。"一名良医，首先要对自己的能力范围有清楚的认知，对选方用药、药物的功效配伍了然于心。《医学传心录》云："用药之妙，如将用兵，兵不在多，独选其能，药不贵繁，惟取其效。"《备急千金要方》中记载："夫为医者，当须先洞晓病源，知其所犯……然后命药。药性刚烈，犹若御兵；兵之猛暴，岂容妄发？"既要求医者洞晓病源，知己知彼；又从"兵"与"药"的特性上说明二者都具有"刚烈"的共同特点,因此用药要慎之又慎。

所谓"用药如用兵",意即医家治病,需通晓药性,用之得当,则疾病立消;如兵家用兵,用之得当,则旗开得胜。若医家不谙药性,用药不当,则不仅病邪不祛,反伤正气,甚者危及性命;而如兵家用兵不当,非但不能取胜,反而损兵折将,一败涂地。

桂枝汤是《伤寒论》中第一方,方中桂枝配白芍,一阳一阴,一表一里,一散一收,以调和营卫;生姜配大枣,一表一里,一辛一甘,既调营卫,又保胃气。其择药之精,组方之巧,令人叹为观止。可见,熟知药性,君臣佐使合理组方,如兵家通晓兵法,胸中自有雄兵百万,方能运筹帷幄,决胜千里。

除了要对病情知己知彼,还要对患者的心理状况有清晰的掌握,善用情志疗法。《灵枢·师传》云:"人之情,莫不恶死而乐生,告之以其败,语之以其善,导之以其所便,开之以其所苦,虽有无道之人,恶有不听者乎?"同样,兵法中也非常注重心理战,《孙子兵法》就提出"治气""治心"。其云:"善用兵者,避其锐气,击其惰归,此治气者也;以治待乱,以静待哗,此治心者也。"

择医如用将,可见,做一名良医和做一名良将要具备的素质是一致的。

(三)兵家之随机应变与中医的随证治之

《孙子兵法》云:"凡战者,以正合,以奇胜。故善出奇者,无穷如天地,不竭如江海。"

何为正?正,就是用兵主力。中医辨证必须分清主次先后,寒热虚实,各有定法,需明晰主攻方向。面对错综复杂的病情时应抽丝剥茧,抓住辨证要点,或汗吐,或温清,随证治之,这才是获效的根本。

"胜于易胜",就是避实击虚的意思。战场上硬碰硬,杀敌一千,自损八百,只会让己方付出不必要的代价,中医临证也如此。《白豪子兵》也指出:"良将用兵,若良医疗病,病万变药亦万变。"这是兵家以良医治病来比喻带兵打仗也需要随机应变。打仗要寻找敌人软肋,治病也要抓住主要矛盾,直击病机要害。

古人还从用药之法"贵乎明变"着眼，看到了灵活多变的共同点。徐春甫在《古今医统》中指出："治病犹对垒。攻守奇正，量敌而应者，将之良；针灸用药，因病而施治者，医之良也。"以兵家对垒需要运用奇正之法来比喻医家的治病用药需要随症而治。

兵法有云"擒贼先擒王"，临床诊治疾病时，会发现患者的症状和我们的经方方证不完全符合，这个时候有经验的医生就是抓主证，擒贼先擒王，单刀直入。例如，小柴胡证的症状表现很多，《伤寒论》云："伤寒中风，有柴胡证，但见一证便是，不必悉具。"

《医学心悟》中言："一法之中，八法备焉，八法之中，百法备焉。"汗吐下和温清消补，一种方法中可以兼备八种方法，八种方法中又蕴含了百种方法，提示我们组方用药时不能呆板，要善于变通，灵活运用。

（四）兵家的"不战而屈人之兵"与中医的治未病思想

《孙子兵法》云："不战而屈人之兵，善之善者也。"指不通过交战就降服敌人才是最高明的策略。医者不用药，就可以治好病，才是治病的最高境界，"是故圣人不治已病治未病，不治已乱治未乱"。对于敌人，兵家则主张"为之于未有，治之于未乱""天下虽安，忘战必危""用兵之法，无恃其不来，恃吾有以待之；无恃其不攻，恃吾有所不可攻也"，平时就要有备无患，方能"立于不败之地"，这样的将帅才能为良将，医者才能为良医。

"故上兵伐谋，其次伐交，其次伐兵，其下攻城。"

上兵伐谋。孙子认为，战争的最高境界是用谋略取胜，不战而屈人之兵。中医治病首先考虑的是不伤正气，能食补的就不施以针药，能外治的就不内服，就算攻伐，也要把握时机，在正气充盛时运用。

先为不可胜。打铁必须自身硬，实力才是战场上胜负的决定因素，所以说"先为不可胜"，强大自己才能立于不败之地。中医讲"正气存内，邪不可干"就是这个道理。

其次伐交。军事上，如果不能通过谋略方式来瓦解敌人，那么，用外交手段实现双方握手言和，也是比较好的选择。中医八法中的

"和"法，就是通过和解或调和以解除病邪，代表方就是小柴胡汤。此外，肿瘤、冠心病、糖尿病等慢性病，也常常成为人与疾病旷日持久的"持久战""拉锯战"，选择"谈谈（调养）打打（治疗）"，与疾病和平共处，获得一个相对稳定的状态，带病延年，也是兵法"伐交"与中医"和"法的相通之处。

其次伐兵，再次攻城。兵法里已经是下下之选。如果类比"伐兵、攻城"之法，八法中的汗、吐、下法是祛邪之法，需正气充盛方可运用，如兵书里的"虎狼之师"，有些方子则被称为"虎狼之药"，例如十枣汤，说明其药力凶猛，一剂药下，立起沉疴，但需"中病即止"。

穷寇莫追。《素问·六元正纪大论》曰："大积大聚，其可犯也，衰其大半而止。"提示大积大聚之病，攻伐勿太过，此时正气已衰，继续攻伐得不偿失，不如停止攻伐，扶助正气，依靠正气的恢复缓缓收功，凡事留余地，给邪以出路，此即兵书"穷寇莫追"之意也。

兵马未动，粮草先行。这说明了兵家对后勤保障重要性的认识，此外兵书里常讲的"以逸待劳，以饱待饥""谨养而勿劳，并气积力"也无不体现这一思想。民以食为天，胃气盛衰直接关系到人的防病抗病能力。故《灵枢·玉版》云："胃者，水谷气血之海也。"《临证指南医案》云："有胃气则生，无胃气则死。"清代医家陈修园对《伤寒论》中的用药特点归纳出"保胃气、存津液"六字，可谓要言不烦。

清代医家刘仕廉云："夫贼既深入，为良相者，必先荐贤保主，然后兴兵讨贼。如善医者，必先审胃气，然后用药攻邪……盖行军以粮食为先，用药以胃气为本，军无粮食必困，药非胃气不行。"以行军打仗后勤保障的重要性类比中医治病处处顾护胃气的重要性。

（五）兵法中的战略战术与中医的治则治法

兵法中的战略是指导战争全局的策略，战术是战略方针确定后的具体部署，战术要服从战略安排。中医的治则是在整体观指导下，制定的指导临床立法、处方、用药的法则，例如急则治标还是缓则治其本？还是标本兼治？扶正与祛邪是以扶正为主还是以祛邪为主？治法则是针对某一疾病，根据其邪正消长或轻重缓急而采取的具体干预方法，例如治法中的八法，以"汗、吐、下、和、清、温、消、补"八法为基础，或用一法，或多法同用，但各有侧重。

中医的治则治法与兵法的战略战术是相通的，战略指导战术，治则指导治法；战术是战略的具体化，治法是治则的具体化。进攻还是防御是总的战略，但如何进攻或如何防御是具体的战术；扶正或祛邪是总的治则，但如何扶正或如何祛邪是具体的治法。战术从属于战略，战术是否得当会对战役结局产生重要影响；治法从属于治则，治则正确，但治法的偏差也会严重影响疗效。

人体的生命过程就是不断和疾病作斗争的过程，此消彼长，始终处于动态变化中。在邪正斗争过程中，有些是规模小、短时间内就能够治愈的疾病，如感冒、急性胃肠炎等；有些是规模大、整体的、时间跨度长的"总体战"，如急性心肌梗死、重症胰腺炎等，需要动员机体的全部力量进行抗争；而有些疾病则是要打"持久战"，如肿瘤以及糖尿病、冠心病、高血压等慢性病。面对不同情况，中医的治则治法当然也要随之而变。

再比如，治则中的扶正与祛邪两大法则，"祛邪"最好在病邪萌芽状态就消灭它，所谓"善治者治皮毛"。当邪势盛，正气已伤，就要考虑是攻邪为主还是扶正为主了，如阳明里实，正气未衰，攻邪时机成熟，此时因势利导，可以用大承气汤攻下而愈；若正气已衰，就要考虑攻邪与扶正相结合；虚人感邪，不宜峻下。打仗不能失掉战机，治病同样不能失掉战机，中医治病处处蕴含着这样的指导思想，这也是兵法中的战略思想。

中医思维是博大的，蕴含着整体观的辨证思想，《素问·阴阳应象大论》云："治不法天之纪，不用地之理，则灾害至矣。"其思想与《孙子兵法》等中国古代兵家思想相通，学习兵学思想，可以开阔视野，启迪我们的中医思维，所谓用药如用兵，治病当观其脉证，知犯何逆，随证治之，故病无常形，医无常方，药无常品，在人之善学善用尔。当然，中医理论与兵家思想毕竟有别，一个属于自然科学范畴，一个属于社会科学范畴，用药如用兵，启发思维可以，照搬照套就不恰当了。

附:《医学源流论·用药如用兵论》

圣人之所以全民生也,五谷为养,五果为助,五畜为益,五菜为充,而毒药则以之攻邪。故虽甘草、人参,误用致害,皆毒药之类也。古人好服食者,必生奇疾,犹之好战胜者,必有奇殃。是故兵之设也以除暴,不得已而后兴。药之设也以攻疾,亦不得已而后用,其道同也。故病之为患也,小则耗精,大则伤命,隐然一敌国也。以草木偏性,攻脏腑之偏胜,必能知彼知己,多方以制之,而后无丧身殒命之忧。是故传经之邪,而先夺其未至,则所以断敌之要道也。横暴之疾,而急保其未病,则所以守我之岩疆也。夹宿食而病者,先除其食,则敌之资粮已焚。合旧疾而发者,必防其并,则敌之内应既绝。辨经络而无泛用之药,此之谓向导之师。因寒热而有反用之方,此之谓行间之术。一病而分治之,则用寡可以胜众,使前后不相救,而势自衰。数病而合治之,则并力捣其中坚,使离散无所统,而众悉溃。病方进,则不治其太甚,固守元气所以老其师。病方衰,则必穷其所之,更益精锐,所以捣其穴。若夫虚邪之体攻不可过,本和平之药而以峻药补之,衰敝之日不可穷民力也。实邪之伤攻不可缓,用峻厉之药而以常药和之,富强之国可以振威武也。然而选材必当,器械必良,克期不愆,布阵有方,此又不可更仆数也。孙武子十三篇,治病之法尽之矣。

十二、对"文字之医"的反思

清初医学家王三尊，治病善于通权达变，提出"既不可离乎书以治病，亦不可泥乎书以立方"的思想。在其著作《医权初编》中提出"文字之医"的概念，其言："夫《石室秘录》一书，乃从《医贯》中化出，观其专于补肾、补脾、疏肝，即《医贯》之好用地黄汤、补中益气汤、枳术丸、逍遥散之意也。彼则补脾肾而不杂，此又好脾肾兼补者也……此乃读书多而临证少，所谓文字之医是也……是书论理甚微，辨症辨脉则甚疏，是又不及《医贯》矣……终为纸上谈兵。"

"纸上谈兵"出自《史记·廉颇蔺相如列传》，中医也是如此，书本上的知识有时并不能真正用于实践，理论可以讲得洋洋洒洒，但指导实践时却可能处处碰壁。为什么会出现纸上谈兵？为什么会有文字之医？其原因是中医药在发展过程中受到中国传统儒家思想的深刻影响。

一是崇古尊经的道统思想阻碍了中医药的理论创新。

经学，是指注解经书的学问，这里的"经"专指儒家经典。汉唐以来，儒生中逐渐形成了研究经学、探究圣贤思想的风尚，强调传授先师之言，但由此形成的因循守旧、墨守成规的风气也阻碍了中医学的理论创新。

近代医家谢利恒在其所著《中国医学源流论》中就曾经犀利地指出："儒家所谓道统者，移之而用于医者，于是神农、黄帝犹儒家之二帝三王，仲景、元化犹儒家之有周公、孔子矣。于是言医者，必高语黄农，侈谈灵素，舍是几不足与于知医之列矣。"一语道出了儒家崇古尊经之风给中医学带来的影响。宋代以来，中医基础理论方面的著作，很多都以对《内经》《难经》《伤寒论》的注释和发挥为主要形式，于解释不通，或已见有悖之处，宁可提出所谓错简、脱衍等故，也不敢自立新说。

医经研读、类编、校正、考据、发微、问难解惑、钩玄也构成了宋元以来医学著作的主体。也正如清代医家徐灵胎所言"言必本于圣经，治必尊于古法"，经典著作乃"金科玉律，不可增减一字"。受经学影响，千年以来，中医理论的研究大多停留在对医书的注释、修订、编次上，例如，《伤寒论》注释不下千家，但大都停留于条文上的争鸣和发挥，或在溯源等问题上大做文章，进而争论不止、诋毁不休，而真正以临床实践为切入点进行深入研究者则寥寥。晋唐以来，还形成了编纂方书的潮流，或简编，或扩编，历代本草方书浩如烟海，但真正从临床医生角度出发的著作并不多。

总之，儒家"信而好古""述而不作"的思想也同样成为中医药学书籍中的潮流，这种趋同思想不可避免地影响到中医学的理论创新。

二是空谈玄理，以意推阐，使中医学的发展脱离实践的根基。

我国现代科学的前辈任鸿隽先生在《论中国无科学之原因》中指出："秦汉以后，人心梏于时学，其察物也，取其当然而不知其所以然，其择术也，骛于空虚而行避实际。"一些医家受理学思想的影响，以思辨为主要方法，过分强调尽心明性在医学实践中的地位，对医学进行空泛的演绎推理，掺杂了不少主观臆测、似是而非的内容（宋代以前医书尚重实效，宋元以后则侈谈玄理）。"宋学末流之弊，在于过尊空想，遂致凭臆见以进退宋学之兴，原因汉唐儒者过于泥古自宋以后之医学，实由医家以意推阐得之。其人多本治儒学，即非儒家，亦不能无囿于风气，遂移儒者治经谈道之说，以施之于医，而其纷纭不可究诘矣。""唐宋学说之异唐以前之医家，所重者术而已，虽亦言理，理实非其所重也。宋以后之医家，乃以术为不可恃，而必推求其理，此自宋以后医家之长。然其所谓理者，则五运六气之空理而已，非能于事物之理有所真知灼见也。"

对医理进行演绎推理所运用的思辨玄学的方法，很容易把人引入虚泛的理论之中，它以自然哲学的包容性左右逢源，一切临床经验都能成为它的诠释，这些理论似乎能解释一切，却很难在实践中得到重复检验。大家是不是有这样的感受，对于临床上的病证，运用中医理论，不管从什么角度入手都能讲得通，就能够指导临床？开出有效的方子了吗？未必吧！这就是"纸上谈兵"。事实上，脱离临床实践的根基，通过思辨玄学构建的某些理论，很容易把人带偏。例如薛立斋、赵献可的"肾命说"，孙一奎的"三焦说"等，要知道，三焦、命门之争，玄而又玄，临床上很难指导推广。

三是对"立言"的追求造成中医理论与实践脱节。

《左传·襄公二十四年》云："太上有立德，其次有立功，其次有立言。虽久不废，此之谓不朽。"对于读书人，最上等的就是树立德行，其次是建立功业，再其次是创立学说，即使过了很久也不会被废弃，这就是"不朽"，立德、立功、立言的思想也一直激励着历代的文人儒士。"立言"的观念在文人中根深蒂固，一些略涉医籍的文人，也乐于附庸风雅，著书立说。

中医药本是来源于实践的医学，受儒家"立言"思想的影响，重理论、轻临床实践的现象亦十分普遍。一些医家先儒后医，或仕途中兼医，他们系统研究中医时已年逾不惑，还要从事著述，真正从事临床的时间并不多，即使创出有影响的著作或者学说，其价值仍待实践中去检验。

清代医家吴鞠通所著的《温病条辨》全面总结了叶天士的卫气营血理论，成为温病学术发展的里程碑，至今仍被奉为温病学四大经典之一。但吴鞠通著成《温病条辨》时，从事临床只有6年时间，著书时还远不是经验丰富的临床大家。

清代林珮琴对叶天士心法亦多有总结，其著作《类证治裁》为内科之集大成，但林氏在自序中也言："本不业医。"

明代王肯堂所著《证治准绳》全面汇集了明代以前的医学成就，至今仍有重要的学术参考价值，但王肯堂并非职业从医。"肯堂少因母病而读岐黄家言，曾起其妹于垂死，并为邻里治病。后为其父严诫，乃不复究。万历十七年进士，选翰林院庶吉士，三年后授翰林院检讨，后引疾归。家居十四年，僻居读书……独好著书，于经传多所发明，凡阴阳五行、历象……术数，无不造其精微。"

历史上"文字之医"为数不少，因为其本身的文学素养高、社会地位高，其著书的学术成就也自然举足轻重，他们的著作或者学说也会左右着中医学术的发展。在中医学发展史上，占有重要地位的医学著作并非都是经验丰富的临床大家所为，能否真正指导临床是要打问号的。

国学大师章太炎言："中国医药，来自实验，信而有征，皆合乎科学，中间历受劫难。一为阴阳家言，掺入五行之说，是为一劫；次为道教，掺入仙方丹药，又一劫；又受佛教及积年神鬼迷信影响；又受理学家玄空推论，深文周内，离疾病愈远，学说愈空，皆中国医学之劫难。"理论与实践脱节，是"文字之医"对中医学术的负面影响。我一直呼吁，中医的生命力在于疗效，而疗效是靠临床实践来检验的，这是中医药发展赖以生存的根基。我们学习中医，汲取精华的同时，一定要保持清醒的头脑，"取其精华，弃其糟粕"，一切以临床疗效为指导，脱离临床、空谈理论的都要摒弃。

下篇　医案荟萃

一、肺系疾病

1．甲流高热不退，经方1剂速愈

李某，女，48岁。2024年1月11日初诊。

主诉：外感后持续发热3天。

刻诊：患者3天前受凉后恶寒发热，于某院急诊查甲型流感病毒抗原阳性，予中西药治疗，3日来仍持续发热不退，恶寒，无汗，自测体温，左侧腋温38.3℃，右侧腋温38.5℃。伴咳嗽，口干，头痛，以双颞侧太阳穴处疼痛明显，身痛，全身乏力，后背、脚底部冰冷感明显。

辅助检查：中山市博爱医院检测甲型流感病毒抗原阳性。

舌脉：舌稍红，苔白，脉象无（微信问诊）。

西医诊断：甲型流感。

中医诊断：发热（太阳阳明合病）。

治法：解表散寒，兼清里热。

处方：大青龙汤加减。

麻黄10g，北杏仁12g（捣碎），桂枝10g，白芍15g，生姜12g，大枣12g，葛根30g，羌活10g，石膏40g（先煎），炙甘草5g。

煎服法：嘱患者服药后，加衣被，以助汗出，遍身微汗为度。

处方于2024年1月11日晚上近9点开出，患者第二天清晨微信回复已退热，其余诸症随热退而减。

按语：本案患者连续发热3天，恶寒明显，伴头痛、身痛。太阳为一身之表，统摄营卫，抵御外邪入侵，是人体的第一道防线。外邪侵犯机体，太阳首当其冲，"有一分恶寒便有一分表证"，恶寒发热并见，但无汗出，可确定其为太阳风寒表证。此外，其头痛、身痛，寒主凝滞，反映寒邪郁闭较重，经气不利。双足、后背冰凉感明显，双足为足三阴与足三阳经交汇之处，为气血之会；后背为督脉、足太阳膀胱经循行部位，背属阳，易受寒邪侵袭，督脉为"阳气之海"，太阳经主营卫，寒邪侵袭，卫气失于温煦，阳气受损，故背部发凉。诸症都反映此患者为风寒束表、卫闭营郁、经气不利之证。在此基础上，遂问其是否汗出，有汗表虚，无汗表实，患者无汗，当为太阳风寒表实之证，表闭无汗，外感风邪无处宣泄，极易化热入里。以舌象验证之，舌稍红，苔白，可知邪尚在表，但已有化热趋势。未能以脉象验证之，遂从其他方向突破，问其是否有口干和咽痛，则为判断其有无里热，咽喉为肺胃之门户，患者口干明显，则表明里已有郁热，伤及阴液。结合患者上述症状表现出的表郁之甚，可判断为伤寒表实兼有里热之证。

其次，患者已持续发热3天，已见太阳传阳明之证，并且此时患者恰巧处于月经期，如不尽快发汗祛邪，则邪易传入少阳血室引发其他变证。因此，把握诊治时机，及时祛表邪、解表郁、清里热十分重要，方选大青龙汤，外解风寒，内清里热。大青龙汤出自《伤寒论·辨可发汗病脉证并治》，其言："太阳中风，脉浮紧，发热恶寒，身疼痛，不汗出而烦躁者，大青龙汤主之。"

方中麻黄、桂枝、生姜解表散寒，发汗，如此，则腠理开，表邪得去，郁热有宣泄之路。患者郁热较重，石膏辛寒，清内热而无碍宣发之功，此处重用石膏40g清在里之郁热。杏仁降气，与麻黄宣降相应，调和气机。凡用汗法，必固护汗源，故用芍药和营敛阴，大枣、炙甘草资助汗源，兼以调和。方中亦有葛根汤之意，葛根汤可治伤寒表实证之"项背强几几"，"几几"即紧张不柔和状，病机为风寒束表，经气不疏，太阳经脉失于濡养，患者口干明显，头身疼痛，葛根既可解肌退热，又可生津舒筋止痛。加羌活祛风除湿止痛，以助麻桂解表之力。并特别叮嘱患者服药后加衣被，以助汗出，以遍身微汗为佳。

点睛：此案例的诊治过程有几个特点：一是患者甲型流感发热已3日，在外院服中西药后热不退；二是远程问诊，受条件限制，没有进行视频问诊，通过微信交流，一问一答，没有重要的脉象，四诊资料并不完善，在餐厅找服务员要了一张便笺便开出处方；三是疗效立竿见影，当天晚上九点多开出处方，患者自行配药煎煮，第二天清晨就回复已经退烧了，1剂中药都还没有服完。这个案例可以给我们借鉴，就是学习如何在有限的资料中，筛选出重要的信息，帮助我们准确地辨治。

外感发热要抓住几个关键点，一是有无恶寒，"有一分恶寒便有一分表证"，恶寒的轻重也提示表证的轻重；二是有无汗出，有汗桂枝汤，无汗麻黄汤，但桂枝汤证一般不会高热，有高热、多汗要考虑是否入太阳或者阳明；三是发热特点，如寒热往来需考虑邪入少阳；四是伴随症状，有无咳嗽、口干、头痛身痛、二便等。结合经方方证，方证对应，效果很明显。这个案例就是抓住了患者高热、恶寒、无汗、头身疼痛、口干、舌稍红的症状，虽无脉象，仍可辨为太阳风寒入里、郁而化热、太阳阳明合病的大青龙汤证，在此基础上稍作加减，方证相应，自可立竿见影。

大青龙汤原方为麻黄汤倍用麻黄，减杏仁的剂量，加石膏、生姜、大枣。大青龙汤的运用要重点把握麻黄和石膏的配比，原方重用麻黄，但石膏用量并不多，临床应根据患者的证候，因人而异，本案患者郁热较重，高热持续多日，口干明显，故重用石膏清在里之郁热。我并不赞同经方应用要原方原剂量的观念，方子是死的，人是活的，故仲景也反复强调"观其脉证……随证治之"。

大青龙汤为发汗峻剂，独冠群方。主治太阳伤寒兼阳郁较甚者，发汗之力峻猛，需严格把握病机，只能用于表里皆实之证，若见表、里虚证，必不可用，否则会因大汗伤阴损阳，经脉失养，出现手足厥冷、筋惕肉瞤等变证。其次，大青龙汤发汗峻烈，注意中病即止，以防耗伤人体阴液。

2. 痰壅半月获"重生"

黄某，女。2024年5月26日初诊。

主诉：咳嗽、咳痰半个月。

刻诊：半个月前外感后出现咳嗽、咳痰、咽痛，随之发热，体温38.3℃，到某医院就诊，胸部CT提示肺部感染，经住院治疗，发

热、咳嗽症状缓解，炎症得到控制，治疗1周后出院。出院后咳吐大量白痰，持续1周仍未减少，因2天后要主持重要会议，担心身体不能承受，甚为焦急，遂到我处诊治。现症见患者咳吐大量白痰，一躺下痰液即如泉涌，陪同的家属述其出院后近1周因咳痰多，已经把家里囤积多年的纸巾都用光了。时有咳嗽，但不频繁，全身虚弱乏力，气短而喘，大汗淋漓，汗后怕风，咽痛，口干明显，但不欲多饮，二便调。出院后一直服用消炎、止咳化痰的西药和中成药，效果不显。

舌脉：舌淡红，苔白，脉沉细无力。

西医诊断：肺部感染。

中医诊断：咳嗽（营卫不和，卫阳不固，痰浊壅肺）。

治法：调和营卫，温阳化痰。

处方：桂枝加附子汤、桂枝加厚朴杏子汤合方加减。

桂枝15g，白芍15g，生姜10g，大枣15g，北杏仁15g，厚朴15g，炙甘草10g，制附子10g（先煎），桔梗15g，海浮石20g，芦根20g，瓜蒌皮20g。

4剂，水煎服。

二诊（2024年5月29日）：患者发信息告知，其咳痰明显减少，唯余一两声咳嗽和少许痰，精神大为改善，已无咽痛，要求继续巩固治疗。上方稍减药量，去桔梗、浮石，加浮小麦、五指毛桃。

处方：桂枝10g，白芍10g，生姜10g，大枣10g，北杏仁10g，厚朴10g，炙甘草5g，制附子10g（先煎），芦根20g，瓜蒌皮20g，浮小麦30g，五指毛桃30g。

4剂，水煎服。

患者就诊2次，共服8剂药，诸症皆消。

按语：本案患者高热、咳嗽，于外院诊断为肺部感染，经抗生素治疗1周出院，后继续口服抗生素治疗，虽炎症已控制，发热已退，仍时有咳嗽，多汗，恶风，正合"太阳病，头痛发热，汗出恶风者，桂枝汤主之"之太阳中风未解之证。时有咳嗽，咳吐大量白痰，为表邪未解，肺气壅塞，水液代谢失常，首当宣降肺气，"太阳病，下之微喘者，表未解也，属桂枝加厚朴杏子汤"。患者全身虚弱乏力、气短、大汗淋漓，为阳气大伤、表阳不固致汗漏不止，方证对应，正合"太阳病，发汗，遂漏不止，其人恶风，小便难，四肢微急，难以屈伸者，桂枝加附子汤主之"。综合分析，本案患者病机为素体阳气不足，外感风寒，西药峻猛，更伤阳气，为表寒未解、肺气失宣、痰浊壅盛之证，方证对应，以桂枝加附子汤、桂枝加厚朴杏子汤合方治之。

两首方剂均以桂枝汤做底，桂枝汤乃解肌发汗、调和营卫之第一方。以桂枝之辛温通阳以治卫，芍药之苦酸益阴以治营，生姜之辛温以散寒邪，大枣、甘草之甘温以补中气。桂枝合生姜有祛风祛寒之力，合枣草有解肌固表之力，合芍药有营卫并调之力；芍药合甘草有滋养津液之力，则邪去而津不伤。故凡风寒在表、脉浮弱自汗而表虚者，皆得治之。加附子温经固表，使阳能摄阴，则漏汗可止。张锡纯云："厚朴味苦辛，性温……为温中下气之要药。为其性温味又兼辛……味之辛者属金，又能入肺以治外感咳逆。"杏仁味苦，性微温，主治咳逆上气，《药性切用》言其"入肺而疏肺降气，解邪化痰，为咳逆胸满之专药"，合厚朴以降气平喘，化痰止咳。患者尚有咽痛、口干，为肺气闭塞，痰郁化热，加桔梗、浮石、芦根、瓜蒌皮清化郁久之痰。方药相合，患者服药后精神大振，咳嗽咳痰大为缓解。二诊减化痰之力，加浮小麦、五指毛桃益气固汗以收功。

点睛：肺部感染，很多医生下意识地都会把麻杏石甘汤作为经验方，这就是缺乏辨证思维，落入了"套方"模式的结果。而"人-证-方"思维模式能很好地帮助医生树立正确的中医辨证思维。这个患者来诊时，说话有气无力，不说话时头都抬不起来，很多回答要由陪同的家属代答，一派虚衰之象，痰涎壅盛，本虚标实，不能过度攻伐。如果熟读经典，准确运用六经辨证，就可以辨出此病在太阳，为太阳中风的桂枝汤证，其病位在表，方证对应，细分为桂枝加附子汤证和桂枝加厚朴杏子汤证。

桂枝加附子汤证为表阳不固、汗漏不止而设，其病机为误汗亡阳。其原因之一为太阳病再三发汗，虚其表阳；二是其人素体表虚，常自汗出而重发汗；三是本桂枝证误服麻黄剂。故仲景设此方温经固阳，以救表虚。尤在泾曰："夫阳者，所以实腠理，行津液，运肢体者也，今阳已虚，不能护其外，复不能行于里，则汗出，小便难。而邪风之气，方外淫而旁溢，则恶风，四肢微急，难以屈伸。是宜桂枝汤解散风邪，兼和营卫，加附子补助阳气，并御虚风也。"

本证本应使用桂枝加厚朴杏子汤治疗，但误用麻杏石甘汤者却屡见不鲜。麻杏石甘汤用于肺热作喘甚效，桂枝加厚朴杏子汤则用于风寒束肺者甚佳，一治肺热，一治风寒，应注意鉴别使用。"发汗后，不可更行桂枝汤，汗出而喘，无大热者，可与麻黄杏仁甘草石膏汤"。汗出，太阳中风，发热汗出，恶风，脉缓者，用桂枝汤。但"汗出而喘"中的"汗出"，不像桂枝汤证的那个汗出，这个汗出是汗多得很，而且汗相当黏稠，这纯粹是热的表现。一方面表未解，一方面里头也有热，所以汗出得相当多，而且汗臭味也重，汗也比较黏稠。对这个患者来说，她出的汗是虚汗，大量的虚汗，汗后更恶风，典型的表阳不固，营卫不和，应首要调和营卫，温经固表，至于方中加桔梗、海浮石、芦根等品，乃考虑郁久有所化热，适当清化，但辨证的主体和局部、治疗用药之主次轻重，当有明显区别。

3. 和解枢机退高热

许某，男，47岁。2024年1月10日初诊。

主诉：发热、头痛1天。

刻诊：受凉后发热、头痛1天，现体温39℃，最高体温40℃，右颞侧头痛，呈针刺样，持续性，痛甚影响睡眠，怕冷明显，盖两床棉被仍觉冷，咽痛明显，无咳嗽，口干不欲饮，出汗多，二便调。近期本地甲型流感流行，患者未做进一步检查。

舌脉：舌红，苔中后部白厚腻，脉弦数。

西医诊断：感冒。

中医诊断：发热（少阳枢机不利，湿毒郁表）。

治法：清解少阳，化湿透邪。

处方：小柴胡汤合升降散加减。

北柴胡30g，黄芩15g，法半夏15g，羌活10g，葛根30g，麸炒苍术10g，广藿香10g，僵蚕10g，蝉蜕10g，连翘25g，生石膏40g

（先煎），滑石30g（包煎），炙甘草5g。

3剂，水煎服。

电话随访，患者服药后第二天即热退症消。

按语：本案患者主症为高热、头痛、恶寒明显，"发热恶寒者，发于阳也；无热恶寒者，发于阴也"。患者发热恶寒，此为阳证，六经辨证为病在太阳、少阳、阳明。

该患者高热头痛、恶寒明显，太阳表邪肆虐未散；右颞侧头痛与足少阳胆经循行相符，为少阳经气不利，结合其热势剧烈、咽痛明显、出汗多、舌红、脉弦数，说明病已入里，传变至少阳、阳明之经，邪气弥漫三焦，三焦水液代谢失常，化湿生热而见舌红苔白厚腻、多汗而口干不欲饮。总的病机为邪气弥漫三焦，少阳枢机不利，湿邪困表化热，此时发汗解表当为禁忌，直接清阳明气分又恐致表郁热伏，治法宜以少阳三焦为枢，通过调整枢机，清解少阳，化湿透邪以解热。

处方以小柴胡汤合升降散加减，方中重用柴胡30g，合黄芩透表泄热，调畅枢机，和解少阳；半夏燥湿化痰；葛根生津舒筋；羌活解表胜湿，重在宣上焦之表邪；苍术为燥湿之要药，诸湿肿非此不能除；藿香解表化湿，与苍术合用重在清中焦之湿；滑石清热渗利，引热从下焦而出；取升降散中之僵蚕轻浮而升、蝉蜕质轻升散，二者合用，助解郁透热，予邪有出路；石膏辛寒，大清气分之热；连翘清热解毒，利咽止痛。全方和解少阳，清热利湿，三焦枢机得以调畅，外邪自有出路，药后热随之而退。

点睛：本案例中，辨证是重点，措施是关键。辨六经的过程，就是辨八纲的过程，胡希恕先生提出"六经来自八纲"，强调先辨六经，继辨方证，临床当先辨病位，再辨病性。

本案例通过斡旋少阳三焦枢机以解热透邪。三焦属少阳，是人体重要的气化场所，一是经气运转的通道，二是水液代谢的决渎之官，所谓"三焦者，决渎之官，水道出焉"。少阳为枢，其所主的脏腑包括胆和三焦，精气和水液向外的开和向内的阖通过三焦来完成。在三阳的开阖中，少阳枢机最关键，少阳三焦枢机，向外可以助太阳之开，向内可以助阳明之阖。这也是为什么服小柴胡汤可以"上焦得通，津液得下，胃气因和，身濈然汗出而解"的原因，因为小柴胡汤能转少阳之枢以达太阳之气，可以解表开太阳，从而解除外邪。

枢转少阳三焦就是调节气机的升降出入，周学海认为"外感病是病在出入，内伤病是病在升降"。外感病主要是解决出入的问题，当然在实际应用中，解决出入问题，也不能忽视升降问题，赵献可曰："凡三阳病，当从郁看。"杨栗山认为"温病杂气热郁三焦表里，阻碍阴阳不通"，治疗时必须"清热解郁，以疏利之"。创制了以升降散为代表的治瘟疫十五方，采用轻者清之的原则，倡导宣郁清热为法则，以调节表里三焦气机升降，使周身气血流通，升降复常。

其实，升降出入是密切联系的，小柴胡汤并非只能调节出入，也能调节升降，比如方中半夏是通降的，柴胡是升散的，但同时又能枢转透达。升降散并非只有升降，也有出入，比如僵蚕、蝉蜕并非只是升阳中之清阳，也有宣邪透热之出入之功。这也是我在治疗外感病喜用小柴胡汤合升降散的原因。

此外，在外感发热疾病中，亦要重视湿邪的影响，邪郁三焦，本就能化湿生热，湿邪郁滞三焦，热亦更难消退，这里舌苔厚腻是一个重要的判断依据。在这个方子中，通过芳香化湿走上焦，苦温燥湿走中焦，淡渗利湿走下焦，湿邪郁滞三焦随之而解，枢机得转，自然热退病解。

4．从厥阴治夜间久咳

王某，男，41岁。2020年1月15日初诊。

主诉：反复夜间咳嗽2年。

刻诊：近2年不明原因反复出现夜间咳嗽，多于23点左右开始，持续至凌晨3点多，咳嗽频繁，以干咳为主，痰少，色白难咳，晨起口干，右膝关节疼痛多月。患者已于多处就诊，胸部CT、支气管激发试验等检查阴性，外院按咳嗽变异性哮喘、反流性食管炎等治疗效果均不佳，患者经常于睡眠中咳醒，严重影响睡眠。

舌脉：舌淡红，苔薄黄，脉左关弦，右细。

西医诊断：咳嗽。

中医诊断：咳嗽（厥阴病）。

处方：乌梅丸加减。

乌梅15g，黑顺片10g（先煎），桂枝10g，细辛5g，干姜5g，熟党参30g，花椒5g，黄连5g，黄柏5g，当归10g，紫苏叶10g，炙甘草5g，瓜蒌皮20g。

5剂，水煎服。

二诊（2020年2月5日）：患者咳嗽明显缓解，晨起易口干，舌淡红，苔薄黄，脉左寸细，右弦。原方加羌活10g，将党参改为太子参。5剂，水煎服。

三诊（2020年3月11日）：患者咳嗽进一步缓解，频率及程度均明显减轻，舌脉同前。守前方，8剂，分2周服用，每周服用4剂。

四诊（2020年5月6日）：患者距离上次就诊已近2个月，近2个月夜间已基本无咳嗽，晨起口干，偶有咳嗽一两声（系主动清嗓），偶有痰。上方加天花粉15g，茯苓15g。8剂，分2周服用，每周服用4剂。

按语： 本案患者咳嗽只在夜间发作，尤其是23点至凌晨3点多，由于其发作具有明显的时间规律，中医学认为此段时间为肝胆所主，厥阴风气所旺，基于人与自然的统一性，治疗此病时应顺应自然，故本案治疗思路由此切入，以厥阴病主方乌梅丸治之。

厥阴是指阴阳之间互为交通、阴尽阳复相互维系、相互转化的复杂关系，所谓"厥者，尽也"。《素问·至真要大论》云："帝曰：厥阴何也？岐伯曰：两阴交尽也。"《灵枢·阴阳系日月》云："戌者九月，主右足之厥阴；亥者十月，主左足之厥阴，此两阴交尽，故曰厥阴。"戌和亥为地支之尽，遇子则阳气来复，故曰厥阴。故厥阴为阴尽阳生之经，乃阴止而阳息之时，此即为厥阴的生理特点。厥阴病的基本病机特点在于阴阳之气不相顺接，故张仲景指出："凡厥者，阴阳气不相顺接，便为厥。"若阳不入阴，阴阳不能相互转化、相互维系，失于互根互用，便可直接影响到经络气血的平衡与交接，使其当升而不得升，当降而不得降，当变化者而不得变化，最终形成阴阳各走其偏之局面。因此《素问·六微旨大论》指出"升降息则气立孤危"，故人体阴阳气机转化紊乱后咳嗽由此而生。

乌梅丸出自《伤寒论》，其言："伤寒脉微而厥，至七八日肤冷，其人躁，无暂安时者，此为脏厥，非蛔厥也。蛔厥者，其人当吐蛔。令病者静，而复时烦者，此为脏寒。蛔上入其膈，故烦，须臾复止。得食而呕，又烦者，蛔闻食臭出，其人常自吐蛔。蛔厥者，乌梅丸主之。又主久利。"历代医家多将此方作为治疗厥阴病的主方，其组方配伍特点为酸苦辛并进，寒温并用，辛开苦降，有宣有收，攻补兼施，体用同调，阴阳相济。方中乌梅为君药，"味酸平，主下气，除热，烦满，安心"，乌梅有降逆止咳、收敛肺气之功；黄连可清上焦之热；黄柏能坚下焦之阴；党参、当归可补养气血，其中当归本有治疗咳嗽之功；干姜、花椒可用于温补中焦，防苦寒败胃；细辛温肾气散寒气；附片、桂枝可补虚衰之阳气。故临床上可通过辨证论治，根据乌梅丸的特点治疗夜间咳嗽。

本案初诊用乌梅丸主方，加苏叶理肺气，瓜蒌皮宽胸化痰。二诊即有疗效，咳嗽明显缓解，说明对病机的把握是正确的。二诊处方加羌活祛风。乌梅丸方中虽有黄连、黄柏两味苦寒药的制约，但方中仍有大量温补药，总体药性偏温，为防温燥太过，故将性温的党参换成性凉之太子参。三诊时，患者咳嗽好转，频率减少，续守前方。四诊时，患者夜间已无明显的咳嗽，疗效显著。

肺为娇脏不耐寒热，风热及风寒之邪犯肺易发为咳嗽，临床若滥用清热解毒药物、抗生素等，易耗伤人体阳气，冰伏邪气，导致邪气没有出路，客于厥阴，久则脏腑功能失调。结合肺脏的生理病理特点，故其容易形成寒热错杂的状态，从而导致久咳。运用乌梅丸治疗咳嗽，主要包括两个要点：①久咳，多表现为刺激性干咳或咳少量白色黏液痰，可持续3～8周或更长时间，患者多经过长期治疗无效；②咳嗽夜间明显，且多在下半夜（子时、丑时）睡眠中咳嗽较多，这段时间即为厥阴风木所主，阴阳相交接之时，故《伤寒论》中亦指出"厥阴病，欲解时，从丑至卯上"。由此可知，此时咳嗽为阳不入里，阴阳不相顺接，阳无制约而见阳亢之象，阴无所助故有阴寒之征，加之病程迁延，从而形成寒热错杂之证。

5．舍脉从证速退热

姜某，男，17岁。2023年12月31日晚初诊（视频会诊）。

主诉：发热、咳嗽5天。

刻诊：5天前受凉后感恶寒、咽痛，体温逐渐升高，最高体温39.2℃，伴见咳嗽、咳痰、咽痛等症，先后服抗病毒口服液、百服宁、达菲及中药等，恶寒、咽痛缓解，但体温一直无法降至正常，近3天体温波动在37.5～37.8℃之间，伴咳嗽，咳少量黄色黏痰，少许咽痛，恶寒不显，汗出不畅，二便调。因患者为高三学生，又临近期末考试，家长甚为着急，予线上视频问诊。患者精神稍显疲惫，面色潮红，咳声重浊。

舌脉：舌质红，边尖有红刺，脉象无（视频问诊）。

西医诊断：发热。

中医诊断：发热（邪郁少阳，痰热蕴肺）。

治法：和解少阳，清透郁热，化痰清肺。

处方：小柴胡汤合升降散加减。

柴胡25g，黄芩15g，僵蚕10g，蝉蜕10g，连翘20g，青蒿20g，羌活10g，苏叶10g，瓜蒌皮20g，鱼腥草20g，甘草5g。

3剂，水煎服。

2024年1月3日家长微信回复患者热已退，咳嗽、咳痰等症状好转。

按语： 本案患者发热、咳嗽已逾5日，所谓"有一分恶寒便有一分表证"，患者恶寒已不显，当无表证，而发热稽留不退，热势不盛，汗出不畅，舌红，为邪郁少阳半表半里；舌边尖红刺，为郁热尚盛；咳嗽，咳黄痰，为痰热蕴肺，肺失宣降。三诊合参，病机为邪郁少阳，痰热蕴肺，治法当和解少阳、宣透郁热、清肺化痰。

处方以小柴胡汤合升降散加减，方中重用柴胡25g，合黄芩助柴胡清解少阳；升降散中僵蚕轻浮而升、蝉蜕质轻升散，合用能解郁透热，使邪有出路；舌边尖红刺，为上焦郁热盛，重用连翘以清热解毒透邪，取其善清心火及上焦之热；青蒿擅入血分，能凉血退热，治热病后期低热不退；羌活、苏叶祛风解表，宣肺止咳；瓜蒌皮、鱼腥草清热化痰。全方立足调畅少阳枢机，透邪外出，药后自然热退症除。

点睛：对发热稽留不退的外感疾病，我喜用小柴胡汤、升降散等斡旋少阳三焦枢机以解热透邪，少阳枢机的重要性在之前的医案中已详细解读，无论是小柴胡汤还是升降散，都是通过调节气机升降出入从而祛邪外出的过程。我这里要讲的是，大方向可以按照这个思路，但具体执行中还是要仔细辨证，像这个患者舌红，舌尖红刺明显，郁热积于上焦，故重用连翘、青蒿以透解；咳嗽，咳黄痰，故用鱼腥草、瓜蒌皮清肺化痰，这些都是需要随症治之的。

另外需要说明的是，这个患者为视频问诊，重要的脉象缺失，对辨证的准确性理论上是有影响的，中医本就讲求四诊合参，只是因为实际中受客观条件所限，像这次问诊，当时医患就不在同一个城市，医者只是基于采集到的其他信息形成的辨证比较有信心而已，自然处方开出也是了然于胸，理论上并不属于规范的诊疗过程，只是给出了一个处方建议，临床上并不建议大家去模仿。

6. 温法亦可疗肺炎

毛某，男，66岁。2024年5月25日初诊。

主诉：咳嗽、咳痰1周余。

刻诊：1周余前不慎外感后出现咳嗽咳痰，痰白，质黏稠，无发热，在当地医院服药治疗效果不佳，今来我处就诊。刻下咳嗽剧烈，少许气急，无气喘，痰白质黏，有时夹有黑褐色痰，量不多。伴恶寒明显，受风则咳嗽加重，咳嗽剧烈时伴有双侧胸痛，洗热水澡稍有缓解，头汗出，口干，不欲饮，不耐进食冷水，平时大便稀溏。

辅助检查：胸部CT平扫（2024年5月25日）示双肺多发炎症，肝左内叶小囊肿。

舌脉：舌淡，苔白稍水滑，脉浮细弦。

西医诊断：双肺感染。

中医诊断：咳嗽（外寒内饮）。

治法：温肺散寒，止咳化饮。

处方：小青龙汤加减。

蜜麻黄10g，桂枝10g，白芍10g，干姜10g，细辛10g，法半夏10g，五味子10g，炙甘草5g，生石膏20g，瓜蒌皮20g，杏仁10g，厚朴15g。

8剂，水煎服。

二诊（2024年6月12日）：患者咳嗽咳痰明显改善，现偶有咳嗽，咳白黏痰，量少，怕冷改善，头出冷汗，口干不欲饮，饮水多易致腹部胀闷，舌脉同前。上方去杏仁，加茯苓20g。8剂，水煎服。

按语：本案患者以"咳嗽咳痰1周余"来诊，此次因1周余前不慎外感寒邪，寒邪侵袭肺卫，肺失宣降，肺气上逆则发为咳嗽；风寒袭表，腠理疏松，营卫不和，卫气失其固外开阖之权，故见恶寒、恶风及汗出；寒邪束表，卫阳被遏，表寒引动内饮，寒饮壅肺，故见气急；肺为水之上源，主通调水道，因肺气失宣，导致体内痰湿水饮积聚，故见痰黏稠、口干、不欲饮；患者平素大便稀溏，舌淡，苔白稍水滑，考虑其素体脾气虚弱。《素问·经脉别论》云"饮入于胃，游溢精气，上输于脾，脾气散精，上归于肺，通调水道"。脾气虚弱，气化不利，水饮不化，外寒束表，肺气不宣，致饮停于内。综合分析，辨证为外寒束表，水饮内停。抓住其病机，方选小青龙汤，治以温肺散寒、止咳化饮。

方中蜜麻黄、桂枝发汗散寒以解表邪；桂枝助卫阳、温通经脉，白芍益阴和营，敛固外泄之营阴，两药合用解肌发表，调和营卫；干姜、细辛温肺散寒；法半夏燥湿化痰，瓜蒌皮利气化痰，杏仁合厚朴降气化痰，共逐痰饮；素体有饮，肺脾本虚，佐以五味子敛肺止咳，兼能补益肺脾之气，白芍和养营血，一散一收，制约诸药辛散温燥太过之弊；炙甘草既可益气，又能调和诸药；因发病一周余，痰较黏，石膏性甘寒入肺经，恐温燥之性伤肺，起清肺止咳之效。二诊时，患者诉咳嗽基本痊愈，唯留少许咳嗽，以方验效，诸症好转，于原方中减去杏仁，因饮水过多易致腹部胀闷，加入茯苓健脾祛湿，助运化水饮，继续巩固治疗。

点睛：这个患者在胸部CT提示双肺多发炎症的情况下，没有使用一粒西药就把肺部感染控制住,主要在于准确地辨证为外寒引动内饮的小青龙汤证。小青龙汤证有几个特点:一是外感风寒,如恶风寒、遇风咳嗽加重、脉浮等表现;二是内饮的表现,痰质多清稀;三是有水滑苔表现,如舌淡而胖、舌苔白滑、水滑等。

本案患者外寒明确,水饮也存在,辨证不难,需要注意的是在用药方面,干姜、细辛、五味子三味,是仲景治疗寒饮咳喘的核心药物,不宜随意删减,其中干姜温肺散寒,"脾为生痰之源",干姜还能温脾阳;细辛功擅温肺化饮,方中重用10g细辛;五味子酸收能敛肺气,制约麻黄、桂枝、细辛、干姜之温燥,又可肃敛肺气而达止咳平喘之功。当然,这个方子准确地说是小青龙加石膏汤,考虑到患者痰质已比较黏稠,少佐石膏以清肺金。此方中还有部分桂枝加厚朴杏子汤的影子,用厚朴、杏仁以肃降肺气。

7. 秋冬咳嗽病位不一定在肺

黄某,男,28岁。2023年11月25日初诊。

主诉:反复咳嗽3年。

刻诊:反复咳嗽3年,每转入秋冬,以及天气寒冷时咳嗽频繁发作,至次年夏天咳嗽消失,咳嗽伴咽痒,喉咙异物感,咳嗽剧烈时有气逆,痰少,色白质稀,易出汗,口干明显,口干欲饮,饮水难解渴,夜尿频,夜尿2~3次,夜间睡眠时脚易冰冷。

舌脉:舌淡暗,苔白稍水滑,脉寸浮、右尺弱。

西医诊断:支气管炎。

中医诊断:咳嗽(阳虚水饮内停,肺气失宣)。

治法:温阳化饮,宣肺散寒。

处方:真武汤加味。

茯苓20g,白术10g,白芍10g,黑顺片10g(先煎),生姜15g,蜜麻黄10g,杏仁15g,细辛5g。

5剂,水煎服。

二诊(2023年11月29日):患者咳嗽明显减少,无痰,夜尿改善,咽干、口干明显。上方加天花粉15g,5剂,水煎服。

三诊（2023年12月9日）：患者咳嗽进一步缓解，正值严冬，已无明显咳嗽，偶有咽痒，无夜尿，口中和。上方去天花粉，按初诊处方。5剂，水煎服。

按语：《内经》中对咳嗽的病因、病机、证候分类和治疗设有专篇论述。《素问·咳论》曰："五脏六腑皆令人咳，非独肺也……皮毛者，肺之合也，皮毛先受邪气，邪气以从其合也。其寒饮食入胃，从肺脉上至于肺则肺寒，肺寒则外内合邪因而客之，则为肺咳。"说明外邪犯肺和其他脏腑功能失调、内邪干肺均可导致咳嗽。咳嗽不只限于肺，也不离乎肺，根据咳嗽的症状，将其划分为五脏之咳：肺咳、心咳、肝咳、脾咳、肾咳，为咳嗽的辨证奠定了理论基础。

本案患者反复咳嗽3年，其发作具有明显的周期性、季节性，冬季发作，入夏则消失，且遇冷则发，此属虚、属寒；咳嗽多年，夜尿频多，夜间下肢冰冷，尺脉弱，责之于肾，为肾阳虚失于制水，水液运化失常，聚而为饮，水饮上泛，上凌于肺则咳；肾阳虚蒸化无权，失于制约膀胱，则夜尿频；阳气不能蒸化水液，津不上承，故见口渴欲饮；宿饮停肺，肺之宣降失司，故见咳嗽时有气逆，寸脉浮。综上所述，为阳气虚衰，素有停痰宿饮，饮遇时节，肺失宣降，相感而发，证属阳虚水饮内停、肺气失宣，"病痰饮者，当以温药和之"，治宜温阳化饮、宣肺散寒，处以真武汤加味。

方中附子辛热，补命门之火，壮肾中之阳，能温阳散寒利水；茯苓、白术健脾制水，渗利小便；生姜辛散，助附子温里阳，散水气；芍药酸苦微寒，既能敛阴和营血，又能兼制附子刚燥之性；麻黄宣肺气，散风寒，杏仁降肺气以止咳，一宣一降，肺气得以宣肃；细辛温散寒饮，助麻黄平喘止咳。诸药相合，温肾阳以化气利水，宣肺散寒以止咳平喘。5剂药后，患者咳嗽、夜尿即明显改善。二诊时述口干明显，仿栝蒌瞿麦丸之意，加天花粉润燥。患者仅就诊2次，3年来每于秋冬发作的顽疾就豁然而解。

点睛：咳嗽是临床常见疾病，从中医内科学的辨证论治看，辨证要点一是要辨外感还是内伤，二是要分清寒热虚实。像这个患者属虚属寒比较容易分辨，辨外感还是内伤有时就会困惑，从病史长来看当属内伤，但内伤咳嗽的几个证型包括痰湿蕴肺、痰热郁肺、肝火犯肺、肺阴亏耗等，都不合适。此外，内伤咳嗽就一定不能有新感吗？答案当然是否定的，这就是年轻医生在常规辨证论治框架下，临床思路容易被固化的现象，思路被固化，疗效自然难以保证。

我们强调培养"人－证－方"中医临床思维模式，例如这个"人"体质属虚寒，治疗的大方向就应补虚温散。"证"之表面是症状及证候群，内涵是病机，其关键的症状及证候群包括咳嗽遇冷则发、痰少质稀、夜尿多、夜间足冷、苔白稍水滑、寸脉浮尺脉弱，内涵的病机为内有阳虚寒痰水饮、外有肺气失宣（寸脉浮）。有"人"之本，"证"一出来，方证对应，自然就选"方"——真武汤。这样的中医临床思维模式核心也是辨证论治，但从辨证到方药，实现路径更为清晰明了。

真武汤本可治咳，《伤寒论·辨少阴病脉证并治》云："少阴病，二三日不已，至四五日，腹痛，小便不利，四肢沉重疼痛，自下利者，此为有水气。其人或咳，或小便利，或下利，或呕者，真武汤主之……若咳者，加五味子半升、细辛一两、干姜一两。"我们这个处方为什么没有照搬其加减法？如果这个患者寸脉不浮，是可以沿用五味子、细辛、干姜的，助力温肺散寒化饮；但这个患者寸脉浮，考虑兼有太阳表寒，故用麻黄、杏仁、细辛宣肺散寒。

那有些人会问，这个患者可以用小青龙汤吗？回答是不妥。小青龙汤用于外寒内饮，这个患者的确有外寒、有内饮，但外寒不重，重点是肾阳虚，主次轻重是有区别的。

真武之名，吴仪洛在《成方切用》中云："真武北方之神，一龟一蛇，司水火者也，肾命象之，此方济火而利水，故以名焉。"凡属肾阳亏虚，肾不主水，水邪内停，气机升降出入失常，可见诸多或然症，治疗均用真武汤加减化裁。

8. 因地制宜治疫病

医案一

某男，43岁。2020年2月11日初诊。

主诉：发热伴咳嗽8天。

刻诊：因发热伴咳嗽8天，于2020年2月5日入中山市定点收治医院。2020年2月5日行胸部CT示考虑双肺下叶感染，较前片病灶明显进展。新型冠状病毒核酸检测阳性确诊。

2020年2月11日中医专家组首诊：患者低热，无恶寒，咳嗽气喘，痰不多，痰白带黄，口干，无口苦，纳眠可，小便正常，大便干结难解。

舌脉：舌淡，苔黄润。患者需隔离，脉未及。

西医诊断：新型冠状病毒感染。

中医诊断：湿温疫（湿热壅肺，肺气失宣）。

治法：清热祛湿，宣肺透邪。

处方：新冠1号方。

麻黄5g，杏仁10g，石膏30g，羌活10g，藿香10g，佩兰10g，厚朴10g，白蔻仁10g（后下），芦根30g，僵蚕10g，蝉蜕5g，贯众15g。

3剂，水煎服，每日1剂。

二诊（2020年2月14日）：患者症状明显缓解，无发热，咳嗽有痰，量一般，色白，质中，尚能咳出，头晕，余无明显不适。舌淡暗，苔薄黄。治宜健脾祛湿。

处方：藿香10g，川厚朴10g，法半夏10g，瓜蒌仁10g，瓜蒌皮10g，苍术10g，茯苓15g，陈皮10g，白芷10g，防风10g。

3剂，每日1剂。

患者共服用中药6剂后，症状改善明显，拟择期出院。

按语： 本案患者以湿热壅肺、气机不宣为主要病机，表现为发热、咳嗽、咳痰；湿邪阻滞气机，津液不上承，故见口干；肺与大肠相表里，同气相求，肺气失宣，大肠传导失司，见大便难解。无明显湿邪困脾的表现。治疗予新冠1号方以清热祛湿、宣肺透邪。二诊时，患者热象已退，以湿困肺脾为主证，脾为生痰之源，肺为贮痰之器，故见咳嗽、咳痰；气机不畅，气血不上荣，故见头晕。治以健脾祛湿、理气化痰为法。

医案二

某男，36岁。2020年2月7日初诊。

主诉：发热、咳嗽、胸闷1天。

刻诊：因"发热、咳嗽、胸闷1天"，2020年2月4日入中山市定点收治医院。2020年2月5日胸部CT示右肺下叶及左肺上叶炎症。新型冠状病毒核酸检测阳性确诊。

2020年2月7日中医专家组首诊：患者体温37.4℃，少汗，咳嗽、咳痰、欲呕、纳差、口干，无头晕，无气促、胸闷。

舌脉：舌淡，苔白腻。患者需隔离，脉未测。

西医诊断：新型冠状病毒感染。

中医诊断：湿温疫（寒湿郁肺，脾胃不和）。

治法：宣肺散寒，醒脾化湿。

处方：新冠2号方。

藿香15g，苏梗10g，桔梗10g，苍术10g，茯苓15g，姜半夏10g，厚朴10g，陈皮10g，火炭母20g，羌活10g，防风10g，僵蚕10g，生姜10g。

3剂，每日1剂。

二诊（2020年2月10日）：患者已无发热，症状明显缓解，少汗，咽痒，间咳。舌淡暗，苔黄。

处方：上方加北杏仁10g、瓜蒌皮10g、前胡10g、枇杷叶10g。3剂，每日1剂。

患者共服用中药6剂后，症状改善明显，于2020年2月14日出院。

按语：该患者以寒湿郁肺、脾胃不和为主要病机，表现为咳嗽、咳痰、欲呕、纳差；湿邪阻滞气机，津液不能上承，故见口干。治疗予新冠2号方以宣肺散寒、醒脾化湿。二诊时，患者已无发热，症状明显缓解，故在前方基础上加北杏仁等祛风化痰、宽胸理气止咳之品。

点睛：因地制宜理论最早见于《内经》，《素问·异法方宜论》记载："黄帝问曰：医之治病也，一病而治各不同，皆愈何也？岐伯对曰：地势使然也。"俗话说，一方水土养一方人，一方草药治一方病，岭南中医药是岭南地区与中医学相结合的产物。广东地区气候潮湿，湿郁为基本病机，中医专家组在论治湿温病过程中结合因地制宜理论。针对湿邪，以畅气机、调脾胃、化湿浊为本，善用芳香化湿类药物，如广藿香，味辛，性微温，入脾、胃、肺经，可温化湿浊，现代研究表明其主要活性成分能稳定肠屏障，调节胃肠功能。针对温邪，重视清热解毒利湿，常用布渣叶、火炭母、木棉花、鸡蛋花、土牛膝、西河柳等，其中布渣叶、火炭母清热利湿，消积化滞，有研究发现布渣叶的提取液具有止泻、抗菌的作用，火炭母则有抗炎作用；木棉花、鸡蛋花性味甘凉，均能入大肠经，有清热利湿解毒的作用，在本次新型冠状病毒感染治疗中，针对患者的腹泻症状有明显的效果；广东土牛膝是中山地区的常用药，有喉科圣药之称，具有利咽泻火解毒的作用；西河柳又称垂丝柳，具有散风解毒透邪的功效。

新型冠状病毒感染，无症状感染者也可能成为传染源，人群普遍易感。《素问·评热病论》言："邪之所凑，其气必虚。"《素问·四气调神大论》云："是故圣人不治已病治未病，不治已乱治未乱。"这提出了预防的重要性，通过中医药调理，培根固本，正气存于体内，则邪气不可干。

结合确诊病例中医药参与救治情况及中山地区人群体质的特点，专家组运用辨证论治，结合因地制宜理论，以"培元固本、醒脾化湿、宣肺解毒"为基本法则，制订出中山地区新型冠状病毒感染中医药预防方。处方为黄芪10g、苍术10g、藿香10g、苏叶10g、贯众10g、木棉花15g、芦根20g。方中黄芪益气固表，苍术健脾燥湿，藿香芳香化湿，苏叶理气宽中解毒，芦根、贯众清热，加以岭南特色中草药木棉花清热利湿止泻。诸药合用，共奏固表、化湿、解毒之效。据中山市统计，该预防方已煎煮了19315剂方药，惠及人数达3863人，反响良好。

从抗击"非典"到本次对抗"新型冠状病毒感染"，中山市医疗团队充分发挥中医药优势，坚持辨证论治，总结中山特色，大大缩短了新型冠状病毒感染患者的病程，提高了同期治愈率，全面提升防疫抗疫能力，更好地为患者服务。

二、心系疾病

1. 调整气机疗不寐

许某，男，52岁。2020年12月21日初诊。

主诉：失眠1个月。

刻诊：鼻咽癌放疗后多年，病情尚稳定，近期因工作压力大，已连续失眠1个月，入睡困难，需借助安眠药入睡，心烦意乱，甚则彻夜难眠，眠中易醒，醒后难再入睡，口干口苦，小便黄，多泡，夜尿1~2次，大便可。

舌脉：舌稍红，苔白腻，脉弦细。

西医诊断：睡眠障碍。

中医诊断：不寐（肝胆郁热，痰火内扰）。

治法：疏肝解郁，清泻痰火。

处方：法半夏20g，薏苡仁30g，僵蚕10g，姜黄10g，天竺黄10g，茯神15g，首乌藤30g，夏枯草30g，炒酸枣仁20g（捣碎），柴胡15g，黄芩10g，合欢皮20g。

5剂，水煎服。

二诊（2020年12月28日）：患者睡眠质量大为改善，情绪好转，午睡难眠，口干欲饮，舌脉同前。治疗效佳，守方继服8剂。

1个月后复诊，患者睡眠质量已完全稳定，中药已停服2周余，不依赖其他手段也能顺利入睡，上方稍作加减以巩固疗效。

按语：当今社会，由于生活节奏快、工作压力大等因素，失眠情况很普遍。该患者因工作压力大，肝气郁结，日久化火；竞争焦虑，劳碌奔波，肝郁日久伤脾，脾失健运则酿湿生痰，痰湿郁久则蕴热成火，肝郁化火，痰火互结，则见口干口苦、心烦意乱，甚则彻夜难眠；舌红，苔白腻，亦为痰浊内蕴化热之候。因此，治疗当通其道而祛其邪，重在疏肝解郁、清泻痰火，以小柴胡汤、半夏秫米汤及时方升降散加减化裁。

柴胡配黄芩清肝胆郁火；半夏辛散温燥，行水湿，降逆气，《本草纲目》记载半夏"除腹胀，目不得瞑"；因药房缺秫米，遂用健脾渗湿的薏苡仁代替，与半夏合用则通其壅塞以畅经络之道，"此所谓决渎壅塞，经络大通，阴阳得和者也"。时方升降散能宣泄郁火，乃以气机升降理论升清降浊、调畅气血，用在此处取其立方之意，取僵蚕味咸辛，性平，僵而不腐，能息风止痉、祛风止痛、化痰散结，既能宣郁又能透热于外；姜黄味辛苦，破血行气，通经止痛。僵蚕升阳中之清阳，姜黄降阴中之浊阴，一升一降，内外通和，气机得以宣畅。辅以天竺黄清热祛痰，夏枯草清泻肝火，合欢皮、首乌藤、炒酸枣仁解郁和血，宁心安神。标本同治，起到病机层面的祛邪治本、症状层面的镇静安眠作用。

点睛：失眠一证，病因虽然复杂，但可以用正邪两纲加以概括，这个医案就是典型的邪实之候。我在临床上治疗不寐，总的思辨方法遵循以下四个方面：一是立足"人-证-方"思维模式，重视患病的"人"；二是不寐的理论渊源来自《内经》，特别是对营卫、阴阳、气血理论的认识，对上述理论要细细品味；三是不寐辨证关键在于虚实，补其不足，泻其有余，调其阴阳；四是立足经方，不弃时方。不寐的理论渊源来自《内经》，而实践的指导来自仲景，把握经方方证能很好地应用于不寐的治疗中，后世医家的一些经典时方如归脾丸、交泰丸、温胆汤、血府逐瘀汤等也是很好的补充。

此外，人身之阳气，升降出入，运行不息，阳气郁遏不达，升降出入不畅，则失其冲和之性，郁而化热，此即"气有余便是火"。故费伯雄曰："凡郁病必先气病，气得流通，何郁之有"。气机何以郁？一为邪气阻滞，二为七情所伤，三为饮食劳倦戕伤脾胃，升降悖逆，阳郁不达而化热。故《医碥》曰："六淫七情，皆足以致郁。"方中运用气机升降理论，以升降散之立方之意调节气机升降，起到了重要的作用。

创制升降散的清代医家杨栗山认为，温病乃怫郁为重，郁而化热，阻塞气机升降，治疗上须采用"郁而发之"的原则，倡导宣郁清热为法则，调节表里三焦气机升降，使周身气血流通，升降复常，阴阳平衡，独创升降散以宣泄郁火为原则。方中白僵蚕、蝉蜕、姜黄、大黄四药相伍，升清降浊，寒温并用，一升一降，内外通达，气血调畅，共奏行气解郁、宣泄三焦火热之功，升降常复，故名"升降散"。正如杨栗山所云"蚕……清化而升阳；蝉……以清虚而散火，君明臣良，治化出焉，姜黄辟邪而靖疫，大黄定乱以致治，佐使同心，功绩建焉……僵蚕、蝉蜕，升阳中之清阳，姜黄、大黄，降阴中之浊阴，一升一降，内外通和，而杂气之流毒顿消矣"。

2. 不寐辨治重"虚实"

李某，女，40岁。2023年12月16日初诊。

主诉：失眠多梦3个月。

刻诊：患者近3个月来失眠多梦，每于凌晨4时许醒来，醒后难入睡，伴多梦，偶有心悸，时胆怯心惊。患强直性脊柱炎近10年，颈项、腰部僵硬，难以转侧。遇劳累、天气转变时颈项、腰背僵硬疼痛明显，发病以来身体逐渐消瘦，夏季及天热时易出汗，常大汗淋漓，恶风，平时身体冰冷畏寒，睡觉时需使用电热毯。口中和，小便调，偶见大便溏。

舌脉：舌淡暗，苔白厚腻微黄，脉弦细稍浮。

西医诊断：睡眠障碍，强直性脊柱炎。

中医诊断：不寐（营卫不和，痰浊内蕴）。

治法：调和营卫，燥湿化痰。

处方：桂枝加龙骨牡蛎汤合半夏秫米汤加减。

桂枝10g，白芍15g，黑枣10g，生姜10g，炙甘草10g，龙骨30g（先煎），牡蛎30g（先煎），葛根30g，首乌藤30g，法半夏20g，薏苡仁30g，苍术10g，广藿香10g。

8剂，水煎服。

患者服药后当晚即能安睡。因挂不到号，之后患者常用此方自行去药房抓药，恶风、多汗体质逐步改善，强直性脊柱炎也趋于稳定。

按语： 本案患者因失眠、多梦就诊，平时形体瘦弱，时有胆怯心惊，每于夏季出汗多，常大汗淋漓，平时躯体冰冷畏寒，其脉弦细稍浮。究其病机，乃营气虚弱、卫气不固、营卫不和。营气虚弱，营不内守，流泄于外，卫失其固，则见自汗、恶风；心失营气濡养，卫气不入于阴，虚阳浮越，而致不寐、心悸；苔白厚腻，考虑兼有痰浊内蕴，内扰心神。四诊合参，证属营卫不和、虚阳浮越、痰浊内蕴，方选桂枝加龙骨牡蛎汤合半夏秫米汤加减。

桂枝加龙骨牡蛎汤出自《金匮要略·血痹虚劳病脉证并治》，其言："夫失精家少腹弦急，阴头寒，目眩，发落，脉极虚芤迟，为清谷、亡血、失精。脉得诸芤动微紧，男子失精，女子梦交，桂枝龙骨牡蛎汤主之。"用桂枝加龙骨牡蛎汤调和营卫，潜阳固涩。桂枝汤调和营卫以固表，交通阴阳而守中；加龙骨、牡蛎潜阳固涩，以制心神浮越；患者汗多恶寒，颈项、腰部僵硬，难以转侧，为营卫不和，经气不利，经脉失养，加葛根解肌生津，正合《伤寒论》"太阳病，项背强几几，反汗出恶风者，桂枝加葛根汤主之"之方证。

患者舌苔白厚腻，考虑内蕴痰浊，故加半夏秫米汤，该方又名半夏汤，出自《灵枢·邪客》。方中半夏燥湿化痰，交通阴阳，通泄卫气；秫米养营益阴。用于治疗痰浊内阻之不寐症见舌苔白腻、脉弦滑者颇为对证，但药房缺秫米，故以健脾渗湿的薏苡仁代之。配伍苍术、藿香，增强健脾、醒脾、燥湿之力；首乌藤养血安神通络。

《灵枢·营卫生会》记载："壮者之气血盛，其肌肉滑，气道通，荣卫之行不失其常，故昼精而夜瞑。老者之气血衰，其肌肉枯，气道涩，五脏之气相搏，其营气衰少而卫气内伐，故昼不精，夜不瞑。"可见，营卫之气充足且运行畅通是良好睡眠的关键。卫气运行失常，滞留于阳经而不行于阴分，阳盛于外，阴虚于内，阴阳不相交通，则不寐。本方予桂枝加龙骨牡蛎汤调和营卫、潜阳固涩，半夏秫米汤和胃祛痰、化浊宁神，正符合《内经》治疗不寐当"补其不足，泻其有余，调其虚实，以通其道"的思想。

点睛： 我在临床上治疗不寐，总的思辨方法还是立足"人-证-方"思维模式，重视患病的"人"。例如，在性别方面有男性、女性，在年龄方面有青少年、青壮年、老年人等，不同性别、不同年龄阶段都有不同的生理特点，他们发生不寐的生理基础就不一样。女性的特殊生理状态，如月经周期、孕产期、更年期也会对不寐产生不同的影响，具体到每一个人的体质特征、心理状态，以及所处的"大环境"，如学习、工作、生活环境、季节、气候等，都会成为不寐的影响因素。在此基础上，重视经典，以方证对应为抓手，像本案这个女性患者，身体瘦弱，长期强直性脊柱炎病史，伴恶风多汗的体质状态，就是抓住其符合营卫不和之桂枝汤证特点，进而符合桂枝加龙骨牡蛎汤证。阳虚不能护阴，阴精走泄，则见"清谷、亡血、失精"（大汗淋漓）；阴虚不能涵阳，虚阳外浮，则见"悸、衄……手足烦热，咽干口燥"（心悸胆怯、早醒）等营卫失和、阴阳两虚的表现。这种寒热错杂、阴阳失和的虚劳证，仲景非徒用补，而用桂枝汤加龙骨、牡蛎治疗。方中桂枝、甘草辛甘助阳，芍药、甘草酸甘化阴，生姜辛温，佐桂枝行阳，大枣甘缓，伍芍药和阴，龙骨、牡蛎潜藏浮阳。药味虽简，却阴阳并用、刚柔相济，功擅入阳交阴、两调阴阳。刘渡舟谓："本方可贵之处，就在于它有调和阴阳的作用。"此外，半夏秫米汤是治疗痰湿内蕴之不寐的代表方，此处使用依据就是患者的舌苔厚腻。两方合用，阴阳交通，方药对证，故能做到"覆杯则卧"。

3．桂枝汤为调体方

陈某，女，33岁。2024年5月22日初诊。

主诉：睡眠浅5个月。

刻诊：患者5个月前生产后开始出现睡眠浅，易醒多梦，醒后疲惫。1个月前因外感风寒，感冒咳嗽，咳嗽迁延不愈至今。外院数次就诊服药不能断根，现时咽痒咳嗽，夜间自觉喉中有痰，恶寒不显，无汗出，口中和。

舌脉：舌淡红，苔薄白，脉稍浮细。

西医诊断：睡眠障碍，支气管炎。

中医诊断：咳嗽、不寐（营卫失和）。

治法：调和营卫。

处方：桂枝汤加味。

桂枝10g，白芍10g，大枣10g，生姜10g，炙甘草10g，龙骨30g（先煎），牡蛎30g（先煎），首乌藤30g，苦杏仁10g（捣碎），厚朴10g，紫苏叶10g。

6剂，水煎服。

二诊（2024年5月28日）：患者服药后睡眠质量明显改善，咳嗽不显，脉已不浮。将上方炙甘草减为5g，5剂，水煎服。

按语：本案患者睡眠浅，易醒多梦，醒后疲惫，因于5个月前生产后发生，产后致血气劳伤，脏腑虚弱而风邪易客之，结合患者生产后的特殊生理状态导致不寐、咳嗽迁延不愈，辨证为营卫失和，以桂枝汤调和营卫。

桂枝汤出自《伤寒论》，其言："太阳中风，阳浮而阴弱。阳浮者，热自发，阴弱者，汗自出。啬啬恶寒，淅淅恶风，翕翕发热，鼻鸣干呕者，桂枝汤主之。""太阳病，头痛发热，汗出恶风者，桂枝汤主之。""病人脏无他病，时发热，自汗出而不愈者，此卫气不和也。先其时发汗则愈，属桂枝汤证。""喘家作桂枝汤，加厚朴杏子佳。"《金匮要略·血痹虚劳病脉证并治》云："夫失精家少腹弦急，阴头寒，目眩，发落，脉极虚芤迟，为清谷、亡血、失精。脉得诸芤动微紧，男子失精，女子梦交，桂枝龙骨牡蛎汤主之。"

方中桂枝通阳，龙骨、牡蛎收敛潜阳，引阳入阴，单纯用龙骨、牡蛎无法收敛浮阳，只有以桂枝通阳，才能使龙骨、牡蛎入阳分发挥收敛潜镇的作用。芍药配养血安神之首乌藤以敛阴补阴、安神助眠。生姜助桂枝通阳，大枣助芍药养阴血，生姜、大枣调胃气，以使气血生化有源。杏仁、厚朴、紫苏叶宣降肺气，化痰止咳。全方调和营卫，固涩浮阳，宣降肺气，使阴守阳固而睡眠安然、咳嗽自愈。

点睛：此案患者为产后体虚体质，观其体形瘦弱，面色㿠白，咳嗽迁延不愈，脉浮细，辨证为典型的桂枝汤证。阴阳为人体根本，阴阳失调则会出现阴不敛阳、阳气浮越之象。《难经·四十六难》描述了老人因血气衰、营卫弱而致不寐的原因，其言："老人卧而不寐，少壮寐而不寤者，何也？然，经言少壮者，血气盛，肌肉滑，气道通，荣卫之行不失于常，故昼日精，夜不瞑也。老人血气衰，肌肉不滑，荣卫之道涩，故昼日不能精，夜不得瞑也。故知老人不得瞑也。"本案患者产后特殊的生理状态也符合血气虚、营卫弱之不瞑。此时，治疗应重在调和营卫阴阳，收敛浮越之虚阳。以桂枝汤做基础方，处方中蕴含了桂枝加龙骨牡蛎汤和桂枝加厚朴杏子汤。

仲景桂枝汤，调和阴阳，其神明变化，达二十一方之多，柯韵伯将其誉为"众方之魁"。桂枝汤是一张调体方，这种体质传统称为"营卫不和"。所谓"营卫不和"，是机体内稳态的失调、阴阳气血的不平衡，故徐忠可谓"桂枝汤，外证得之，解肌和营卫；内证得之，化气调阴阳"。

4. 平冲降逆治胆小心悸

伍某，女，46岁。2024年9月7日初诊。

主诉：反复心悸3个月。

刻诊：近3个月来反复出现心悸，夜间加重，心悸时自觉气堵胸口，伴气短，耳鸣，头晕，怕冷，头部汗出，脚及腰凉，睡眠不佳，口干明显，平时易受惊，胃纳一般，大便溏，小便正常。外院相关专科检查未见异常，服药治疗仍症状反复。

舌脉：舌淡暗，有齿痕，苔白腻，脉细。

西医诊断：心律失常（原因待查）。

中医诊断：心悸（心阳不足，水饮上犯）。

治法：通阳化饮，平冲降逆。

处方：桂枝甘草龙骨牡蛎汤合苓桂术甘汤加减。

茯苓30g，桂枝10g，白术10g，炙甘草10g，泽泻30g，法半夏15g，龙骨30g（先煎），牡蛎30g（先煎），首乌藤30g。

5剂，水煎服。

二诊（2024年9月18日）：患者服药后心悸几乎未再发作，两天前外出就餐，吹空调后出现恶心欲吐，伴恶寒，晨起腹痛腹泻，服藿香正气丸后症状改善，现感乏力，胃纳差，大便溏，手足冰凉。舌淡，边有齿痕，苔白腻，脉细。

处方：外台茯苓饮合四逆汤加减。

人参片10g，炙甘草5g，白术10g，干姜10g，茯苓15g，化橘红10g，炒枳壳10g，法半夏15g，桂枝10g，黑顺片10g（先煎），木香10g。

8剂，水煎服。

按语： 脾主中州，为气机升降之枢纽，若中阳不足，无法为胃行其津液，则水湿停滞而为痰饮。脾失健运，水饮内停，上凌心肺，则见心悸、气短；中阳不足，损及心阳，鼓动血脉无力，心失阳气温煦，则心悸反复难平；清气不升，无以濡养脑窍，则见头晕、耳鸣；阳不化津，津液输布失常，则见口干明显；脾胃阳虚无以固护津液，则见头部汗出；腰及下肢怕冷，多为阳气不足、机体失于温煦所致；舌淡有齿痕，脉细，为心脾阳气虚弱之征；苔白腻，为脾阳不足、脾失健运、水饮内停之候。故辨证为心阳不足，水饮上犯。治以温通心阳脾阳，温化痰饮，平冲降逆，方选桂枝甘草龙骨牡蛎汤合苓桂术甘汤加减。

《伤寒论·辨太阳病脉证并治中》云："火逆下之，因烧针烦躁者，桂枝甘草龙骨牡蛎汤主之。"桂枝甘草龙骨牡蛎汤为温心阳、镇敛心神之效方。"伤寒，若吐、若下后，心下逆满，气上冲胸，起则头眩，脉沉紧，发汗则动经，身为振振摇者，茯苓桂枝白术甘草汤主之"，为治疗痰饮的经典方。清代吴谦在《医宗金鉴》中言苓桂术甘汤"目眩者，痰饮阻其胸中之阳，不能布精于上也"。两方合用，以桂枝温通心阳；茯苓健脾利水，渗湿化饮；白术、法半夏健脾燥湿化痰；龙骨、牡蛎重镇降逆；泽泻气寒，味甘而淡，功善渗湿，可治心下水饮；首乌藤养血安神；重用炙甘草以益心气，健脾胃。诸药合用，共奏温阳化饮、平冲降逆之功。患者服药数剂后心悸得平，后因受凉伤及脾阳而致恶心欲呕、腹痛腹泻，服藿香正气丸缓解后，伴乏力纳差，舌苔白腻，考虑其脾阳素虚、内有水饮的体质基础，以外台茯苓饮合四逆汤标本兼顾，温运太阴脾阳，健脾化痰饮。

点睛： 心悸最早见于《伤寒杂病论》，类似的描述还有"悸""心中悸""心动悸""心下悸"等。金元之后，心悸病名趋于规范，文献记载基本只有惊悸和怔忡，医家们也常将两者纳入同一门进行论述。心悸病机不外乎正虚或邪实，正虚者，责之气血阴阳亏损；邪实者，或为痰饮，或为瘀血，或为火热。而发病过程中，正虚与邪实常相伴出现，互为因果。故临床治疗心悸时，须辨证求因、审因论治。从这个患者的表现来看，单纯的桂枝甘草龙骨牡蛎汤证或单纯的苓桂术甘汤证似乎都不能概括全面，水饮肯定是有的，心阳虚也是存在的，既需要温心阳逐水饮，也离不开龙骨、牡蛎的潜降虚阳，二药相合，故数剂药就能平息患者3个月的反复心悸。二诊时又出现新的问题，所选之方应充分考虑患者的体质以及病理基础，虽然患者未再复诊，但医者对于疗效是有充分底气的。所以，中医临证思维不离"人－证－方"，把握患病之人的体质特征，立足经典，方证相应，立法处方有依有据，疗效自然有保障。

5. 君药选对，疗效立现

邓某，男，31岁，公务员。2023年4月8日初诊。

前期诊治经过：患者作息不规律，常年熬夜，经常凌晨2～3点入睡，近3年工作压力明显增加，睡眠明显清浅，导致近3年感觉明显疲倦，盗汗明显，大便稀烂，餐后立即如厕，易发痤疮，烦躁易怒，入睡少许困难，纳可，2023年3月27日就诊于我们团队李娜医生处，舌暗红，苔白，脉细。李娜医生认为患者以心脾两虚为主，予以归脾汤治疗。2023年4月3日患者复诊，诉精力少许改善，但失眠问题加重，烦躁明显，且多梦。李娜医生予以黄连阿胶汤、酸枣仁汤、四逆散加减。处方为北柴胡15g，白芍10g，麸炒枳实10g，炙甘草5g，黄连5g，阿胶6g（烊化），知母10g，川芎10g，炒酸枣仁35g，太子参20g，茯苓15g，麸炒白术10g，首乌藤15g，合欢皮20g，郁金15g，五指毛桃30g，麦芽20g。但效果不明显，因此将患者转至李乐愚教授处就诊。

主诉：失眠伴乏力1个月。

刻诊：病史如前所述，患者诉工作压力大，时感疲乏无力，长期失眠多梦，难以入睡，耳鸣，严重时脑中鸣响，大便次数多，偏溏烂，偶有头晕，运动后气促，易烦躁。患者同时还有生育要求，外院检查精子畸形率高，近两年来一直未能如愿。

舌脉：舌红，苔白，脉弦细稍数。

西医诊断：睡眠障碍，疲劳综合征。

中医诊断：神劳（心火亢盛，心气亏耗）。

治法：清心滋肾，益气养心。

处方：黄连10g，黄芩10g，白芍15g，阿胶6g（烊化），鸡子黄1枚，生地黄6g，人参10g，仙鹤草30g，炒酸枣仁20g，茯神15g，制远志10g，百合30g，首乌藤20g，黄芪20g，黑枣15g，炙甘草5g。

二诊（2023年4月15日）：患者服药后精神、耳鸣好转，睡眠改善，舌脉同前。上方去仙鹤草，加夏枯草30g。8剂，水煎服。

后随访，患者精神明显改善，睡眠正常，其夫人已怀孕13周。

按语： 失眠，中医称为"不寐"，又叫"不得眠""不得卧""目不瞑"，是由心神失养或心神不安所致，以经常不能获得正常睡眠为特征的一种病证。其病情轻重不一，轻者入寐困难，或寐而易醒，或醒后不能再寐，亦或时寐时醒，严重者彻夜不眠。失眠的常见病因有饮食不节、情志失常、劳倦失调、病后体虚。失眠病机，总属阴阳失交、阳盛阴衰，一为阴虚不能纳阳，一为阳盛不得入阴。失眠病位多与心（脑）、肝、脾、肾密切相关。失眠的治疗原则以调整阴阳为主。

陈士铎在《辨证录》中阐述了其中的医理，其言："夜不能寐者，乃心不交于肾也……心原属火，过于热则火炎于上，而不能下交于肾。"中医理论中五行对应五脏六腑，心对应五行中的"火"，肾对应五行中的"水"，水火是对立统一的存在。五脏六腑必须协调默契，人体才能正常运转。"火性"的心与"水性"的肾保持高度平衡才能调和天然的"相克"，达成"相生"的最佳状态。心火太甚时，火苗上炎，在身体中居于低位的肾就接收不到心的指令与滋养，两者的沟通渠道被阻断，身体就会出麻烦。

对于"精神"活动，人做不到收放自如，一旦进入亢奋状态，都会持续一定的时间，自己想平静谈何容易？结果到了睡觉时间，不知不觉错过了人们所说的"觉点儿"，此时，身体困倦已极，精神却不肯配合，依旧自顾自地持续亢奋，等于把身体一分为二，结果

"睡眠"成为最大受害者,既保证不了充足时间,也保证不了应有的质量,白天不萎靡不振才怪。本案患者正是如此,读书时还年轻,机体不适症状尚不明显,然而日积月累却对精子质量产生了影响。

黄连阿胶鸡子黄汤是治疗本案患者的主方,对于君药黄连,直接入药10g,功效显著,患者能够安然入睡了。黄连阿胶鸡子黄汤出自《伤寒论》,其言:"少阴病,得之二三日以上,心中烦,不得卧,黄连阿胶汤主之。"论述了少阴阴虚火旺、心肾不交之不寐的证治。少阴属心、肾,心属火,肾属水。由于肾水亏虚,不能上济于心,心火独亢于上,则见心中烦、不得卧,此类患者常伴见口燥咽干、舌红少苔、脉细数等阴虚火旺之症,宜选用黄连阿胶鸡子黄汤,以滋阴清火、交通心肾。

方中阿胶、生地黄滋肾水而凉心血;白芍、黄连泻肝火;白芍和生地黄配伍,化阴以滋血;鸡子黄通心气,滋心阴。心与肾不和,自然最直接的措施便是"滋其肾水,降其心火",即给过于强盛的一方来一些温和打击,给处于弱势的另一方增添资本与实力,借助药力平息心火肾水的争端,帮助它们握手言和。气血阴液耗损,故加黄芪、人参、黑枣、仙鹤草益气,炒酸枣仁、茯神、远志、百合等养心安神。方药对证,故疗效显著。

点睛: 本案患者治疗效果显著,精神明显改善,睡眠归于正常,生育愿望也顺利实现。从头来看,前医也先后用了归脾汤、黄连阿胶汤、四逆散加减,疏肝解郁、益气养血、清心安神的方法都采用了,为什么效果不如预期?而到了我们这首诊即能显效?

我一直强调"人－证－方"的中医思维模式,首重患病之"人"。像这个患者为年轻人、公务员,长期工作压力大,他的失眠和严重的疲倦互为因果,形成了恶性循环。辨治不寐应首分阴阳、虚实,这个患者虚实胶结,心火旺于上,不仅耗伤肾水,还会耗伤气血阴液。前医使用归脾汤,即考虑患者疲乏明显,为心脾两虚,然忽略患者心火上亢之象。因此,使用归脾汤后,患者烦躁更加明显。二诊时用黄连阿胶鸡子黄汤、酸枣仁汤合四逆散,酸枣仁还用到了35g,但疗效并不明显。临床中,我们经常从一张处方中可以看到治疗思路,如果处方很大,好像什么都照顾到了,反而说明没有抓住重点。我们学习经方，也要学习其精炼的风格，我现在也经常注意自己的处方，只要超过14味药，都要想办法做减法，倒逼自己思路不要散。

回到这个患者前面的治疗，黄连阿胶鸡子黄汤用了为什么效果不好？从患者脉象来看，脉弦细数，则说明脉势不调；患者舌偏红，烦躁，提示心火旺于上，但黄连5g是起不到作用的，没有成为君药，说明辨证方面未将心火上炎作为重点。耳鸣、易疲倦、大便偏溏，提示脾气不足，心神亏耗，因此要标本兼治。黄连阿胶鸡子黄汤重用黄连清心火，加黄芪、人参、黑枣、仙鹤草益气，炒酸枣仁、茯神、远志、百合等养心安神。既突出重点，以清心火为主，又兼顾本虚气血不足的问题，理法方药重在理，思路清晰了处方用药再丝丝入扣，疗效自然能够保障。

6. 从汗辨亡阳胸闷如窒

陈某，女。2023年9月30日初诊。

主诉：胸闷如窒10余天。

刻诊：患者3年前因心律失常在我院行起搏器植入术，术后病情一直稳定。10余天前不明原因出现胸闷、乏力，无胸痛，心肌酶升高，急诊以"心肌炎"收入住院。入院后完善各项检查，予吸氧、改善循环、营养心肌等治疗，中药予瓜蒌薤白半夏汤加减治疗。治疗近1周，症状改善不明显，遂邀余前往会诊。现症见患者胸闷如窒，乏力明显，大汗淋漓，汗后怕冷，下肢冷明显，无胸痛，胸闷持续，多在凌晨2～3时加重，晨起时恶心，口干不明显。查房时观察患者，见其形体偏胖，面色㿠白，少气懒言，颈项处披厚毛巾，问其何故？答曰："汗出淋漓，一为擦汗，也为保暖。"

舌脉：舌质淡暗，苔中后根白，脉细缓尺沉弱。

西医诊断：心肌炎。

中医诊断：胸痹（心阳虚衰，痰浊内蕴）。

治法：温振心阳，豁痰开结。

处方：参附汤、桂甘龙牡汤、瓜蒌薤白半夏汤加减。

红参10g，制附子10g，桂枝10g，炙甘草10g，龙骨30g（先煎），牡蛎30g（先煎），瓜蒌皮15g，法半夏10g，薤白10g，丹参15g。

4剂，水煎服。

患者服上方后，胸闷、汗出大为改善，心肌酶恢复正常，继续上方加减治疗1周后顺利出院。

按语： 本案患者以"胸闷如窒"为主诉入院，心肌酶升高，中医诊断为胸痹无疑。入院后辨为痰浊壅盛、气机阻滞，治以行气豁痰，予瓜蒌薤白半夏汤加减（瓜蒌皮10g、瓜蒌仁10g、薤白10g、枳壳15g、法半夏10g、柴胡10g、川芎10g、郁金10g、丹参15g）。为何治疗效果不理想？患者体胖，胸闷如窒，晨起恶心，苔中后根白，辨为痰浊壅盛并无不妥，但辨为气机阻滞，用大量宽胸理气、活血化瘀之品就值得探讨了。李乐愚教授经常讲，大学里学的《中医内科学》等教材只是给大家提供了常规的诊疗套路，套路可以用，但思维不能落入套路之中。要提高疗效，还是要把思维回到辨证的精准上面去，回到得病的这个"人"上。患者胸闷如窒的情况下乏力明显，注意这个"乏力明显"可以是患者的描述，也是望诊时观察出来的，比如整个查房过程患者都不想动，面色㿠白，少气懒言，再询问患者就印证了乏力明显的客观现象，结合脉象，这个虚证还是比较突出的，那是什么虚呢？气虚是肯定的，气虚不固见大汗淋漓，但是是心气虚？心阳虚？还是气阴虚？观察到患者颈项处披厚毛巾，是因汗出淋漓，一为擦汗，汗后怕冷，厚毛巾也为了保暖。患者胸闷持续，多在凌晨2～3时加重，口干不明显，脉细缓尺沉弱，均提示心阳气虚衰，失于温煦。胸阳被遏，故胸闷如窒；阳气失于固涩则大汗淋漓。故辨证为心阳虚衰，痰浊内蕴，虚实夹杂，以虚为主。法当温振心阳，豁痰开结。选参附汤合桂甘龙牡汤、瓜蒌薤白半夏汤加减。参附汤中红参、制附子回阳固脱。桂甘龙牡汤是《伤寒论》中"火逆下之，因烧针烦躁者"的主方，因烧针发汗过多伤及心阳，心阳虚损、心神浮越是其根本病机。方中桂枝味辛，性温，通阳，炙甘草甘温益气，二药相配，辛甘温通心阳，降逆平冲；龙骨、牡蛎重镇收涩浮阳。瓜蒌薤白半夏汤是治疗痰浊壅盛，闭阻胸阳的有效方，瓜蒌皮、法半夏涤痰散结；薤白辛温通阳，宽胸散结；适当佐以专入心经和心包经的丹参活血通脉，以助药力的通达。方药对证，患者服药后症状大为改善，顺利出院。

点睛：辨证的准确性是取效的前提，辨证过程中要紧扣得病的"人"，望诊很重要，注意观察患者的形态、神情、举止，像这个患者面色㿠白，少气懒言，形体偏胖，体胖是那种松弛的虚胖，颈项处披厚毛巾，再结合舌脉象，就很容易辨出阳气虚衰来。临床上往往虚实夹杂，治法方面也要分清主次，不要眉毛胡子一把抓，选方用药注意精炼。我坚持以经方为主，不弃时方，有方证对应则选对应方，没有的情况下，理解透病机也会手到擒来，比如参附汤、桂甘龙牡汤、瓜蒌薤白半夏汤这三个方子各自的方机都要理解透彻。

7. 重视望诊抓病机

何某，女，66岁。2023年7月19日初诊。

主诉：反复失眠10余年，加重1个月。

刻诊：患者平素易失眠心悸，入睡困难，眠浅易醒，常在凌晨3点左右因心悸惊醒，醒后难以入睡。近1个月上述症状加重，时口干，无口苦，便稍溏，小便可。两周前外院体检发现甲状腺过氧化物酶抗体高，诊断为桥本甲状腺炎，自觉有颈前胀闷感，要求复查甲状腺抗体、甲状腺功能、B超。

辅助检查：2023年7月19日甲状腺过氧化物酶抗体＞1300U/mL，甲状腺球蛋白抗体22.58IU/mL。甲状腺彩超示甲状腺回声改变，考虑桥本甲状腺炎；甲状腺左侧叶结节，考虑良性结节（TI-RADS3类），建议定期复查；双侧颈部甲状腺引流区未见明显异常淋巴结。

舌脉：舌淡暗，苔薄白，脉弦细。

西医诊断：睡眠障碍，桥本甲状腺炎。

中医诊断：不寐（肝气郁结，心神不宁）。

治法：疏肝解郁，安神定志。

处方：柴胡加龙骨牡蛎汤加减。

北柴胡15g，黄芩10g，桂枝10g，茯苓15g，龙骨30g（先煎），牡蛎30g（先煎），大枣15g，炙甘草5g，太子参20g，郁金15g，炒酸枣仁20g，首乌藤30g，合欢皮30g。

5剂，水煎服。

二诊（2023年8月9日）：患者心悸较前有所缓解，睡眠仍差，入睡困难，眠浅，易醒，无口苦，口干较前缓解，二便可。再次审视患者，见其形体瘦削，面色暗沉，皮肤色素沉着，上肢肌肤甲错，舌下络脉瘀紫，脉弦细带涩，考虑其病机为气机阻滞、瘀血内停。

处方：血府逐瘀汤加减。

炒桃仁10g，红花10g，生地黄20g，当归10g，赤芍15g，川芎10g，牛膝15g，桔梗10g，柴胡10g，枳壳10g，僵蚕10g，姜黄10g，首乌藤30g，炒酸枣仁30g（捣碎），合欢皮30g，炙甘草5g。

8剂，水煎服。

三诊（2023年8月26日）：患者服上方后，睡眠大为改善，自述皮肤色素沉着已有所减轻，心悸偶有发作，易紧张。

守上方，去僵蚕、姜黄，加郁金15g。8剂，水煎服。

按语：本案患者以睡眠障碍为主诉就诊，失眠心悸，入睡困难，眠浅易醒，常在凌晨3点左右因心悸惊醒，醒后难入睡，时有颈前肿胀感，辨为肝气郁结、心神失宁，治宜疏肝解郁、养心安神。方证对应，方选柴胡加龙骨牡蛎汤加减，治以和解少阳、重镇安神。柴胡加龙骨牡蛎汤出自《伤寒论·辨太阳病脉证并治中》，其言："伤寒八九日，下之，胸满烦惊，小便不利，谵语，一身尽重，不可转侧者，柴胡加龙骨牡蛎汤主之。"

柴胡加龙骨牡蛎汤由小柴胡汤原方去甘草，加桂枝、龙骨、牡蛎、大黄、茯苓等药而成。方以小柴胡汤和解少阳，运转枢机，畅达三焦。方中柴胡、黄芩内清少阳郁热；柴胡、桂枝相配，助力外疏而通达郁阳；龙骨、牡蛎重镇安神，理怯定惊；郁金活血泄热，凉血清心；茯苓安心神，利小便；太子参、大枣益气养营，扶正祛邪；合欢皮、炒酸枣仁、首乌藤疏肝活血，养心安神。诸药合用，共奏和解少阳、镇惊安神之功。

二诊时，患者症状有所改善，但效果并不显著，遂重新审视患者，见其形体瘦削，面色暗沉，皮肤色素沉着，上肢肌肤甲错，舌下络脉瘀紫，脉弦细带涩。结合患者失眠日久，兼有气瘿，颈前胀闷为情志不舒，肝郁气滞犯脾，痰浊内生，痰气互结，循经上行，结于喉结之处而成，久病入络，阻碍脉道。本案患者心情焦虑，气机郁滞，日久不愈，久病入络，致营卫失调、血行不畅。不寐的病机本为阴阳失交、阳不入于阴，综合考虑，该案患者不寐的病机为气机不畅、瘀血阻滞脉道、阳不得入于阴，故夜不寐。遂调整处方，予血府逐瘀汤加减。

血府逐瘀汤出自王清任的《医林改错》，治胸中血府血瘀之证，症见头痛、胸痛、胸不任物、胸任重物、天亮出汗、食自胸右下、心里热、瞀闷、急躁、夜睡多梦、呃逆、饮水即呛、不眠、小儿夜啼、心跳心忙、夜不安、俗言肝气病、干呕、晚发一阵热。方中桃仁破血行滞而润燥，红花活血祛瘀以止痛，共为君药。赤芍、川芎助君药活血祛瘀；牛膝活血通经，祛瘀止痛，引血下行，共为臣药。生地黄、当归养血益阴，清热凉血；桔梗、枳壳，一升一降，宽胸行气；柴胡疏肝解郁，升达清阳，与桔梗、枳壳同用，尤善理气行滞，使气行则血行，以上均为佐药。桔梗能载药上行，兼有使药之用；甘草调和诸药，亦为使药。合而用之，使血活瘀化气行，则诸症可愈，为治胸中血瘀证之良方。该方配伍也很有特点：一为活血与行气相伍，既行血分瘀滞，又解气分郁结；二为祛瘀与养血同施，则活血而无耗血之虑，行气又无伤阴之弊；三为升降兼顾，既能升达清阳，又可降泄下行，使气血调和。在血府逐瘀汤原方基础上，加酸枣仁养血安神，合欢皮活血解郁，首乌藤安神助眠。诸药合用，患者服药后病情大为改善。

点睛：患者首诊用柴胡加龙牡汤看上去应该是对症的，但是效果并不明显。临床上我们也会碰到这样的情况，明明辨证应该无误，但就是效果不好。当患者复诊时，我们应该怎么办？我们要重新审视我们的辨证是否真的无误，是否漏掉了什么？还是需要重新思考，从别的思路入手？就算是辨证无误，也要思考选方用药有无改进的空间？包括患者是否遵守医嘱？比如，外感风寒服桂枝汤后，有无啜服热稀粥助发汗会直接影响疗效；黄连阿胶鸡子黄汤用与不用鸡子黄效果也不一样。医生经常不交代，患者也经常嫌麻烦不用，用的时候如果不注意，汤药太烫时放进去就成蛋花汤了，这些都会影响疗效，需要一一跟患者仔细交代清楚。

对这个患者来说，入睡困难，眠浅易醒，常因心悸惊醒，平时易紧张，服药后也有一定的效果，继续守方加减本属常规思维，但我一直强调要重视得病的"人"，辨证要回到对"人"的解读上面去。复诊时我再次审视患者，这是一位老年女性，比较紧张焦虑（描述自己病情时喋喋不休），引起我关注的是其形体瘦削，面色暗沉，肌肤甲错，平时舌诊时我一般不会去看舌下络脉，因为看到这个患者肌肤甲错，特意看了其舌下络脉，果然舌下络脉瘀紫，重新感受其脉象，脉是弦细，但弦细中的确带有一丝涩感，结合其病史已有10余年，时有颈前胀闷感，当属气机阻滞，瘀血内停，遂改方血府逐瘀汤得佳效。这个医案给我们最大的启示还是要重视得病的"人"，重视望诊，重视舌脉，谨守病机，方得始终。

三、肝胆脾胃系疾病

1. 四逆辈一剂止久泻

陈某，男，38岁。2023年5月6日初诊。

主诉：反复腹泻1年，加重2个月。

刻诊：反复腹泻，精神疲倦，多汗，动则汗出，盗汗多，自觉性功能减退，近2个月腹泻症状有所加重，自觉后腰部冷，后腰部怕风吹，腰部受凉后（吹空调或运动后出汗）腹泻即作，呈水样便，偶有口干。既往有2型糖尿病病史多年，服西药治疗，近期外院检查糖化血红蛋白8.2%，空腹血糖8.6mmol/L。

舌脉：舌淡暗，苔白，脉沉细。

西医诊断：肠易激综合征，2型糖尿病。

中医诊断：泄泻（脾肾阳虚，水湿内停）。

治法：温补脾肾，助阳止泻。

处方：附子理中汤加减。

黑顺片10g（先煎），党参30g，白术10g，干姜10g，炙甘草5g，肉桂10g，盐补骨脂15g，茯苓20g，泽泻20g，胡芦巴15g，盐杜仲15g，薏苡仁30g。

8剂，水煎服。

二诊（2023年5月27日）：患者服药后现已无腹泻，腰腹冰冷感改善，近期大便偏干，汗出较多，易口干，运动少，空腹血糖12～13mmol/L。舌淡暗，苔白，脉沉细。上方去泽泻、薏苡仁，加葛根30g、牡蛎20g。8剂，水煎服。

三诊（2023年6月14日）：患者服药后精神好，上述症状进一步改善，大便干结改善，舌淡红，苔白，脉沉细。上方去葛根。8剂，水煎服。

四诊（2023年7月5日）：患者服药后精神好，腰部冰凉感不明显，诸症进一步改善，大便正常，舌苔稍白腻。上方加法半夏15g。8剂，水煎服。

按语：本案患者以"反复腹泻1年，加重2个月"来诊，腰部受凉后腹泻伴自汗、盗汗、腰部冰冷、性功能下降等症状，考虑为阴证、虚证，结合其舌脉象，辨证为脾肾阳虚、水湿内停。脾肾阳虚，不能温煦，脾失运化，水湿内停，故腹泻即作，完谷不化，甚则水样便；命门虚衰，阴寒内生，故腰部冰凉重坠；脾阳虚，气血运化失司，不能上荣头目，故见精神疲倦。

根据《伤寒论》中"太阴之为病，腹满而吐，食不下，自利益甚，时腹自痛，下之，必胸下结硬""自利不渴者，属太阴，以其脏有寒故也，当温之，宜服四逆辈"。"辈"指一类的意思，指的是四逆汤一类的方。四逆汤由附子、干姜、甘草组成，理中汤由人参、白术、干姜、炙甘草四味药组成，当属"四逆辈"无疑。因此，后世把此方作为太阴病的主方。

治疗当以温补脾肾之阳为先，方拟附子理中汤加减。方中附子、干姜温中祛寒；党参健脾生津，补肠中津液；茯苓、泽泻、薏苡仁健脾利水湿；白术健脾燥湿，止汗；肉桂、补骨脂、杜仲、葫芦巴温补脾肾。二诊时，患者腹泻即止，反而见大便偏干，故去渗利之泽泻、薏苡仁；出汗较多，考虑全方温补，遂于方中加牡蛎，收敛固涩，调和全方温补之性。三诊时，患者精神明显改善，汗出减少，大便亦进一步顺畅。四诊时，患者腰部冰冷已不明显，大便顺畅，但见其苔白腻，方中加入法半夏以运化水湿。

点睛：患者仅就诊一次，服药后腹泻即止，后期针对其症状略作加减，疗效显著。这些经验提示我们，临证时应首辨阴阳虚实，再辨脏腑、六经。这个病案从四诊来看，当属阴证、虚证，阳虚明显；脏腑辨证属脾肾阳虚；六经辨证当属太阴。

虽然我们选方是附子理中汤，但从实际开方的架构来看，还要看到更多的内容，例如方中包含四逆汤，附子理中汤本就是四逆汤合理中汤的合方；还有一个方子是肾着汤，即甘草干姜茯苓白术汤。肾着汤出自《金匮要略》，其言："肾着之病，其人身体重，腰中冷，如坐水中，形如水状，反不渴，小便自利，饮食如故，病属下焦，身劳汗出，衣里冷湿，久久得之，腰以下冷痛，腹重如带五千钱，甘姜苓术汤主之。"本方乃治寒湿之邪痹着于腰部之证，因腰为肾之府，所以名"肾着"。寒湿虽痹着腰部，但以中阳不足、寒湿在下焦困阻阳气为病机关键，故其治法不在温肾以散寒，重在培土以胜水。方中干姜取其辛热之性，温中祛寒；茯苓淡渗利湿；白术燥湿健脾；甘草调和诸药。白术培土，茯苓利水，干姜温阳，甘草补中，合用共奏温阳化湿之功。

2. 分消二便除黄疸

郑某，男，54岁。2024年4月22日初诊。

前期诊治经过：患者有多年吸烟及酗酒史，未戒烟酒，每日饮白酒约半斤，以"全身皮肤黄染半月余"为主诉于2024年4月20日收入院（中山市沙溪隆都医院）。患者半个月前无明显诱因出现全身皮肤黄染，纳差，乏力，易疲倦，尿色深黄，进食后间有恶心、呕吐，大便色黄稀烂，排便次数增多，胃纳差，无畏寒、发热，无明显腹痛，症状无好转，上述症状逐渐加重。患者现为入院第3天，入院后予护肝、退黄、制酸、抗感染、纠正电解质紊乱、营养支持、对症等治疗，患者症状持续，遂邀余会诊。

刻诊：精神疲倦，面目、皮肤黄染，黄色鲜明，尿黄，伴全身疲乏，肢体微颤，胃纳差，口干口苦，大便溏烂转为干结，少许腹胀，无腹痛。

辅助检查：血常规示血红蛋白（HGB）94g/L，血小板（PLT）66×10⁹/L；肝功能检查示谷丙转氨酶（ALT）132U/L，谷草转氨酶（AST）378U/L，白蛋白（ALB）32.6g/L，总胆红素（TBIL）310.0μmol/L，直接胆红素（DBIL）178.4μmol/L；凝血功能检查示部分凝血酶原时间（APTT）42.0秒，凝血酶原时间（PT）16.4秒，凝血酶时间（TT）22.8秒，纤维蛋白原（FIB）1.44g/L；电解质检查示K⁺ 1.71mmol/L；感染8项检查示乙型肝炎病毒表明抗体（HBsAb）阳性、乙型肝炎病毒核心抗体（HBcAb）阳性、丙型肝炎抗体（Anti-

HCV）阳性；肾功能、甲状腺功能、大便常规等未见异常。上腹部CT示脂肪肝伴多灶性结节样脂肪浸润，与肝内多发血管平滑肌瘤病综合征相鉴别，建议行MRI检查；上腹部MR增强示肝硬化、脾大、门静脉高压及腹水，多发肝硬化结节，胆囊炎。

舌脉：舌淡红，苔中根部黑燥，脉弦滑。

西医诊断：酒精性肝硬化，丙型病毒性肝炎，胆囊炎。

中医诊断：黄疸——阳黄（湿热蕴结，邪犯少阳阳明）。

治法：清热利湿，通腑退黄。

处方：大柴胡汤合茵陈四苓汤加减。

柴胡15g，黄芩10g，枳实10g，赤芍20g，制大黄5g，茵陈30g，茯苓20g，泽泻20g，鸡骨草20g，炙甘草5g。

3剂，水煎服，每日1剂。

二诊（2024年4月26日）：患者全身皮肤黄染较前减轻，乏力症状改善，胃纳一般，大便稀溏，小便较前转清，黑燥苔减少。将上方中枳实改为枳壳，去制大黄。3剂，水煎服。

三诊（2024年4月29日）：复查血钾3.30mmol/L，ALT 82U/L，AST 164U/L，TBIL 230μmol/L，DBIL 146μmol/L，癌胚抗原（CEA）5.05ng/mL，甲胎蛋白（AFP）1.85ng/mL。黄疸较入院时明显减轻，肝功能好转，患者自觉症状明显改善，要求出院，遂予签字办理出院。

按语： 本案患者以眼黄、身黄、尿黄，黄色鲜明为主症，结合患者有酗酒史及辅助检查结果，当属中医黄疸——阳黄范畴。患者酗酒多年，损伤肝、胆、脾、胃，疏泄运化失职，湿浊内生，从阳化热，发为阳黄，如《金匮要略·黄疸病脉证并治》所载"谷气不消，胃中苦浊，浊气下流……身体尽黄，名曰谷疸"。黄疸主要侵犯肝胆，肝胆疏泄失职，致胆汁不循常道，随血泛溢，引起目黄、身黄、尿黄等症；胆胃郁热，湿热内阻伤津，故见口干口苦；湿性黏滞，易阻遏气机，纳差、身困、腹胀，为湿热之邪困阻脾胃气机、升降失调所致；舌苔中根部黑燥，说明湿热之邪结于胃肠；大便溏烂转为干结，则有阳明腑实之象；脉弦滑，亦为湿热内蕴之征。

方选大柴胡汤合茵陈四苓汤加减。《伤寒论·辨太阳病脉证并治下》云："伤寒发热，汗出不解，心中痞硬，呕吐而下利者，大柴胡汤主之。"《金匮要略·腹满寒疝宿食病脉证》云："按之心下满痛者，此为实也，当下之，宜大柴胡汤。"大柴胡汤主治邪在半表半里而兼腑实，气滞于中，升降不利。吴谦在《医宗金鉴·删补名医方论》中言："柴胡证在，又复有里，故立少阳两解法也。以小柴胡汤加枳实、芍药者，仍解其外以和其内也。去参、草者，以里不虚。少加大黄，以泻结热……枳、芍得大黄之少，攻半里之效徐，虽云下之，亦下中之和剂也。"故以大柴胡汤和解少阳、疏通胃腑。方中以柴胡为君药，配黄芩和解清热，以除少阳之邪；虽有阳明腑实，但舌苔尚淡，故选用制大黄，配枳实行气消痞，以内泄阳明热结；赤芍取其清热凉血、散瘀之功，与制大黄相配可治腹中热结，与枳实相伍可以理气和血，为佐药；因患者无胃气上逆之征，故去半夏、生姜；加茵陈、鸡骨草清热利湿退黄；茯苓、泽泻健脾渗湿利小便；炙甘草调和诸药。茵陈、茯苓、泽泻亦是取茵陈四苓汤之意，引湿热之邪从小便而出。诸药合用，使湿热之邪从大小便分消，共奏清热利湿、通腑退黄之功。患者服药3剂后，湿热之邪渐退，黄疸明显改善，腑气通畅，故去大黄，将枳实改为枳壳。正如《药性赋》所言"宽中下气，枳壳缓而枳实速也"。

点睛：从这个患者来看，"阴黄""阳黄"很容易分辨，但如果单纯去读《中医内科学》教材，就会被"热重于湿"的茵陈蒿汤证和"湿重于热"的茵陈五苓散证所局限。辨证就在于立足患病之人，找准病因病机。本案患者常年酗酒，为仲景所称之"酒客"，历代医家对酒客均从湿热论之，如注解《伤寒论》的医家成无己所注"酒客内热"，陈修园所注"湿热蕴于内"，柯韵伯亦谓"平素好酒，湿热在中"等。喻嘉言在《寓意草·论钱小鲁嗜酒积热之证》中言："夫酒者清冽之物……先从胃入胆，胆为清净之府，同气相求故也……其次从胃入肠，膀胱渗之……其烈性实惟胆独当之。"这一段更是明确指出了饮酒之后酒在体内的消化代谢路径，酒顺势入胃，其清者性纯剽悍，烈性似肝胆相火，同气相求而入肝胆，其浊者从胃入肠，再从膀胱排出体外。以上均说明，常年酗酒之人，易损伤肝胆脾胃，病及少阳、阳明，导致湿热内蕴，尤易伤胆腑，从而引发黄疸。本案患者的病因病机便是如此,其根本病机为湿热阻滞,肝胆脾胃功能失调,胆液不循常道,随血外溢。在辨治上自当谨守病机,视其湿热之邪主要在半表半里之少阳,兼有阳明之腑实,故治疗亦当以和解少阳之邪为主,辅以通阳明腑实,选用大柴胡汤治之。在深刻理解经方原方组方原理的前提下,不被原方固化,灵活加减化裁,方能运用自如。就如本案,视患者病位之所在及邪正盛衰之关系,如不用半夏、生姜;茵陈、茯苓、泽泻合用,取茵陈四苓汤之意,将湿热之邪从大小二便分消祛之。且此方关键之药在于大黄之用,大黄泻下攻积,清热泻火,凉血解毒,逐瘀通经,然不同的炮制方法功效各有不同:生大黄长于泻下攻积,制大黄泻下攻积之力稍缓,酒大黄则长于活血逐瘀。患者需用大黄通腑,然腑实尚不重,故不用生大黄以防伤胃,只予轻用少量制大黄,且中病即止。整个诊疗过程立足审证求因,把握其发生黄疸之酒客体质,紧扣病机,用药加减有度,故短期即获佳效。

3. 肥癖当用大柴胡

尹某,男,40岁。2023年9月16日初诊。

主诉:反复腹胀1年余。

刻诊:全腹部胀闷,无腹痛,稍进食则加重,矢气后减轻,活动后疲劳感明显,少许头晕,时觉口干舌燥,口苦,胃纳可,因腹胀不敢多进食,大便黏,小便黄。既往血糖升高,有高血压病史,服降压药控制,血压控制尚可。形体肥胖,体重95kg,身高175cm。

辅助检查:甘油三酯4.26 mmol/L,γ-谷氨酰转移酶72U/L,糖化血红蛋白6.8%,葡萄糖5.10 mmol/L,彩超提示轻度脂肪肝、肝囊肿。

舌脉:舌暗红,苔黄腻,脉沉弦。

西医诊断:代谢综合征,高血压,2型糖尿病,高甘油三酯血症,脂肪肝。

中医诊断:肥癖(少阳阳明合病,湿浊内蕴)。

治法:清热燥湿,行气消滞。

处方：大柴胡汤加减。

柴胡10g，黄芩10g，法半夏15g，党参30g，干姜10g，熟大黄10g，黄连10g，葛根30g，赤芍20g，槟榔10g，炒莱菔子20g，黑枣15g，炙甘草5g。

8剂，水煎服。

二诊（2023年9月23日）：患者服药后腹胀改善，口干口苦好转，大便质黏，舌脉同前。守前方8剂。

三诊（2023年10月23日）：患者诉服药后疲劳感、腹胀较前明显好转，口干口苦较前明显减轻，大便顺畅，舌苔薄黄，小便偏黄。

处方：柴胡15g，黄芩10g，法半夏15g，党参30g，干姜10g，熟大黄10g，黄连10g，赤芍20g，枳实10g，茵陈20g，木棉花15g，郁金15g，炙甘草5g。

8剂，水煎服。

按语：本案患者以腹胀为主诉，口干口苦，舌暗红，脉沉弦，应为气机阻滞，肝胆有热；其形体肥胖，大便黏滞，小便黄，苔黄腻，乃痰浊湿热积聚。六经辨证为少阳阳明合病，气机阻滞，湿热内盛，选大柴胡汤加减以通泄肝胆、阳明湿热。《伤寒论·辨发汗吐下后病脉证并治》云："太阳病，过经十余日，反二三下之，后四五日，柴胡证仍在者，先与小柴胡。呕不止，心下急，郁郁微烦者，为未解也，可与大柴胡汤，下之则愈。"《伤寒论·辨太阳病脉证并治下》云："伤寒发热，汗出不解，心中痞硬，呕吐而下利者，大柴胡汤主之。"

大柴胡汤治太阳表证已罢，邪入少阳，并兼阳明里实。伤寒发热，汗出不解，此非太阳表证不解，为邪犯少阳阳明，其发热为往来寒热；邪入少阳，胆热内郁，枢机不利，兼阳明里实，腑气壅遏，故腹胀，稍进食则加重，矢气后减轻；少阳胆热内郁，上犯于胃则呕吐、口干口苦，下迫于肠则下利；因胆胃邪热较盛，故其下利，以臭秽不爽、肛门灼热为特征。此证虽下利而燥结里实仍在，故用大柴胡汤和解与通下并施。大柴胡汤既可用于大便硬，亦可用于下利，症状虽相反，但究其病机，皆因少阳枢机不利兼阳明里实所致。因湿热内盛，又在方中加了葛根芩连汤（葛根、黄芩、黄连、甘草），本方为治身热下利之代表方，虽能清里解表，但以清里热为主，症见下利臭秽、肛门灼热、小便黄赤等。为调畅气机，加槟榔、莱菔子行气导滞。首诊和二诊都是一样的处方，三诊时因腹胀已明显改善，就减掉槟榔、莱菔子等行气导滞药；小便偏黄，改用茵陈、木棉花清热化湿。

点睛：本案是一位形体肥胖（体重95kg，身高175cm），以腹胀为主诉的患者，一看就是体内痰湿重，腹胀为气机阻滞，口苦口干，舌苔黄腻，提示少阳郁热、阳明腑实、湿热都比较重，所以用大柴胡汤少阳阳明双解。大柴胡汤的辨证核心是柴胡证兼阳明里实，在治疗上要双解少阳阳明，偏于泻法。我的经验是大柴胡汤证不一定非要有大便干结，大便黏滞或者大便溏不代表就不能用大黄，《伤寒论》中不是也言"心中痞硬，呕吐而下利者"吗？无论是大便干结还是黏滞、溏烂，应该是比较臭秽的，用大黄把患者体内垃圾泻一泻、清一清，排出去后整个人就轻松了。

4. 釜底抽薪止呃逆

李某，男，55岁。

主诉：呃逆不止1周。

刻诊：呃逆逾1周，呃逆不止，甚则夜间不停，半夜时被呃逆扰醒。曾行针灸治疗，针灸治疗时呃逆可中止，治疗结束后又复发，严重影响工作和休息，近期大便不顺畅，胃脘易胀闷。

舌脉：舌淡红，苔白，脉弦有力。

西医诊断：膈肌痉挛。

中医诊断：呃逆（胃气上逆）。

治法：通腑导滞，行气和胃。

处方：小承气汤合四逆散加减。

枳实10g，姜厚朴15g，熟大黄5g（后下），槟榔10g，柴胡10g，白芍15g，乌药10g，丁香10g，木香10g（后下），炙甘草5g。

4剂，水煎服。

1剂后大便得通，呃逆即止，剩余3剂未再服。

按语： 呃逆是膈肌非自主重复性痉挛，致声门突然关闭，抑制空气内流，并发出特征性的声音。呃逆一过性发作很常见，持续性（2天）及顽固性（1个月）的呃逆并不常见，但尤为扰人。呃逆一证，总由胃气上逆动膈而成，需辨其虚实寒热。呃逆初起，呃声尚属有力，连续不断，多属实证；呃声有力，胸膈、胃脘胀闷不舒，脉弦，为气滞、气机不利、胃失和降。治疗以和胃降气为主。具体选方方面，考虑大便不畅、胃脘胀闷明显，予小承气汤通腑导滞，用大黄、枳实、厚朴通利大便，釜底抽薪，此乃上病下治之法。气机不畅，胃失和降，与肝之疏泄功能密切相关，合四逆散疏肝理气。槟榔辛散苦泄，既能行气消积以导滞，又能缓泻通便；乌药辛开温散，顺气畅中；丁香温中降逆，《蜀本草》谓其"疗呕逆甚验"；木香芳香辛散，擅调中宣滞，行气止痛。共助小承气汤、四逆散理气、导滞、降逆之用，方药对证，故1剂即愈。

点睛： 呃逆的辨治一般不难，临床上如果呃逆初起，呃声有力，多属实证；呃逆病久，气怯，声低无力，时止时续，多属虚证；若呃声沉缓，胸膈、胃脘不舒，得热则减，脉迟缓者，多为寒气客胃；若呃声响亮有力，口臭烦渴，大便秘结者，多为胃火上逆；若呃逆因情志不畅诱发或加重，胸胁、脘腹胀闷不舒，纳减，脉弦者，多为肝郁气滞；若呃声低而无力，纳少，便溏，脘腹不舒，喜温喜按，脉细弱者，多为脾胃阳虚；若呃声断续短促，口干舌燥，饥不欲食，舌红少苔，脉细数者，多为胃阴不足。

像这个案例，辨虚实当为实证，辨寒热则寒热不典型，没有明确的客寒或化热之象，但气机不畅比较典型，因此，辨为气机阻滞、胃失和降应该不难，采取相应的选方治疗一般应该有效。只是我们的治法另辟蹊径，关注到患者大便不顺畅，采取以通腑导滞为主的思路，釜底抽薪，上病下治，没想到竟获意外的佳效。条条大路通罗马，方法可以不一样，只要我们清楚罗马在哪里（明确病机）。

5. 四逆辈亦能治便秘

余某，女，25岁。2023年11月14日初诊。

主诉：大便排出困难2年余。

刻诊：便秘2年余，平时无便意，大便6～7天一行，大便难解，质干硬，有时亦软，排出困难，时有腹胀，无腹痛，时感腹部、四肢冷，口中和，胃纳尚可，小便顺畅。腹软，无压痛，腹部凉。

辅助检查：肠镜（2023年10月16日）示混合痔、回盲部炎、直肠炎；十二导联心电图（2023年10月11日）示窦性心动过缓，心率49次/分。

舌脉：舌淡胖，苔白腻，脉关尺弱。

西医诊断：习惯性便秘。

中医诊断：便秘（脾阳虚寒，寒湿凝滞）。

治法：温阳运脾，导滞通便。

处方：附子理中汤加味。

黑顺片10g（先煎），干姜10g，白术40g，党参30g，酒苁蓉30g，当归20g，枳实10g，姜厚朴10g，火炭母15g，救必应20g，炙甘草5g。

5剂，水煎服。

二诊（2023年11月21日）：患者服药后大便逐步顺畅，腹部冰凉改善，舌脉同前。药已对证，上方加陈皮10g。8剂，水煎服。

三诊（2024年1月6日）：距离上一次就诊已有1个多月，患者服药后至今已无排便困难，大便3～4天一行，大便质地正常，腹部无明显冰冷，自述仍有双手冰冷，守二诊方继服。8剂，水煎服。

按语：脾胃为后天之本、水谷之海，中气具有推动和温养的功能，中焦如沤，主运化，脾之运化功能失常，肠中糟粕久积，就会导致便秘。该患者时感腹部冰凉，舌淡胖，脉关尺弱，乃中阳虚寒之象；阳气不振，累及心阳，故见心率缓慢；阳气虚弱，不能蒸化津液，阴寒内结，糟粕不行，留于肠胃，肠道艰于传送，致排便困难而成冷秘；寒湿内蕴大肠，故见舌苔白腻。正如《金匮翼·便秘》所言"冷秘者，寒冷之气，横于肠胃，凝阴固结，阳气不行，津液不通"，故治疗当以温阳运脾为第一法则，方用附子理中汤加味。

方中附子温阳祛寒，以温运中阳；白术健脾燥湿；党参益气健脾；炙甘草补中扶正；肉苁蓉温补肾阳，润肠通便；当归辛甘而润，养血润肠；不用枳壳，改用枳实，合厚朴行气导滞通便；湿浊内蕴，以火炭母、救必应利湿消滞。诸药合用，温阳运脾，导滞通便，中焦脾土得运，气机畅通，大肠的传导功能得以恢复正常。

点睛：便秘是临床常见病，其病因不外虚、实、冷、热等方面，辨证不难，关键是要把握该患者属虚属寒的病机。"太阴之为病，腹满而吐，食不下，自利益甚，时腹自痛"，正常情况下理中丸、附子理中丸都可用于太阴病虚寒腹痛腹泻者。在实际运用中，只要把握住这个得病的"人"，把握住其属虚属寒的体质状态，把握住太阴脾阳虚寒的病机，均可运用理中辈，而无须顾虑是腹泻还是便秘。方子是死的，我们讲方证对应，这个证表面是症状，核心乃是病机，这就是我们一直强调的要具备"人－证－方"的中医临床思维能力。

具体用药方面，生白术通便，宜大剂量使用。《金匮要略·痉湿暍病脉证治》云："伤寒八九日，风湿相搏，身体疼烦，不能自转侧，不呕不渴，脉浮虚而涩者，桂枝附子汤主之。若大便坚，小便自利者，去桂加白术汤主之。""去桂加白术汤"又名"白术附子汤"，即"桂枝附子汤（桂枝、附子、生姜、大枣）"去桂枝加白术而成。这里的大便坚者就用了生白术。生白术是补脾之药，能健脾益气，燥湿利水。《本经逢原》谓："白术得中宫冲和之气，补脾胃药以之为君，脾土旺则清气升而精微上，浊气降而糟粕输。"用白术治疗便秘有三处需注意：适宜于脾虚内湿蕴结之象，如舌苔腻、大便虽然困难但并不干硬甚或难以成形者；治便秘白术宜生用；宜用较大剂量，一般30g以上，而一般常规剂量如10g常用于止泻。

6. 少女节食后遗症

林某，女，14岁。2020年8月14日初诊。

主诉：食入即吐反复2个月。

刻诊：患者为初中生，刚进入青春期，自认为体胖而节食近半年，近2个月来逐渐出现厌食，纳差，食入即吐，日渐消瘦，无胃脘痛，大便可，口干。外院诊断为"神经性呕吐"，对症治疗效果差。

舌脉：舌稍红，苔白，脉细。

西医诊断：神经性呕吐。

中医诊断：噎膈（寒热格拒）。

治法：辛开苦降，醒脾和胃。

处方：干姜黄芩黄连人参汤加减。

干姜10g，黄芩10g，黄连5g，党参20g，陈皮10g，砂仁10g（后下），焦山楂15g，炙甘草5g。

5剂，水煎服。嘱患者服药时需一勺一勺缓缓服用。

二诊：患者服药1剂后即效，近1周呕吐未再发作，胃纳明显改善。上方加麦芽20g。8剂，水煎服。

按语：本案患者长期节食，脾胃早伤，气虚不化，更致厌食、纳差；舌稍红，口干为中焦积热之象。食入即呕乃逐渐形成，吐逆更伤脾胃，而成恶性循环，形成上热下寒、格拒不通之证。《伤寒论》曰："伤寒本自寒下，医复吐下之，寒格更逆吐下，若食入口即吐，干姜黄芩黄连人参汤主之。"本证虽未用药吐下，但长期节食，脾胃早伤，吐逆渐呈愈演愈烈之势，其理与条文吻合。

方选干姜黄芩黄连人参汤，清上温下，辛开苦降，醒脾和胃，降逆止呕。方中黄芩、黄连苦寒泻降，以清上热；干姜辛温，直入中焦，守而不走，温阳开结以散脾寒，并制约芩、连苦寒伤胃；党参甘温，补脾益气，扶助正气；陈皮理气运脾以燥湿；砂仁醒脾和胃以降逆；焦山楂消食化积以开胃；炙甘草调和诸药。诸药相配，辛开苦降甘补，清上温下补中，醒脾和胃降逆，故1剂即效。二诊时加入麦芽，健脾消食，数剂即得阴阳协调，上下相通，不呕能食。

点睛：脾伤则清浊不分，阳格于上，阴沉于下，故用药上宜有分寸。如仅用寒药以治下，则必格拒不入，既入亦将引起上热之加剧，皆不利于病。

本方取黄芩、黄连之寒及干姜之热，寒热异气，分走上下，以达清上温下之效，合以党参之补益，陈皮、砂仁、山楂之醒脾和胃降逆，补而不滞。食入即吐，担心胃不受药，特别叮嘱患者服药时每次一匙，小量频服，处处考虑胃之受纳能力，方可复胃气而逐阴邪，食欲大开，数月的困扰一扫而光。

医家解读：伤寒本自寒下，当指素日患虚寒下利，医者误用吐法或下法，反致寒热格拒。医者不辨，复用涌吐、攻下诸法，更伤脾胃，引邪入内，邪热内陷于上，阳气重伤于下，以致上热下寒，寒热格拒益甚。中焦脾胃升降受阻，上热则胃气不降，浊热不去，故饮食入口即吐；下寒则脾气不升，清气下趋，故下利。证属上热下寒，寒热格拒，故治以干姜黄芩黄连人参汤，寒温并用，清上温下，辛开苦降，调和脾胃。

徐灵胎："此属厥阴条。寒格自用干姜，吐下自用芩、连。因误治而虚其正气，则用人参。分途而治，无所不包，又各不相碍，古方之所以入化也。"

黄元御："本自内寒下利，医复吐下之，中气愈败，寒邪阻隔，胃气更逆，脾气更陷，吐下不止。若食方入口即吐者，是中脘虚寒，而上焦有热。宜干姜黄连黄芩人参汤，干姜、人参，温补中脘之虚寒，黄连、黄芩，清泻上焦之虚热也。"

尤在泾："伤寒本自寒下，盖即太阴腹满自利之证，医不知而复吐下之，里气遂虚，阴寒益甚，胃中之阳，被格而上逆，脾中之阴，被抑而下注，得不倍增吐下乎？至食入口即吐，则逆之甚矣。若以寒治逆，则寒下转增，或仅投温剂，则必格拒而不入，故以连、芩之苦，以通寒格，参、姜之温，以复正气，而逐阴邪也。"

7. 腹胀缘于脾虚作祟

杨某，男，52岁。2024年7月17日初诊。

主诉：腹胀伴头胀3年余。

刻诊：患者3年余前不明原因出现腹胀，进食后腹胀更明显，伴呃逆反酸，食冷易腹泻，大便3～4次/日，不成形，无恶心呕吐，腹胀同时伴见头胀，兼左侧耳鸣，自觉前额发紧，如药贴敷状，近来性欲降低，记忆力减退，胃纳一般，睡眠可，无明显口干口苦，近来小便正常，大便成形。

舌脉：舌淡胖，苔白稍腻，脉弦细。

西医诊断：胃肠功能紊乱。

中医诊断：腹胀（脾虚气滞，水饮内停）。

治法：健脾化饮，宽中除满。

处方：厚朴生姜半夏甘草人参汤合苓桂术甘汤加减。

姜厚朴15g，生姜15g，法半夏15g，炙甘草5g，党参20g，茯苓20g，白术10g，桂枝10g，仙鹤草20g，泽泻20g。

5剂，水煎服。

二诊（2024年7月24日）：患者服药后腹胀、反酸情况明显缓解，胃纳改善，时觉口干，小便多，矢气多，大便正常，仍有头部胀闷晕眩感，舌脉同前。上方加首乌藤30g。8剂，水煎服。

按语：本案患者因腹胀伴头胀3年余就诊，四诊合参，属于中医学"腹胀"范畴。《灵枢·胀论》云："脾胀者，善哕，四肢烦悗，体重不能胜衣，卧不安……胃胀者，腹满，胃脘痛，鼻闻焦臭，妨于食，大便难。大肠胀者，肠鸣而痛濯濯，冬日重感于寒，则飧泄不化。小肠胀者，少腹膜胀，引腰而痛。"本病的基本病机为脾胃运化功能失常，升降失调，腹中脏腑气机壅滞。脾胃主受纳、运化，升清降浊。纳运升降如常，则腹中脏腑气机调畅。患者脾胃虚弱导致运化功能失常，升降失调，脾胃、大小肠气机壅滞，故发为腹胀。腹胀致水饮停滞，水饮上蒙清窍，故见头胀、耳鸣。

方选厚朴生姜半夏甘草人参汤合苓桂术甘汤加减，厚朴生姜半夏甘草人参汤出自《伤寒论》，其云："发汗后，腹胀满者，厚朴生姜半夏甘草人参汤主之。"方中厚朴味苦性温，善于下气行散，除胃中滞气而燥脾湿，泄满消胀；生姜、半夏辛温，前者宣散通阳，行胃中滞气，后者开结豁痰，除胃中逆气，两者与厚朴为伍，苦降辛开；甘草为佐，补气益脾；将人参改为党参，以加强补益脾气之效。患者腹胀同时兼头胀闷，舌苔白腻，考虑为水饮上泛之头眩，与"若吐、若下后，心下逆满，气上冲胸，起则头眩，脉沉紧，发汗则动经，身为振振摇者，茯苓桂枝白术甘草汤主之"相对应，故合用苓桂术甘汤健脾利水化气，同时加用仙鹤草补虚扶正，泽泻加强利水化湿之功。二诊时，患者诉服药后胃纳、腹胀、反酸情况明显缓解，方已对证，加首乌藤30g以养血安神。

点睛：临床实践中，真正用厚朴生姜半夏人参汤治太阳病发汗后所致的脾虚气滞腹胀满的机会并不多，但这并不意味着该方失去了实际意义。该方具有消胀除满、补泻并行之功，凡病机与之相同者，无论病因为何，皆可用之。

前代医家对此早有体会，正如周凤岐所言"遇脾虚作胀者，辄借用之，而脾虚夹积，泄泻不节，投之犹有特效"。其实，不少治疗脾胃不和、中焦气机升降失调的效方，亦多从此方化裁而来。本案患者脾虚湿盛而胀，若单服芩、芍寒凉之品，非但水湿不去，且脾阳更虚，故其胀愈甚，而厚朴生姜半夏甘草人参汤健脾行气，正好对应本虚标实的病机。唯该方针对的是中焦脾胃，患者长期头胀闷，为脾阳不足、水饮内生、上蒙清窍，故加用苓桂术甘汤温阳化饮，两方合用，标本兼顾，方能一击即中。"人"的背后是其脾胃虚弱的素体，采用的两个经方均符合方证对应的辨证思路，核心的"证"其实是病机，即脾虚气滞、水饮上犯。

临床上通常有以下三种情况的腹胀：一是虚胀，特征为腹满时减、喜温喜按，得温得按则减轻，治用理中汤类温中散寒。二是实胀，特征为"腹满不减，减不足言"，按之痛，治用承气汤类通泻里实。三是厚朴生姜半夏甘草人参汤证，证属虚中夹实，腹胀一般多表现为上午轻，下午重，傍晚尤重，但腹胀发作时不喜温按。在病机上以脾气虚弱为本，以痰湿阻滞、气机不利为标，属虚实夹杂。厚朴苦温，行气燥湿、宽中消满；生姜、半夏辛温，行气散结，化痰导滞；人参、甘草甘温，补益脾气而助运化。诸药配合，补而不壅，消而不损，为消补兼施之剂。但本证腹胀满，是以有形之水湿内停、气机壅滞为主，故温化水饮、行气消满之药用量大，而补脾益气之药用量相对来说少些，可以称作"补四消六"之法。

8. 危急吐利投此方

黄某，女，60岁。2024年6月4日初诊。

主诉：腹部绞痛、腹泻、呕吐1天。

刻诊：昨日下午洗澡后受凉，晚饭时开始胃脘隐痛，晚上疼痛加重并扩散至全腹绞痛，冷汗淋漓，恶心呕吐，呕出晚餐进食的全

部食物，腹泻水样便1次，急予口服制酸、解痉药，热水袋外敷后疼痛有所缓解，现腹部仍隐隐作痛，全身虚脱无力，冷汗出，恶寒，手足厥冷，口中和。

舌脉：舌淡红，苔白，脉细尺弱。

西医诊断：急性胃肠炎。

中医诊断：腹痛（寒邪入中，阳气暴脱）。

治法：回阳益气，救逆固脱。

处方：制附子15g（先煎），干姜10g，炙甘草10g，红参10g。

3剂，水煎服。

患者当天中午煎药，下午六点回复说"两碗神药下肚，已经龙精虎猛啦"！

按语：本案患者素体阳虚，洗澡受凉，寒气直入少阴，发为寒厥吐利。《素问·厥论》曰："阳气衰于下，则为寒厥。"病致寒邪深入少阴，阳气衰微，阴阳之气不相顺接，内则腹痛下利，呕吐不渴；外则四肢厥冷，恶寒倦卧，神疲欲寐，为阴寒独盛之危候，此时非大剂辛热不足以回阳破阴而救逆！"霍乱呕吐，下利清谷，手足厥冷，脉沉而迟者，四逆汤主之"。方用四逆汤回阳救逆，以大辛大热之附子为君药，温阳逐寒，补益先天命门真火；干姜温中焦之阳而除里寒，助附子回阳，为臣药；炙甘草既能益气温中，又可缓姜、附辛烈之性，合而回阳救逆，又不至于有暴散之虞，故名"四逆汤"。四逆汤原有下利，利止而四逆证仍在，是吐利之后，阴血大伤之故，所以于四逆汤中加入大补元气之红参，名曰四逆加人参汤，益气固脱，使阳气复，阴血自生。故1剂药煎作两碗下肚后，阳气暴脱之体即恢复龙精虎猛，不愧为"四逆汤"也！

点睛：患者受寒后剧烈腹痛、呕吐、下利、恶寒，一派阴寒内盛之象，发作时完全符合"四逆汤"证，吐泻之后利虽止，四逆证仍在，但津液已耗伤，此时用药要考虑到气脱津亏之疾病变化过程。《伤寒论·辨霍乱病脉证并治》云："恶寒，脉微而复利，利止亡血也，四逆加人参汤主之。"本方证是以阳气欲亡、阴液欲竭为主要病机的病证，与四逆汤证之不同是不仅亡阳，还亡阴。方证相应，服药1剂后即阳气回、阴液复，仲景方真神效也！连患者都盛赞为

"神药"！

四逆辈以附子为君药，正如《本草正义》所云"附子本是辛温大热，其性善走，故为通行十二经纯阳之要药，外则达皮毛而除表寒，里则达下元而温痼冷，彻内彻外，凡三焦经络，诸脏诸腑，果有真寒，无不可治"。

医家解读：

陈修园："四味回阳饮，治元阳虚脱，危在顷刻者。"

魏荔彤："于温中之中，佐以补虚生津之品，凡病后亡血津枯者，皆可用也，不止霍乱也，不止伤寒吐下后也。"

成无己："恶寒脉微而利者，阳虚阴胜也，利止，则津液内竭，故云亡血。《金匮玉函》曰：水竭则无血，与四逆汤温经助阳，加人参生津液益血。"

尤在泾："恶寒脉紧者，寒邪在外也，恶寒脉微者，阳虚而阴胜也，则其利为阴寒而非阳热，其止亦非邪尽而为亡血矣。故当与四逆以温里，加人参以补虚益血也。按此条本非霍乱证，仲景以为霍乱之后，多有里虚不足而当温养者，故特隶于此欤。"

张令韶："恶寒脉微者，阳气虚也，阳虚故复利，霍乱本先利，故曰复利也。夫中焦取汁，化而为血，下利则伤其中焦之气，血之根源亏矣，虽利止，然血已亡也，用四逆汤以补阳气，加入人参以滋中焦之汁。"

刘渡舟："四逆汤治阳虚阴盛而见恶寒、脉微、下利为甚之证。若因下利津液内竭，无物可下，而下利自止的，则以四逆加人参汤治疗为宜。方用四逆汤补阳虚以胜阴寒，加人参生津益气，以补下后之虚。"

9. 结肠癌术后泄泻从厥阴论治

欧某，男，64岁。2021年2月1日初诊。

刻诊：结肠癌术后2年复发，CT检查见直肠结节，里急后重，肛门灼热感，大便2～3次/日，大便先干后溏，腹胀，矢气多，纳可，无明显腹痛，不能食凉，进食生冷则大便溏烂加重，小便有泡沫，不欲饮水，腹部皮肤温度正常。

舌脉：舌暗淡，苔白，脉细弦尺弱。

西医诊断：结肠癌术后复发。

中医诊断：结肠癌（厥阴病寒热错杂）。

治法：清上温下。

处方：乌梅丸加减。

乌梅15g，黑顺片10g（先煎），桂枝10g，细辛5g，干姜5g，花椒5g，黄连5g，黄柏5g，当归10g，党参30g，僵蚕10g，豆蔻10g（后下），石榴皮10g，炙甘草5g。

5剂，水煎服。

二诊（2021年2月8日）：患者服药后大便性状好转，偶有便后肛门灼热感，易矢气，矢气后腹胀缓解，纳可，舌脉同前。上方去干姜、僵蚕、豆蔻，加刘寄奴10g、救必应20g。5剂，水煎服。

三诊（2021年2月22日）：患者大便已成形，偶有便后肛门灼热感，便时流鼻涕明显。上方去石榴皮、刘寄奴。5剂，水煎服。

四诊（2021年3月8日）：患者大便顺畅，精神好，肛门灼热感已不明显，矢气缓解，偶有右胁肋胀闷不适。上方加醋莪术10g、刘寄奴10g。8剂，水煎服。

按语：本案患者为结肠癌术后病情复发，大便溏烂频繁，大便先干后溏，不能耐受寒凉之品，尺脉弱，证属脾肾阳虚。患者时有里急后重，肛门灼热感，考虑内有湿热，热迫大肠。故病机属寒热错杂，以乌梅丸清上温下，僵蚕轻清走表，豆蔻温中涩肠，石榴皮酸涩能收敛涩肠止泻。二诊时，患者大便情况有好转，继守前方，去豆蔻防止过于温燥，加刘寄奴活血化瘀，救必应利湿止泻。三诊时，患者大便已成形，故去石榴皮等收敛之品。四诊时，患者诸症基本缓解，右胁肋胀痛，加醋莪术行气止痛。纵观本案诊疗过程，始终把握寒热错杂的病机，乌梅丸虽为寒温并用之方，但组方总体以温药为主，符合患者下寒为主的病机，故以乌梅丸治之，效果明显。

10. 小儿异功散治疗成人疳证

洪某，女，25岁。2024年8月17日初诊。

主诉：月经不规律、失眠2年。

刻诊：患者2年前因行面部血管瘤手术后，插胃管进流质饮食半年，进食减少，随后出现纳差，不欲食，稍进食即有胃脘胀满感，间有反酸，易出现腹泻，每周腹泻1～2次，大便溏，伴完谷不化，疲倦乏力，近2年体重减轻约10kg。月经不规律，周期紊乱，15～30天一行，月经量少，经行3～7天不等，伴痛经，痛甚时全身出冷汗，疼痛难忍，白带较多，偏清稀，有异味，偶有豆腐渣样改变。情绪不稳定，急躁易怒，经前乳房胀痛，睡眠差，难入睡，易早醒，小便尚调。

体格检查：体重43kg，身高160cm，形体瘦弱，面色少华，神疲乏力，语声低微，腹软，全腹无压痛及反跳痛。

舌脉：舌淡红，有齿痕，苔薄白，脉细。

西医诊断：胃肠功能紊乱，消瘦，月经失调。

中医诊断：疳证（脾虚胃弱）。

治法：补气健脾，行气导滞。

处方：小儿异功散。

党参30g，茯苓15g，白术15g，炙甘草5g，生姜10g，黑枣15g，陈皮10g，仙鹤草20g，炒麦芽30g，焦山楂15g，鸡内金10g。

8剂，水煎服。

外治法配以针刺四缝穴。

按语：本案患者因手术后进食流质食物，损伤脾胃。脾胃为后天之本、气血生化之源。脾胃气虚，受纳、健运乏力，逐步出现纳差；失却水谷精微之濡养，脾胃进一步损耗，脾虚湿浊内生，水谷不化，故时见大便溏泄、完谷不化；脾主肌肉，脾胃气虚，肌肉无所禀受，则日渐消瘦；气血生化不足，不荣于面，故面色少华；脾为肺之母，脾气一虚，肺气先弱，故语声低微；脾胃运化失司，气血生化无源，胞宫无以滋养，故月经不规律、月经量少；血虚无以荣养，不荣则痛，而见痛经；气血亏虚，肝失所养，疏泄失职，故见急躁易怒、乳房胀痛；脾主运化，脾虚水湿下注，故带下多，甚则呈豆腐渣样。总的病机为脾胃虚弱、运化失司，涉及脾胃肝肾，而发生一系列病理变化，但病因主要责之于脾胃虚弱。故治病求本，从芸芸众症中把握本案患者的主要病机，予异功散治疗。异功散具有补气健脾、行气化滞之效。方中君药为党参，大补元气，健脾养胃；白术苦温，健脾燥湿；茯苓甘淡，渗湿健脾；陈皮芳香醒脾，理气调中；甘草甘温调中；生姜、黑枣培土和中。全方补而不滞，加仙鹤草补虚，炒麦芽健脾疏肝，焦山楂、鸡内金健脾开胃，以助脾土运化，脾土一健，气血乃生，诸症自然迎刃而解。

点睛：临床面对患者的诸多症状描述，我们如何追根溯源，把握病机以辨证施治？例如，本案患者就诊时主诉是月经不规律、失眠等症，经仔细问诊，方揭开谜团。患者因2年前手术后胃管进食流食长达半年，出现一系列脾胃虚弱表现，随之乳房胀痛、月经不规律、月经量少、带下多、睡眠障碍等肝气郁结、天癸受损、气血俱虚、湿浊内生等候接踵而至。患者肝郁脾虚，气虚血亦虚，是否应该气血同治、肝脾同调？是否应用归脾汤、柴胡疏肝散等方？同样都要健运脾胃，是否还应健脾祛湿、醒脾化湿？能否应用参苓白术散、香砂六君子汤之属？

归脾汤出自《济生方》，其方证为因思虑过度、劳伤心脾、气血亏虚所致，属心脾两虚，以气血不足的一派虚象为主。本案患者症状虚实夹杂，以脾气虚为主，运化失职，如用本方恐进补太过，加重湿郁。柴胡疏肝散出自《景岳全书》，功效为疏肝解郁、行气止痛，以调肝气、散气郁为主，健脾补气作用不大，对本案患者之脾虚无以为补，中焦之枢无力运化，故不适用。参苓白术散出自《太平惠民和剂局方》，主治脾虚内湿阻滞，《医方集解》云"此足太阴、阳明药也，治脾胃者，补其虚、除其湿、行气滞、调其气而已"，可见本方的主要功效为益气健脾、渗湿止泻，而本案患者虽有纳差、腹泻、带下较多，但舌苔不腻，虽有太阴水湿，但程度不重，故未选用此方。香砂六君子汤主治脾胃虚弱，痰阻气滞中焦，主要症状为纳呆、嗳气、脘腹胀满或疼痛，多用于脾虚痰湿之人，而本案患者痰湿之象不显，本方偏温燥，易耗伤肝之阴血，加重诸症，故未选用此方。而异功散应用于本案例中则是直面患者脾胃虚弱的病机，患者稍进食即感觉胃脘胀满，可见其脾胃受纳水谷能力之弱，连最基本的水谷精微也无力受纳运化，就更别说养血、益肾等滋补之法，只能先考虑健运脾胃，中焦枢机运转，气血乃生，胞宫得以濡养，肝血充足，肝气得舒，脾土方能与肝木制衡，诸症随之而解。

异功散出自《小儿药证直诀》，口感芳香甘甜，能健脾醒胃，甘温缓补，更兼理气健脾，治疗小儿脾胃虚弱殊为贴切，在此基础上加用炒麦芽、焦山楂、鸡内金以健脾消食、醒脾开胃。总之，本案标本俱存，应单刀直入以治本，一切以脾土健运为目标。张璐言："气虚者补之以甘。参苓术草，甘温益胃，有健运之功，具冲和之德，故为君子。若合之以二陈，则补中微有消导之意……盖人之一身，以胃气为本，胃气旺，则五脏受荫，胃气伤，则百病丛生，故凡病久不愈，诸药不效者，惟有益胃补肾两途，故用四君子随证加减。无论寒热补泻，先培中土，使药引津气四布则周身之机运流通，水谷精微敷布，何患其药之不效哉？是知四君六君为司命之本也。"

本案未完待续，患者疗效值得期待。

四、脑系疾病

1. 太少论治经行头痛

刘某，女，37岁。2023年9月13日初诊。

主诉：月经前后头痛近4年。

刻诊：患者近4年来，每于月经前后头痛发作，以经前头痛发作居多，有时为经后头痛，位置不固定，有时太阳穴，有时枕部，时觉恶风，疼痛严重时出冷汗，恶心欲呕，痛处喜按，休息后可缓解，如为经前头痛，至行经时即可缓解，如为经后头痛，一般持续2～3天后可缓解。平时无痛经，月经量少，色暗，有血块，月经多属后期，一般延迟1周左右。末次月经为2023年8月14日，近两日头痛又开始发作，症如前。

舌脉：舌淡暗，苔薄白，脉细。

西医诊断：偏头痛。

中医诊断：头痛（太阳、少阳合病，兼气血亏虚）。

治法：两解太少，和营养血。

处方：柴胡桂枝汤合四物汤加减。

北柴胡10g，黄芩片10g，法半夏10g，人参片10g，桂枝10g，白芍15g，生姜10g，炙甘草5g，大枣15g，熟地黄20g，当归10g，川芎10g，醋延胡索15g。

8剂，水煎服。

二诊（2023年9月27日）：患者末次月经为2023年9月14日，此次月经前后均无头痛发作，休息欠佳时头痛曾轻微发作1次，舌脉同前。上方去延胡索，加黄芪20g。8剂，水煎服。

按语：视其舌淡暗，苔薄白，切其脉细，加之月经前后头痛，以经前头痛居多，位置不固定，有时在太阳穴，有时在枕部，恶风，疼痛严重时出冷汗，恶心欲呕，痛处喜按，休息后可缓解，无痛经，月经量少，色暗，有血块，为太阳风邪不解，少阳经气不舒，兼气血亏虚之证。气虚则推动无力，气血运行不畅，经后血虚，不能上荣于头面，气血亏虚，清窍失养而发为头痛。用柴胡桂枝汤合四物汤以两解太少、和营养血。

柴胡桂枝汤出自《伤寒论》，其言："伤寒六七日，发热微恶寒，支节烦疼，微呕，心下支结，外证未去者，柴胡桂枝汤主之。"小柴胡汤中柴胡配伍黄芩，一散一清，调畅气机；人参补中益气，扶正以祛邪；生姜助半夏和胃降逆；大枣助人参补中益气；甘草调和诸药。桂枝汤中桂枝、白芍相配，辛散解表而不伤阴、敛阴合营而不恋邪，白芍与甘草相配使酸甘化阴以助阴，桂枝配甘草辛甘化阳以助阳，白芍、大枣相配，益阴敛营以合营，桂枝配生姜辛散解肌以调卫，生姜大枣相配温补脾胃以和营卫。四物汤中熟地黄滋养肝肾，大补阴血；当归养血活血，和营调经；白芍益气敛营，养血柔肝；川芎行气开郁，活血止痛；加延胡索以活血行气止痛。二诊时，患者经期前后无头痛，唯休息欠佳时头痛发作1次，仍需加强补气，故加入黄芪补气固表。

点睛：本案患者为女性，头痛之特点为规律性发作，与月经周期有明确的关系，经前头痛居多，乃少阳经气不舒；恶风，为太阳风邪未解。故用本方，取其少阳为枢，以小柴胡汤开枢转机，使病邪向外转输；用桂枝汤使风邪从太阳而解，则诸症自愈。柴胡桂枝汤适用于外感病由表入里、表证未解除、半表半里症状也出现时的情况。为什么要加四物汤？头痛有时也会在月经后发生，经后血虚，不能上荣于头面，故用四物汤和营养血。抓好方证对应，厘清头痛发生的诱因，用方的思路自然就出来了。

国医大师伍炳彩认为，柴胡桂枝汤病机本质就是太阳表证未解，邪犯少阳，病位按六经辨证来说为太阳、少阳两经并病；按八纲辨证来说属于阳病，表里同病，偏于寒证、实证；按气血辨证来说应以气分为主；按脏腑辨证来说应涉及肝、胆、脾、胃。本方以小柴胡汤半量，和解少阳枢机，扶正达邪；桂枝汤半量解肌祛风，调和营卫。但凡症见发热，微恶风寒，肢节烦疼，微呕，胸胁心下如有物支撑感，伴有舌苔薄白、脉浮弦者，皆可使用，临证时只要能反映外证未解、少阳枢机不利的病机特点，但见一证便是，不必悉具。伍炳彩国医大师在使用柴胡桂枝汤时，多根据问诊中是否有太阳穴处、两侧颈动脉处、两胁肋处等少阳经循行部位疼痛，是否有口苦、反酸、嗳气等胆热症状，是否容易出汗，是否喜风吹，是否怕冷，是否有项背疼痛等太阳表证来审证用药。

方剂比较：①柴胡桂枝汤与小柴胡汤　柴胡桂枝汤与小柴胡汤都可以治疗寒热往来、胸胁苦满、恶心呕吐等症。柴胡桂枝汤证兼有发热恶寒、肢节疼痛等太阳病证，而小柴胡汤证只有少阳病证。②柴胡桂枝汤与桂枝汤　柴胡桂枝汤与桂枝汤都可以治疗发热恶寒、肢节疼痛等症。柴胡桂枝汤证兼有胸胁苦满、恶心呕吐等少阳病证，而桂枝汤证只有太阳表虚证。

2．十年寒凝头痛从厥阴论治

黄某，女，43岁。2023年9月23日初诊。

主诉：反复头痛10余年。

刻诊：遇冷时头痛发作明显，休息欠佳易头痛发作，每次发作持续半天左右，长则持续3天，疼痛部位多在颠顶及双侧太阳穴，严重时伴恶心欲呕，曾在多家医院检查，诊断为"偏头痛"，反复治疗均无效。平时头部恶风，双足底怕冷明显，需着袜子睡觉，近20年月经量极少，平时久坐后双髋部少许疼痛、活动不利。伴失眠易醒，醒后难入睡，口干明显，夜间为甚，饮水不解渴，小便尚可。

舌脉：舌暗淡，苔薄白，脉沉细。

西医诊断：偏头痛。

中医诊断：头痛（血虚寒凝）。

治法：温经养血，散寒止痛。

处方：当归四逆汤合吴茱萸生姜汤加减。

当归10g，桂枝10g，白芍10g，细辛5g，通草5g，炙甘草5g，吴茱萸10g，生姜10g，制附子10g（先煎），熟地黄20g，山茱萸

15g，牛膝15g，首乌藤15g。

8剂，水煎服。

二诊（2023年10月7日）：患者服药后，发作频率及程度已见缓解，2周发作2次，吹风、疲乏时颠顶头痛发作，卧床休息后即可自行缓解。仍有失眠，醒后难入睡，但口渴有所缓解。

处方：当归10g，桂枝10g，白芍10g，细辛5g，通草5g，炙甘草5g，吴茱萸10g，生姜10g，制附子10g（先煎），黄芪30g，川芎10g，首乌藤30g。

8剂，水煎服。

按语：本案患者头痛多年，当属内伤头痛，头痛部位多在颠顶及头之两侧，从经络循行部位来看应归为厥阴、少阳两经，疼痛反复，多在遇冷、疲劳时发生，当属寒、属虚。气血亏虚为其发病基础，若气血充盛，则腠理致密，卫外坚固，不易受外邪侵袭；若气血不足，营血亏虚，头目失于温煦濡养，不荣则痛；卫外不固，则易感受寒邪，寒为阴邪，性主收引，使经络血脉凝滞，不通则痛；血虚与寒凝互为因果，共同致病。患者近20年月经量极少，双足底怕冷，平时需着袜子睡觉，失眠易醒，脉沉细，均提示营血亏虚、阳气不足、心脾血脉失于濡养。综上所述，盖因血虚不荣，卫外不利，阴寒凝滞，不通则痛，证属血虚寒凝，方用当归四逆汤合吴茱萸生姜汤加减。

当归四逆汤为仲景治厥阴病之主方，出自《伤寒论·辨厥阴病脉证并治》。桂林古本《伤寒论》中言当归四逆汤善治"营卫不和"所致的"疼痛如掣"。因素体血虚，卫外不固，寒邪乘虚入里，伤及阳气，阳虚运血无力，致寒凝血瘀，瘀血阻滞脑络，则头痛如掣，此当归四逆汤之主证。当归四逆汤合吴茱萸生姜汤证可用于"其人内有久寒者"。

方中当归甘温，补血活血为君，补血使脑窍得荣，助营卫调和，活血可化瘀行血，使气血通畅；桂枝味辛性温，温经散寒，助血脉温通；白芍养血调经，柔肝止痛，与桂枝相配，调和营卫，同时又可缓急止痛；细辛、通草为佐药，细辛味辛性温，祛风散寒而止头痛，助桂枝温通血脉，通草淡渗利尿兼通血脉；甘草补中益气，兼调药性；因"内有久寒"，加吴茱萸降肝胃之寒，使阴寒之邪不上凌；生姜辛温散寒；因阳气匮乏，其脉沉细，加通行十二经的附子以温阳散寒；首乌藤养血通络；熟地黄、山茱萸、牛膝补肾养血，以滋化源。全方以补益为先，温消并行，温阳散寒，又养血通脉，故患者服药后10余年的顽疾已初见成效。二诊时，考虑患者疲乏时病亦发作，卧床休息可缓解，为气血均亏，遂稍调整方案，减去补肾养血之熟地黄、山茱萸、牛膝，加黄芪、川芎加强补气，气血同调，气行以助血行。

点睛：本案疗效佳的前提在于辨证准确，如果单纯依据《中医内科学》的思路，辨为内伤头痛不难，但内伤头痛又细分为肝阳头痛、气虚头痛、血虚头痛、肾虚头痛、痰浊头痛、瘀血头痛，走的是按脏腑辨证的思路，用在这个病案上面就容易犯糊涂。如果从"人－证－方"的思维模式来看，这个患者的体质一定是虚寒的，从经方的方证来看，只要熟读经方，就可以看到这个患者简直就是照着当归四逆汤、当归四逆加吴茱萸生姜汤的方证来生病的，平时晚上睡觉都要穿袜子，那不是手足厥寒吗？脉沉细不就相当于"脉细欲绝"吗？患者病程10余年，反复发作，那不是"其人内有久寒"吗？结合两方血虚寒凝的方证特点，方证对应，自然方子就开出来了。

需要注意的是，当归四逆汤证的手足厥冷不同于阳微阴盛的四逆汤证，是血虚寒凝不能荣于脉，所以脉细欲绝；四肢失于温养，所以手足厥寒，否则就要用通脉四逆汤回阳救逆。本证大多因平素血虚，再加气血被寒邪所遏，故需养血益营，温通血脉；因素有久寒，再加吴茱萸、生姜，即当归四逆汤加吴茱萸生姜汤，正如张锡纯所言"内有凝寒，重加吴萸、生姜，温通经气"。

可能有人会问，当归四逆汤重用大枣，为什么我们方子里不用大枣？大枣在原方里是补气养营血的，这里倒不是刻意不用，而是当时考虑患者长期月经量极少，血虚比较严重，月经源于"天癸"，与肾的关系密切，故从治本的角度用了熟地黄、山茱萸、牛膝补肾养血，既然已经用了这些药，就没有必要再用大枣了。当然，就算加上大枣，也是没有问题的，我们讲究理法方药，一方一药都要有凭有据。

另外，还有人会问，这个患者"口干明显，夜间为甚，饮水不解渴"，为什么没有关注？应该怎么去思考？我认为，口干明显，可以是津液绝对不足，比如各种原因造成的津液耗损；也可以是津液相对不足，比如阳不化气，水液不得蒸化上承而表现为口干。从这个患者的体质状态看，更可能是第二种情况，中医讲求治病求本，兼夹症比如失眠、口干等的处理不可能面面俱到，我们还是要把治疗重点放在温经散寒养血上，之后还可以根据治疗的反应、进程等做相应的调整，关键是选准大方向。从治疗反应来看，二诊时患者的口干也有所缓解，说明前面的判断是正确的。

3. 高血压头晕也能补

李某，男，66岁。2023年7月15日初诊。

主诉：头目不清，头部昏沉感1年。

刻诊：患者既往有高血压、颈椎病病史多年，长期服用降压药治疗，血压控制尚可。近1年不明原因出现头目不清，头部昏沉感，伴持续性精神困顿，疲乏无力，晨起精神可，午后加重，自觉颈部僵硬。无视物旋转、手麻、肢体乏力等不适。外院相关专科检查未见明显异常，因血压控制好，怀疑系服降压药导致头晕，自行停用降压药已有3个月，停药期间血压稳定，头晕仍持续，严重影响生活质量，多处就医，中西医治疗效果均不理想。

舌脉：舌淡，苔薄白，脉右稍弦，左脉细弦。

西医诊断：高血压，颈椎病。

中医诊断：眩晕（气虚清阳不升）。

处方：益气聪明汤加减。

黄芪30g，炙甘草10g，人参15g，升麻5g，葛根30g，蔓荆子10g，白芍10g，黄柏5g，黑枣15g，当归10g，石菖蒲15g，天麻15g。

8剂，水煎服。

二诊（2023年7月29日）：患者服药后诉精神大为改善，头目不清、头晕不适较前明显减轻，舌苔稍白腻。上方去当归，加泽泻

30g、川芎10g。8剂，水煎服。

按语： 本案患者因头目不清、头部晕沉感来诊，伴持续性精神困顿，疲乏无力，而且症状是休息一夜，晨起时为轻，中午甚，午后加重。应属气虚、中气不足、清阳不升，治宜益气升清。《医方集解》谓："五脏皆禀气于脾胃，以达于九窍；烦劳伤中，使冲和之气不能上升，故目昏而耳聋也。" 李东垣曰："凡医者不理脾胃及养血安神，治标不治本，是不明正理也。"方用益气聪明汤，该方出自《东垣试效方》，是金元四大家之一的李东垣所创，顾名思义，益气聪明汤的主要功效是聪耳明目。原方由黄芪半两、甘草半两、芍药一钱、黄柏一钱（酒制，锉，炒黄）、人参半两、升麻三钱、葛根三钱、蔓荆子一钱半组成。原书论此方的功效为"令目广大，久服无内外障、耳鸣耳聋之患。又令精神过倍，元气自益，身轻体健，耳目聪明"。因本方能使耳聪目明，故以"益气聪明汤"为方名。

所谓益气者，是指本方具有补益中气之用；聪明者，是为视听灵敏、聪颖智慧之意。方中重用人参、黄芪，大补脾气；升麻、葛根轻扬升发，能入阳明，鼓舞胃气，上行头目。两组药合用，一补一升，使气有所生，且气得上达。黄柏入肾，可以坚阴，兼能清热泻火；白芍敛阴，和血柔肝，因耳为肾窍、目为肝窍，故用二药调肝补肾。蔓荆子清利头目，甘草甘缓以和脾胃。诸药合而用之，能补中气，升清阳，善治中气不足、清阳不升而导致的头痛眩晕、视物不清、耳鸣耳聋等症。再适当辅以黑枣、当归益气养血；石菖蒲开窍醒神，《本草从新》谓其"辛苦而温，芳香而散，开心窍，利九窍，明耳目"；天麻平肝息风，《珍珠囊》谓其"治风虚眩晕头痛"。诸药合用，标本兼顾，中气得充，清阳得升，自然头目清明。二诊去当归，加川芎，走而不守，能行能散，助气血上行达于颠顶；因舌苔稍白腻，加泽泻淡渗利湿，《日华子本草》谓其"主头旋，耳虚鸣"。方药对证，困扰患者1年余的症状烟消云散。

点睛： 本案患者主诉为头目不清、头部晕沉感，既往有高血压、颈椎病病史多年，曾长期服用降压药治疗，如果不具备中医思维，很容易走入"肝阳上亢""气滞血瘀"之类的套路式思维，平肝潜阳、改善供血等药物缘何无效？辨证不当也！什么才算具备中医思维？眼睛要盯住得病的"人"，而不要关注他的"病"，不要被高血压、颈椎病，被检查报告单牵着鼻子走。这个患者表现为头目不清，头部晕沉，伴随症状为疲乏无力，休息后缓解，活动后加重，结合舌脉，当属虚证，当以补虚为主，方向正确，选方用药才不至于南辕北辙。

在具体的选方上，应注意与补中益气汤鉴别（虽然大方向上没有原则性问题）：益气聪明汤主要治疗上气不足诸证，主治饮食不节，劳役形体，脾胃不足，耳鸣或多年目暗，视物不能。而补中益气汤主要治疗中气不足证，主治脾胃气虚，少气懒言，四肢无力，困倦少食，饮食乏味，不耐劳累，动则气短；或气虚发热，气高而喘，身热而烦，渴喜热饮，其脉洪大，按之无力，皮肤不任风寒，而生寒热头痛；或气虚下陷，久泻脱肛。

我的观点是，益气聪明汤主要是为五官九窍之病所设，善疗耳目诸疾。肾开窍于耳，肝开窍于目，故此方属于肝肾同治。《医方集解》云："参芪甘温以补脾胃；甘草甘缓以和脾胃；干葛、升麻、蔓荆轻扬升发，能入阳明，鼓舞胃气，上行头目；中气既足，清阳上升，则九窍通利，耳聪而目明矣。白芍敛阴和血；黄柏补肾生水。盖目为肝窍，耳为肾窍，故又用二者平肝滋肾也。"《医方论》谓："此方重脾胃而兼治肝肾，立意最精。"

《灵枢·口问》曰："上气不足，脑为之不满，耳为之苦鸣，头为之苦倾，目为之眩。"从这些症状来看，耳、头、目之所以不适，皆源于上气不足，不能濡养耳窍、脑窍和眼窍。为何益气聪明汤能治上气不足诸证呢？其一，脾胃为气血化生之源，若"内伤脾胃，百病由生"；其二，上气不足是与中气不足、下气不足相对而言的气虚的一种表现，上气之所以不足多由于中气不足、清气不升所致，而其根本病因即在于脾虚。李东垣谓"脾胃虚则九窍不通"，即此意，凡九窍不通利，虽然各属五脏，但归根结底与脾相关，此方之所以能治头面诸窍病，正是此理的发挥。这也提醒我们，临床上的头面七窍诸病，都要重视中焦脾胃的调理。

4. 脑梗死从外风治

李某，女，59岁。初诊。

主诉：言语不利14小时余。

前期诊疗经过：患者家属代诉，患者于2024年8月17日22:00左右出现言语不利，伴反应迟钝，无头晕，无胸闷胸痛，无肢体乏力，无呕吐，无腹泻。当时未予重视，现来急诊就诊，症状基本同前。既往有高血压病史。

体格检查：神清，对答切题，伸舌居中，四肢肌力5级，肌张力正常。

诊断：脑卒中（原因待查）。

辅助检查：颅脑CT示左侧基底节区可疑脑梗，胸部CT未见明显异常。心脏彩超示符合高血压性心脏改变。随机血糖6.3mmol/L，血钾3.47mmol/L，血钠136mmol/L。

处理：急诊予阿司匹林、氯吡格雷、阿托伐他汀、雷贝拉唑钠治疗。

2024年8月24日（发病后7天）于康复科门诊治疗。

门诊病历记录：患者言语不利，拒绝住院。家属代诉降压药经常漏服。颅脑MR检查示左侧基底节亚急性期出血，内部少量出血可能。

西医诊断：脑梗死恢复期，高血压。

康复科治疗措施：阿司匹林、阿托伐他汀、雷贝拉唑钠、胞磷胆碱钠，以及针刺、康复治疗配合。

2024年9月28日（发病后42天）于李乐愚教授门诊治疗。

患者脑梗死发病后1个月余来诊，就诊时家属代诉患者于农历中元节前一晚出现脑梗死，先后在我院急诊留观及康复科治疗。现患者左侧面颊持续性麻木伴瘙痒，言语謇涩，记忆力差，易紧张，急躁，每次情绪急躁、紧张时出现四肢乏力，劳力后易心悸，恶风，不耐空调，无汗出，无肢体麻木。既往有高血压病史，未规律服药控制血压。

舌脉：舌淡红，苔薄白腻，脉细稍浮。

西医诊断：脑梗死恢复期，高血压。

中医诊断：中风（风邪入中）。

治法：祛风活血，益气化痰。

处方：小续命汤加减。

蜜麻黄10g，苦杏仁10g（捣碎），桂枝10g，防风10g，当归10g，川芎10g，赤芍15g，黄芪20g，首乌藤30g，黑顺片10g（先煎），石菖蒲10g，竹茹15g，炙甘草5g。

8剂，水煎服。

二诊（2024年10月19日）：患者服中药后语言较前流利，乏力减轻，但劳累后仍易气促气喘，睡眠不佳，口苦，近3年来经常足跟疼痛，舌脉同前。上方去竹茹，加知母10g。12剂，水煎服。

三诊（2024年11月8日）：患者语言流利，自诉面部麻木、瘙痒已完全消失，乏力明显减轻，现遗留左侧足跟痛，睡眠不佳，舌淡，苔白，脉细。患者要求服中药解决失眠问题。

处方：夏枯草20g，法半夏15g，百合30g，紫苏10g，薏苡仁30g，威灵仙20g，延胡索15g，姜黄10g，合欢皮20g，首乌藤30g。

10剂，水煎服。

按语： 本案患者发生脑梗死已42天，以"左侧面颊持续性麻木瘙痒、言语謇涩"为主诉，为典型的"风邪入中"之象，《金匮要略·中风历节病脉证并治》曰："邪在于络，肌肤不仁；邪在于经，即重不胜；邪入于府，即不识人；邪入于脏，舌即难言，口吐涎。"患者正气亏虚，风邪入中，入于肌表腠理，营血失和，故见肌肤麻木瘙痒；夹痰浊入于清窍，清窍被蒙，故见言语謇涩、记忆力差；此时正值南方盛夏，旁人皆着短袖，而患者着长衫，仍恶风不耐空调，无汗，脉细中带浮，为风邪稽留太阳肌表之候；易乏力、劳力后气促心悸、脉细均为素体气血本虚；形体偏胖，容易紧张急躁，每遇情绪急躁紧张时自觉四肢乏力，苔白腻，提示素来痰火内扰。综合四诊，患者为素体气血本虚，痰火内蕴，风邪入中，入于经络，上犯清窍而发病，治当以祛风为要，兼以化痰、益气、活血之法，方选小续命汤加减。

方中麻黄、桂枝、防风、杏仁发表散寒；附子通行十二经脉，助辛温药驱散风邪；芍药、当归、川芎养血和营；黄芪益气升阳；石菖蒲理气活血，豁痰开窍；竹茹清热化痰；首乌藤养血祛风通络；甘草调和诸药。诸药相合，辛温发散以祛风，益气养血以扶正。

点睛：小续命汤最早记载于东晋时期著名医家陈延之的《小品方》，因该方治疗中风效果显著，被当时众医奉为"诸汤之最要"。续命汤自古以来就是历代医生治疗中风的重要方剂，如大、小续命汤，收录在《古今录验》里，是古代五脏偏枯中风的通治方，《金匮要略》中也有收录，孙思邈在《备急千金要方》中确定其功用为扶正祛风，主治外中风之口眼歪斜、筋脉拘急、半身不遂等症。这些方子被唐宋医家奉为治风的准绳，在唐宋以前辨治真中风，主要就是用这些续命汤来加减化裁，治愈率是很高的。孙思邈曾患中风，靠续命汤完全康复，其深有体会，他认为"依古法用大、小续命二汤，通治五脏偏枯贼风""续命汤……效如神""诸风服之皆验，不令人虚"。明末清初医家汪昂在《汤头歌诀》中小续命汤的按语中言"此方今人罕用，然古今风方，多从此方损益为治"。说明续命汤是古代治风的基本方。陈修园在《医学三字经》中对续命汤的理解更为深刻而简要，其言："人百病，首中风，骤然得，八方通，闭与脱，大不同，开邪闭，续命雄。"

到了金元时期，对中风的认识开始转变，逐渐抛弃了中风从风论治的大法。刘河间、李东垣、朱丹溪、张从正等医家各持一说，刘河间主心火暴盛；张从正主肝风内动；李东垣主形盛气衰，本气自病；朱丹溪主湿痰生热。后世大都效法这些学说，认为中风是心火、痰热、肝风内动等所致，治之多平肝潜阳、清火化痰，将自古辨治中风的良方续命汤弃而不用。西医学进入中国后，对中医冲击巨大，因现代药理认为附子、麻黄、桂枝有升高血压的副作用，基本被禁用，被遗忘在角落之中。

这个医案的治疗经过还有点小故事。我一直认为，中医的理论有很多，学习者往往被绕来绕去，觉得这个理论有道理，那个理论也对，但一到落地实施就茫然不知取舍了。我也一直强调，中医的生命力在疗效，中医是实践中走出来的，我们对各种理论既要包容，也要保持清醒的认识，检验的核心在于能否用于临床。小续命汤我之前从没有运用过，这么多年没有用过自然就背不全其方子，但能够掌握该方的方证，所以我在门诊接诊这个患者时，一眼就看出这是小续命汤方证，遂让学生把小续命汤方子找出来，在此基础上加减化裁，开方时就很有信心，结果也印证了我们理法方药的正确性。哪怕当时背不住这个方子，但的的确确，当时的思辨过程就是按照"人–证–方"的思维模式来进行的，辨出"人"的体质特征，辨出正虚风邪入中的核心证据，小续命汤这个方子就呼之欲出了。

五、肾系疾病

1. 慢性睾丸痛之辨证分析

冼某，男，58岁。2024年1月20日初诊。

主诉：右侧睾丸反复胀痛1年，疼痛加重1周。

刻诊：患者既往有糖尿病周围神经病变病史，长期于我院门诊接受规范治疗，血糖控制可。近1年右侧睾丸反复胀痛，在我院泌尿外科治疗。泌尿外科在2023年6月27日至2024年1月15日治疗期间完善相关专科检查，诊断为睾丸鞘膜积液、精索炎。泌尿外科先后予除湿止痛胶囊、木香元胡胶囊、双氯芬酸钠、坦索罗辛缓释胶囊对症治疗，以及中药健脾化湿、疏肝行气疗法，效果均不明显。此次就诊因患者进食煎炸热气食物后右侧睾丸疼痛加重1周，以胀痛为主，以右侧疼痛为主，疼痛向右侧腹股沟放射，双侧睾丸轻度缩小，张力下降，右侧精索增粗，压痛，小便频数，小便不黄，大便2次/日，患者诉平素易生热气，易发口腔溃疡。

辅助检查：阴囊彩超（2023年6月27日）结果示右侧睾丸鞘膜积液，附睾未见异常。精索静脉+阴囊彩超（2023年10月7日）结果示右侧睾丸、精索鞘膜积液，交通性鞘膜积液待排，附睾未见异常。

舌脉：舌质暗红，苔薄白腻，脉弦。

西医诊断：睾丸鞘膜积液，精索炎。

中医诊断：子痛（下焦瘀热互结）。

治法：泄热逐瘀。

处方：桃核承气汤加减。

桃仁10g，大黄10g，桂枝10g，芒硝10g，炙甘草5g，牡丹皮10g，荔枝核15g，皂角刺15g，蒲公英20g。

5剂，水煎服。

二诊（2024年1月27日）：患者服药后睾丸胀痛较前减轻，晨起两侧睾丸大小对称，晚间右侧睾丸稍肿胀，大便日行3～4次。舌暗红，苔白，脉弦。上方加王不留行10g。5剂，水煎服。

三诊（2024年2月3日）：患者服药后睾丸胀痛明显改善，已无明显疼痛，偶有睾丸胀，大便2次/日，成形，平时易反复口腔溃疡，近期复发。上方去王不留行，加生蒲黄10g。5剂，水煎服。

按语： 子痛是以慢性睾丸疼痛为主要临床特点的一种男科常见病证，是成年男子的常见病、多发病。其病因错综复杂，多因湿热下注、蕴结肝经、窜扰精室、精败瘀滞、肾气不固而成，为本虚标实、寒热夹杂之证。虚者多累及脾肾二脏，实者多为湿热蕴结、气滞血瘀。若单用一方一药治疗，难以顾全。故遵"谨守病机，各司其属……令其调达，而致和平"之古训辨证施治。

回顾本案患者，已被右侧睾丸疼痛折磨一年有余，身心俱疲，心情烦躁。

就诊时其脉弦，《素问·平人气象论》云："脉急者，曰疝瘕少腹痛。"此处"急"，指弦急，弦主病在肝。《灵枢·邪气脏腑病形》云："诸急者多寒。"足厥阴肝脉，过阴器，抵少腹，故气滞血瘀，少腹疼痛者，脉必弦急。明代医家吴崑云："急，弦急也，是为厥阴病脉，故曰疝瘕少腹痛。"

其舌质暗红，提示有瘀热于内。就诊时患者右侧睾丸疼痛明显，胀痛，且胀痛向右侧腹股沟放射，双侧睾丸轻度缩小、张力下降，右侧精索增粗，压痛明显。《血证论》云："世谓血块为瘀，清血非瘀，黑色为瘀，鲜血非瘀，此论不确。盖血初离经，清血也，鲜血也。然既是离经之血，虽清血、鲜血，亦是瘀血。"患者右侧精索增粗，压痛，此为离经之血成瘀所致。《素问·至真要大论》云："诸胀腹大，皆属于热。"《素问·热论》云："六日厥阴受之，厥阴脉循阴器而络于肝，故烦满而囊缩。"以上论述与本案患者双侧睾丸轻度缩小、张力下降症状不谋而合。就患者体质而言，平素易生热气、口腔溃疡，此次就诊即因饮食不节、食用煎炸热气导致，因此本案患者病性不离瘀热与瘀血互结，病位位于下焦。

分析至此，此案患者乃瘀热、瘀血互结，蓄于下焦之证。

桃核承气汤出自《伤寒论·辨太阳病脉证并治中》,其言:"太阳病不解,热结膀胱,其人如狂,血自下,下者愈。其外不解者,尚未可攻,当先解其外;外解已,但少腹急结者,乃可攻之,宜桃核承气汤。"

《伤寒论》明确了此蓄血证为热邪与瘀血互结所致,表现为其人如狂,少腹急结,虽病位在膀胱,但涉及整个少腹。至于血瘀在何处用桃核承气汤治疗,请看以下"热结膀胱"病位观点表格(表1)。

表1　"热结膀胱"病位观点表

	膀胱	成无己
	小肠	刘渡舟
"热结膀胱"病位观点	大肠	高学山
	三焦	汪苓友
	瘀血在静脉网丰富的腹骶盆腔里	胡希恕

以上内容皆为医家基于自身医学知识体系及临床实践所得出的结论,而从古代医案记载及现代临床应用发现,《伤寒论》中蓄血三方(桃核承气汤、抵当汤、抵当丸)可用于治疗上中下三焦蓄血证、神志疾病、皮肤病等,且其病机不离乎瘀热互结。桃核承气汤具有清热活血祛瘀之效,其病机为瘀热互结于中下焦。

"其人如狂"病机不离热邪上扰心神这一核心要义。在临床实践中,"如狂"可视为热邪上扰心神所致的精神情志方面的变化,亦可视为患者病情较重、因疼痛剧烈而出现的烦躁狂乱,"其人如狂"描述与本案患者心情烦躁一致。

"少腹急结"之症,陈修园言:"但见少腹急结者,无形之热邪结而为有形之蓄血。"《伤寒来苏集》云:"冲任之血,会于少腹。热极则血不下而反结,故急。"大多医家认为此为瘀血停滞下焦、气血瘀滞不通所致。

桃核承气汤的病机为瘀热互结,"蓄血"是辨证和治疗的关键。其中"蓄血"一词出自《伤寒论》,其言"其人喜忘者,必有蓄血"。《说文解字》释"蓄"字为"积",而"瘀"字同样解为"积血",故可理解蓄血当有瘀血之意。"热结膀胱,其人如狂,宜桃核承气汤",

从"热结膀胱"可以推断蓄血证是由热邪与瘀血相互郁结而成。因此，以桃核承气汤为代表的方剂所开创的通腑活血的治法对现代临床仍具有深远影响。

再次回看本案患者，首诊方的底方为桃核承气汤。方中桃仁活血破瘀，以治瘀血内闭之证；桂枝通行血脉，助桃仁活血行瘀；大黄下瘀泄热，与桃仁合用，瘀热并治；芒硝泄热软坚，助大黄下瘀泄热；炙甘草护胃安中，缓和诸药的峻烈之性。加牡丹皮以清热凉血，活血化瘀；加荔枝核以行气散结，祛寒止痛；皂角刺消肿托毒；蒲公英加强清热解毒之力。首诊主攻方向为清下焦瘀热，方药一击即中，疗效显著，坚定了患者此证可治愈的信心。后续诊疗中，随症加减，王不留行以活血通经，消肿敛疮；生蒲黄以生肌敛疮。后续几次复诊，患者疼痛明显改善。

附：慢性睾丸痛是临床常见病，其病因复杂，诊断困难，治疗棘手。依据不同的病因，慢性睾丸痛可分为特发性和继发性，特发性慢性睾丸痛约占慢性睾丸痛的50%，引起睾丸内容物疼痛的直接原因包括精索静脉曲张、精子肉芽肿、肿瘤、睾丸扭转、感染、鞘膜积液、创伤及手术，如输精管切除术和腹股沟疝修补术等导致的医源性损伤。睾丸部位的疼痛还可能是其他部位病变引起的牵涉痛，如输尿管结石、腹股沟疝、盆底肌痛、肌痉挛、椎间盘病变，以及罕见的腹膜后肿瘤、结节性多动脉炎和腹主动脉瘤等。此外，部分患者可能有精神疾病，包括诈病行为。

慢性睾丸痛的治疗目前尚无标准的治疗指南，主流的治疗方法包括保守治疗和手术治疗。保守治疗应首先考虑非侵入性和非毒性方法，如非甾体消炎药和抗生素的使用。手术治疗通常是保守治疗失败后的选择，不同的手术方法的适用性和疗效各有差异。

慢性睾丸痛属中医学"子痛""子痈"范畴，早在《内经》中就对其做了描述，《素问·缪刺论》曰："邪客于足厥阴之络，令人卒疝暴痛。"张子和在《儒门事亲·疝本肝经宜通勿塞状》中曰："两丸寒痛，亦足阳明脉气之所发也。"明代虞抟在《医学正传·疝气》中指出："子和论七疝，病源至为详悉，但其处方一以攻下之法为主治，不能使人无疑耳……夫热郁于中而寒束于外，宜其有非常之痛，故治法宜驱逐本经之湿热，消导下焦之瘀血。"医家多认为本病病机是肝郁气滞、寒滞肝脉、气滞血瘀或湿热等，治疗多以温经散寒、清利湿热、疏肝理气为主要原则，亦有以活血化瘀法治疗，也取得了较好的疗效。

常见辨证分型如下。

（1）肝郁气滞

睾丸、附睾又属"子器"，为肝经所络，而肝性条达，帅血而行，病则肝经郁滞，血脉瘀阻，不通则痛。症见睾丸隐隐胀痛，皮色不变，亦不灼热，而有下坠之感，附睾头部结节，轻微压痛，痛引同侧少腹及大腿根部，脉细弦，舌苔薄白。伴见心烦易怒，胸闷胁胀，嗳气寐差等。可用行气化湿、柔肝止痛之法。王洪绪《外科证治全生集》之枸橘汤治疗此证型子痛疗效较佳，药物组成为枸橘、川楝子、秦艽、陈皮、防风、泽泻、赤芍、甘草。方中枸橘、川楝子疏肝理气，行气分之郁滞；防风、秦艽祛风胜湿止痛；泽泻增强活血除湿之效；陈皮消胀通络。肝火旺者加牡丹皮、栀子；合并附睾囊肿可用消瘰丸或牡蛎等软坚散结之药；合并精索静脉曲张可用丹参、红花治疗。

（2）寒湿凝滞（寒凝厥阴）

症见睾丸肿胀不适，遇寒或疲劳后加重，得温或休息后减轻，以胀痛为主，或伴拘挛不适，舌淡，苔薄白腻，脉细弦。前阴由足少阴肾经和足厥阴肝经所主，肝肾不足，易受寒湿之邪侵袭，正所谓"邪之所凑，其气必虚"。寒湿之邪滞于肝肾二经，寒则凝滞，经脉不通，故睾丸疼痛，遇寒痛甚；寒湿之邪伤阳，肾阳虚损，封藏失司，故见遗精、腰酸等症。法当补益肝肾，健脾温阳，佐以理气之法调治，使寒湿去，脾肾健，诸症除。此证型可以选用当归四逆汤加减。

（3）阴虚火旺

症见两睾丸交替疼痛不适，睾丸肿胀灼热，阴囊易潮湿多汗，盗汗、口干，易疲劳，腰酸，舌质多红或绛，苔少或有薄黄苔，脉多弦。可用大补阴丸加味，药物组成为黄柏、熟地黄、知母、龟板、猪脊髓、玄参、川楝子、橘核、野菊花、金银花、海藻、赤芍、牡丹皮等。方中大补阴丸滋阴，重用野菊花、玄参清热解毒，川楝子、橘核、海藻、赤芍、牡丹皮等凉血理气。

（4）血瘀脉络

症见睾丸肿痛，色青紫，或伴尿血、血精，阴囊表面静脉曲张，舌质紫或有瘀点，脉弦。治当活血散瘀，可用少腹逐瘀汤加减（赤芍、当归、川芎、川牛膝、生蒲黄、五灵脂、延胡索、没药、三棱、莪术、小茴香、桂枝等）。湿热不甚者，加三妙丸；湿热甚者，合龙胆泻肝丸；气虚者，合补中益气丸。病程日久，气机不畅，则易生痰，此时治疗关键在于调理气化功能。气属阳，有推动、温煦气血津液的功能，气行则血行，气畅则痰消。

2．通阳利水消水肿

陈某，女，62岁。2024年2月7日初诊。

主诉：双下肢水肿2个月。

刻诊：近2个月双下肢不明原因出现水肿，午后加重，晨起肿势减轻，小便顺畅，尿稍黄，口中和，无明显汗出，精神可。外院肝肾功能、甲状腺功能、尿液检查、下肢超声检查无异常。

舌脉：舌淡胖，苔白，脉细弦稍数。

西医诊断：特发性水肿。

中医诊断：水肿（气化无力，水饮内停）。

治法：益气通阳，利水消肿。

处方：五苓散加味。

桂枝10g，茯苓30g，猪苓20g，白术10g，泽泻30g，黄芪30g，滑石20g（包煎），车前子10g（包煎），泽兰20g。

8剂，水煎服。

二诊（2024年2月24日）：患者诉服第一剂药后水肿即明显消退，至今双下肢水肿已完全消退1周余，睡眠差已有1年余，每晚12点后易出现心悸、烦躁，辗转反侧难以入睡，要求医生转为治疗失眠。舌淡红，苔薄白，脉细弦。

处方：桂甘龙牡汤加味。

桂枝10g，炙甘草10g，龙骨30g（先煎），牡蛎30g（先煎），首乌藤30g，炒酸枣仁20g，茯神15g。

8剂，水煎服。

按语：水肿是血管外组织间隙中过多体液积聚引起的常见症状，也是高血压、心血管病、肾脏病等疾病发生、发展和影响预后的独立危险因素。《内经》最早提出"水""水肿""石水""风水"等概念，认识到三焦、肺、脾、肾对水肿病形成的重要作用。

本案患者已迈入老年，下肢水肿持续2个月，午后加重，舌淡，脉弦稍数中带细，重按无力，为气虚之象。气虚则水液气化无力，致水饮停于下肢；湿性重浊，流注于下，故下肢水肿；午后阴气生，阳气转弱，故午后加重。辨证为气化无力，水饮内停。治宜益气通阳，利水消肿。方选五苓散加味，五苓散善治三焦水道失调、水液不能输布运化之证，能通调三焦，运化水液，调气布津。方中茯苓、猪苓、泽泻甘淡以渗泄内蓄之水湿；桂枝助三焦和膀胱之气化，通阳化气以利小便；白术燥脾土而逐水湿；重用黄芪，益气以助水液气化；因其小便稍黄，下焦有轻微热象，予滑石、车前子清热利尿。诸药合用，肺脾之气得补，三焦、膀胱气化功能得健，水饮得以气化或从小便而出。二诊时，患者水肿已完全消退，又诉其长期睡眠不佳，夜间心悸、烦躁，舌淡，脉细。考虑其为心阳不足，予桂甘龙牡汤温通心阳，安神定悸，辅以首乌藤、炒酸枣仁、茯神养心安神。

点睛：本案患者主诉为双下肢水肿，但辨证过程中能提供的四诊特点不多，也没有五苓散证的典型表现，比如口渴、小便不利等。但水饮是客观存在的，比如舌淡，苔白，下肢肿，虽有小便稍黄，但不应该属下焦水热互结的猪苓汤证。患者已迈入老年，脏腑功能有所衰退，应该也有水饮，但并不显著。整体来看，是一个寒热不典型、虚实也不突出的水饮病，那用什么为主方呢？那就用五苓散吧，通阳化气、利小便的通治方，重用黄芪益气以助气化，其他药味稍作加减，果然1剂药就显效，8剂药后就完全消肿，而且短期内没有反弹，利水之效还是很佳的。临床上有很多四诊特点不典型的病例，需要我们仔细分辨，同时对方证有深入的理解，比如说，这个患者用治疗皮水四肢肿的防己茯苓汤可以吗？里面也有黄芪、桂枝，我想是可以的，只要大方向把握好，细节上还可以精雕细磨。

3. 悬壶提盖疗漏尿

蔡某，男，71岁。2020年11月30日初诊。

主诉：前列腺癌术后尿失禁4个月。

刻诊：患者4个月前因前列腺癌行电切术，术后出现漏尿，直立、运动、洗澡时漏尿明显，稍恶寒，平时少汗，小便色可，大便可，皮肤干燥。经西医对症治疗，中医以行气活血化瘀等法治疗4个月，效果不佳，严重影响其生活质量，遂前来就诊。

舌脉：舌淡，苔薄白稍水滑，脉弦细，寸稍浮。

西医诊断：尿失禁。

中医诊断：遗尿（肾阳不足，肺失宣降，膀胱气化失司）。

治法：温阳化气，宣肺利水。

处方：真武汤加味。

制附子10g（先煎），白术10g，茯苓15g，白芍10g，生姜10g，麻黄10g，乌药10g，荔枝核10g，炒王不留行10g。

4剂，水煎服。

二诊（2020年12月7日）：患者尿失禁明显好转，稍能憋住小便，舌脉大致同前。效不更方，上方加小茴香5g。4剂，水煎服。

三诊（2020年12月14日）：患者尿失禁明显改善，舌苔水滑较前减轻，寸脉稍浮。上方加芡实20g。8剂，水煎服。

四诊（2021年1月4日）：患者基本无尿失禁，可憋小便，舌淡暗，苔薄白，脉细弦。上方去小茴香，加杏仁10g、黄柏5g，续服8剂以巩固疗效。

后随访，患者小便如常，已无尿失禁发生。

按语：本案患者前列腺癌术后损伤膀胱括约肌、逼尿肌等肌群，以致尿液不受约束而失禁。膀胱为水腑，是水液汇集之地，《素问·灵兰秘典论》称其为"州都之官"，其所藏之水液"气化则能出矣"。气化指肾气，尤指肾中阳气对膀胱所藏津液的蒸化及降浊能力，包括津液的升腾、输布以及尿液的形成和排泄。因此，膀胱气化，更确切地说应为肾的气化、肾阳的气化。本案患者年事已高，肾气虚衰，加之手术损伤，正气受损，结合患者稍恶寒，舌淡苔稍水滑，其病机应为肾阳不足。阳气不化津，津液失于输布，上承于舌，故见舌苔水滑；肾阳亏虚，膀胱气化失司，失于固约，故见小便失禁。方选真武汤，温阳化气利水。但这样就够了吗？还应该考虑其他问题：为何该患者寸脉较浮？寸脉候上焦肺，寸脉浮要考虑到还存在肺气失宣的一面。《素问·经脉别论》中对水液代谢是这样论述的："饮入于胃……上归于肺，通调水道，下输膀胱。"肺气宣发带动水液的运动而布散周身，随后以三焦为通道，最终殊途同归，归于膀胱。肺为水之上源，膀胱为水腑，肺与膀胱气化相通，在上之肺气宣发带动在下之肾气蒸化，进而使膀胱得以气化，肺气失宣必然影响膀胱气化，造成水液代谢失常。肺合皮毛，结合患者皮肤干燥、平时少汗，亦印证了患者肺气失宣的病机。故方中加麻黄宣发肺气，宣上焦以固下焦，开上源以利下流；再加乌药温肾阳而散膀胱虚寒；荔枝核温通行气以助膀胱气化；佐以炒王不留行化瘀利水，正所谓"血不利则为水"，也贴合患者手术后损伤水道、水道瘀滞之机。二诊时，患者小便失禁明显好转，故效不更方，加小茴香温通下焦气机，下焦肾与膀胱气机得温更有助于上焦肺气的宣发。三诊时，患者舌苔水滑较前减轻，寸脉稍浮，可知患者水液代谢已循常道，肺气得宣，故守前方，并加芡实以加强固摄止遗之力。四诊时，患者基本无漏尿发生，脉亦不浮，恐麻黄过度宣发肺气，故加苦杏仁以肃降肺气，一升一降，乃肺主宣发肃降之生理。加黄柏泻火以坚阴，兼有补肾之妙，《医学启源》云黄柏"其用有六：泄膀胱龙火一也……补肾气不足，壮骨髓六也"。另恐小茴香温燥，故去之。全方温肾化气利水与宣发肺气并行，故效如桴鼓。

点睛：本案辨证的着眼点在于"苔水滑"与"寸脉浮"。患者并无尺脉沉细、小便清长、恶寒明显等肾阳虚衰的典型表现，虽然苔水滑也可出现在五苓散证等情况下，但结合患者年事已高，加之手术损伤，正气受损，判断病机属肾阳亏虚应更为贴切，故用真武汤以温阳化气利水。通常情况下以真武汤加减即可，但寸脉浮引起了我的注意，寸脉候上焦肺，肺的宣发功能会直接影响膀胱的气化，本案患者肾阳虚表现的背后，还隐藏着一个病机关键是肺气失宣，针对小便失禁，治疗的关键在于恢复膀胱气化和肺之宣发机能，故于方中加炙麻黄以宣发肺气，有提壶揭盖之意，乃全方画龙点睛之笔。总之，辨证论治须时时紧扣患者体质特点、发病原因，重视得病的"人"，选方用药注重方证相应，谨守病机，体现"人-证-方"的诊疗思维，并适当加用乌药、荔枝核、王不留行等药以行气活血，促膀胱气化，临床疗效自然能得以保证。

4．金水同调治面肿

林某，男，65岁。2024年2月17日初诊。

主诉：膀胱癌术后面目浮肿1年余。

刻诊：患者1年前因膀胱癌在当地医院行膀胱癌根治术，术中切除膀胱，输尿管皮肤造瘘口外接尿袋。术后出现面目浮肿，持续至今，当地医院反复检查肾功能、尿常规等均正常，浮肿原因一直无法明确，但平时下肢无浮肿，口干不明显，饮水多，尿袋每日收集尿量约2000mL，色淡黄，大便正常。平时精神欠佳，易手足冰冷，头目不清，易恍惚，活动时有头重脚轻感，经常胸闷心悸，夜间明显，常夜间自行服用救心丹以缓解症状。患者体形肥胖，面色偏晦暗，面目浮肿，肌肤甲错，但下肢无浮肿。

舌脉：舌淡暗，苔白，脉寸关浮弦，尺脉弱。

西医诊断：水肿。

中医诊断：水肿（肺失宣降，肾阳不足，水饮上泛）。

治法：宣肺温肾，化气行水。

处方：真武汤加减。

制附子10g（先煎），白芍10g，白术10g，生姜10g，茯苓20g，泽泻20g，桂枝10g，蜜麻黄10g，北杏仁10g（捣碎），车前子10g。

4剂，水煎服。

二诊（2024年2月24日）：患者当日下午即服药，第2天精神状态明显好转，声音变清，浮肿开始消退。第3天早上面部、眼部水肿已消退八成，行动不再恍惚，行走步伐稳定，心悸明显缓解，无须再服用救心丹。现面部浮肿较前明显减轻，精神状态明显好转，无头目不清，胸闷心悸未再发，小便顺畅，舌淡暗，苔中后部微腻，脉弦尺弱。治疗效显，守方8剂以巩固疗效。

按语：患者1年余前曾行膀胱癌手术，全膀胱切除术后即出现面部浮肿，持续至今，病程较长。患者曾行肝肾功能等检查，实验室指标未见明显异常。每日尿量正常，仅面部水肿，病因未明，西医尚无有效的治疗方法。

膀胱为六腑之一，与肾相表里，肾与膀胱相辅相成，共司尿液的贮存和排泄，是人体水液代谢的重要一环。膀胱切除后，伤及肾气，膀胱功能的缺失也影响肾脏功能的正常发挥。而肾脏在水液代谢中具有重要的作用，肾主水，它决定着津液的分布、尿量的调节。

本案患者年高久病，肾气渐衰，且平素精神欠佳，手足冰冷，兼有尺脉弱等肾阳虚之证。肾阳虚衰，机体失于温煦，故会出现人体机能衰弱的表现。正如《伤寒论·辨少阴病脉证并治》所云"少阴之为病，脉微细，但欲寐也"，肾阳虚日久，则阴寒内生，患者面色晦暗，肾五色主黑，为阳虚寒盛之象。肾阳虚则气化不利，津液代谢失调，则出现下焦寒水上犯之证。脉寸关浮弦尺脉弱，为肾阳虚于下、水饮泛于上之象。胸闷心悸，即肾阳虚不能温化水饮，水饮凌心。面部浮肿、头目不清、恍惚、头重脚轻等症，为水饮上泛于头面，清阳不升，即为"振振欲擗地"之意。真武汤出自《伤寒论》，其言："太阳病，发汗，汗出不解，其人仍发热，心下悸，头眩，身瞤动，振振欲擗地者，真武汤主之。"方用真武汤加减，治以温肾散寒，助阳利水。

方中附子大辛大热，温肾助阳散寒，使水有所主；白术健脾燥湿，茯苓健脾利水，两者配伍，健脾以利水邪；生姜宣散水饮，有散水之意；芍药活血脉，利水气。方中温中有散，利中有化，脾肾双补，以制阴水。又加以桂枝，助附子温阳散寒；车前子、泽泻助茯苓利水消肿。因本案患者仅有面部浮肿，而无下肢浮肿，邪水在上焦，单温阳利水恐力不足。肺为华盖，为水上之源，主通调水道，调节水液代谢，与膀胱相表里，若肺之气机不利，失于宣降，则津液布散障碍，可见面部浮肿，故配以麻黄、北杏仁宣降肺气，有提壶揭盖之意。诸药合用，共奏宣肺温肾、化气行水之功。

点睛：面部浮肿，为水液代谢失调的表现，《素问·经脉别论》云："饮入于胃，游溢精气，上输于脾；脾气散精，上归于肺；通调水道，下输膀胱。水精四布，五经并行。"描述了膀胱（肾）、脾、肺在水液代谢中的关系。肺、脾、肾三脏与水液代谢有重要关系，然不论是脾的运化水湿、输精于肺的作用，还是肺通调水道、布散精气的功能，都离不开气的推动作用，而气的正常功能又依赖于全身阴阳的协调来维持，肾为先天之本，主元阴元阳，因此肾在水液代谢中尤为重要。

本案的辨证还要抓住得病的"人"的特征，患者精神欠佳，手足冰冷，夜间心悸，尺脉无力，为一派阳气不足的虚证，而头目不清、易恍惚、活动时有头重脚轻感，运用方证相应，正与真武汤证条文完全吻合。此外，方中构思巧妙之处在于，一方面，温肾助阳，散寒利水以治本；另一方面，面目浮肿而下肢不肿，考虑水饮在上焦，加麻黄、杏仁，宣降肺气以治标。故能做到当天下午服药，第二天就反馈显效，一年多的苦恼，几剂中药就烟消云散，患者逢人便道"中医神奇"！

需要注意的是，患者虽有肌肤甲错、舌淡暗等血瘀之象，肌肤甲错即形容皮肤干燥粗糙，如鳞甲状，为肌肤失于濡养之象，常为"瘀血"的外候。然治疗疾病需抓住主要病机，患者虽有血瘀之象，但并不是造成浮肿的原因，其核心病机仍为阳虚水泛之证，也提醒我们辨证时要注意抓住问题的主要矛盾。

5. 辨证重在辨人

黄某，男，43岁。2024年1月17日初诊。

主诉：尿频、视物模糊、口苦反复半年余。

刻诊：半年前患者无明显诱因出现尿频、尿急、视物模糊、口苦，当时未予处理及治疗，症状持续。2023年11月30日于我院检验提示尿糖（+++），空腹血糖正常，症状持续，口苦明显，白天小便

频数，无尿痛，多泡沫，色淡黄，无夜尿，大便稍不成形，伴疲惫乏力，睡眠浅，多梦，口干不明显。

辅助检查：2023年12月7日于我院检查提示总胆固醇（TC）5.95mmol/L，甘油三酯（TG）1.87mmol/L，低密度脂蛋白胆固醇（LDL-C）3.94mmol/L，高密度脂蛋白胆固醇（HDL-C）1.12mmol/L，糖化血红蛋白5.9%，尿糖（+++），葡萄糖耐量试验、C肽、血常规无异常。双肾输尿管膀胱及前列腺、腹部彩超示双肾未见明显异常，双侧输尿管未见明显扩张，膀胱未见明显异常，前列腺增生伴结石。

舌脉：舌淡红，苔中后根薄黄腻，脉细缓。

西医诊断：前列腺增生合并结石，混合性高脂血症。

中医诊断：癃闭（湿热下注证）。

治法：清利湿热。

处方：猪苓汤合交泰丸加减。

滑石20g（包煎），猪苓15g，茯苓20g，泽泻20g，阿胶6g（烊化），淡竹叶10g，黄连10g，肉桂3g，甘草5g。

5剂，水煎服。

二诊（2024年1月27日）：患者尿频、视物模糊、口苦较前明显改善，多梦较前减少，小便稍黄，夹泡沫。上方去肉桂，加首乌藤30g。

按语：本案患者初诊小便频数，多泡沫，色淡黄，大便稍不成形，口苦反复，尿糖高，其症状极似2型糖尿病（消渴），但2023年12月7日在我院门诊检验提示葡萄糖耐量试验、C肽、糖化血红蛋白、血常规无异常，仅有尿糖（+++）、高脂血症及前列腺增生，故排除了糖尿病。患者以小便频急为主诉，当为小便不利，因无排尿疼痛，故非"淋证"，结合其有前列腺增生病史，考虑为"癃闭"。《素问·宣明五气》曰"膀胱不利为癃，不约为遗溺"，此为膀胱气化功能失常所致。患者口苦明显、白天小便频数、苔中后根薄黄腻，考虑为湿热下注膀胱，气化不利，而为癃闭，诚如《诸病源候论》所云"小便不通，由膀胱与肾俱有热故也"。水热相搏，膀胱气化失司，则小便频数；湿热不化，上承于舌，则舌苔黄腻，部位在中后根提示病在下焦；邪热上扰，心火旺盛，则口苦明显、睡眠浅、多梦。方选猪苓汤与交泰丸合方，以清热利湿。

猪苓汤出自《伤寒论》，《伤寒论·辨阳明病脉证并治》云："若脉浮发热，渴欲饮水，小便不利者，猪苓汤主之。"《伤寒论·辨少阴病脉证并治》云："少阴病，下利六七日，咳而呕渴，心烦不得眠者，猪苓汤主之。"正如王子接在《绛雪园古方选注》中所言"五者皆利水药，标其性之最利者名之，故曰猪苓汤"。方中以猪苓、茯苓渗湿利水为君；滑石、泽泻通利小便，泄热于下为臣。君臣相配，既能分消水气，又可疏泄热邪，使水热不致互结。更以阿胶滋阴为佐，滋养内亏之阴液。诸药合用，利水而不伤阴，滋阴而不恋邪，使水气去，邪热清，阴液复而诸症自除。

交泰丸出自《韩氏医通》，其载："黄连生用为君，佐官桂少许，煎百沸，入蜜，空心服，能使心肾交于顷刻。"交泰丸主治心火偏亢、心肾不交而见怔忡、失眠等症。明代易医学家韩懋精于易，他观《易》曰："天一，地二；天三，地四；天五，地六；天七，地八；天九，地十。"由此悟到，黄连苦寒，入少阴心经；肉桂辛热，入少阴肾经。取肉桂一钱以应"天一"之数，取黄连六钱以应"地六"之数。意在天一生水，地六成之。一改否卦为泰，名曰交泰丸。阴阳失乖，水火不济，人病失眠，可与交泰丸。交泰丸，交济水火，药方取黄连苦寒，入少阴心经，降心火，引火下行，不使其炎上；肉桂辛热，入少阴肾经，暖水脏，不使其润下。寒热并用，如此可得水火既济之效。两方合用，再稍佐淡竹叶清心利尿，共奏清热利湿、交通心肾之功，5剂药后，困扰患者半年多的疾苦即明显减轻。

点睛： 该患者有"淋证"的典型尿频、尿急症状，但又无尿痛，有前列腺增生但又无排尿困难、小便短少的"癃闭"症状，如果一定要套用一个中医诊断的话，那就只能勉强诊断为"癃闭"。从诊治思路来看，中医重在辨证而非辨病，我们关注的不是这个"病"，关注的是得了这个病的"人"，关注的是他所表现出来的一系列所苦（症状）背后所代表的证。无论是淋证还是癃闭，都是膀胱气化失常的结果，都可以表现为"小便不利"，只要出现小便黄、口苦、舌苔黄腻的症状，就属于湿热蕴结于下焦，辨证一致，两个病的治疗大方向也是一致的，这也是中医"异病同治"的辨证思维观。该患者的尿频急为湿热留恋下焦、膀胱气化不利所致，用八正散、导赤散、四妙散之类化裁有没有问题呢？我认为，大方向上是没有问题的，中医跟武功一样，选方用药没有非此即彼的说法，用八卦掌还是武当拳，只要能打赢就行，有疗效就是硬道理。但是我认为，虽然选方用药不同，但在辨证方向上不应该有大的分歧。具体选方上，猪苓汤主治水热结于膀胱之小便不利，"渴欲饮水，小便不利者，猪苓汤主之"，核心是小便不利和水热结于膀胱，但一定要满足"渴欲饮水"吗？如果热而伤阴，当然可以出现"渴欲饮水"，如果没有到伤阴的程度，那就不一定会出现"渴欲饮水"。此患者口苦明显而口渴不明显，苔黄腻，当属湿热内盛而阴伤未甚，故用猪苓汤亦属方证对应，但阴伤不显者可以去阿胶吗？我认为可以保留阿胶，因猪苓汤中的淡渗利湿药本易伤阴，保留阿胶可防过多淡渗利湿药物伤阴之虑，在大队利湿药中使用少量阿胶也不致碍湿。患者本为湿热体质，湿热下移膀胱，兼有心火上炎，故眠浅且多梦，口苦，应用猪苓汤正合"心烦不得眠者，猪苓汤主之"之意，合用交泰丸以交通心肾，黄连苦寒清心，肉桂引火下行。5剂药后症状大有改善，故在一诊处方基础上减去肉桂，加上首乌藤加强安神而收功。整个思辨和立法处方过程还提示我们要重视患者的症状描述，从中发现其背后的体质及证候特征，立足经方，但要深刻理解经方的方机，不被条文所固化，方能运用自如，这个医案也是"人－证－方"思维模式的具体体现。

6. 调和阴阳治小儿遗尿

袁某，男，8岁。2020年4月13日初诊。

主诉：反复尿床、汗多7年余。

刻诊：患儿自幼遗尿，现仍每周尿床5～6次，尿量多，平时多汗，稍动则汗出明显，夜间盗汗，恶风寒，易感冒，纳眠可，大便可，形体瘦弱。通过询问了解到，患儿住寄宿学校，因经常尿床而担心被同学嘲笑，故性格孤僻，不愿与人交谈。

舌脉：舌淡根部稍腻，脉细弱。

西医诊断：尿失禁。

中医诊断：小儿遗尿（阴阳两虚失固，兼膀胱气化不利）。

处方：桂枝加龙骨牡蛎汤合五苓散加减。

桂枝10g，白芍10g，生姜10g，黑枣15g，炙甘草5g，龙骨20g（先煎），牡蛎20g（先煎），乌药10g，茯苓15g，猪苓10g，白术15g，泽泻10g，石菖蒲10g，益智仁10g。

5剂，水煎服。

二诊（2020年4月20日）：患儿服药后汗出缓解，尿量减少，余症大致同前，舌淡红，苔白，脉细弱。上方加芡实10g。8剂，水煎服。

三诊（2020年5月6日）：患儿服药后汗出减少，尿床次数每周2～3次，舌脉大致同前。上方去猪苓、泽泻、白芍、石菖蒲、龙骨、牡蛎，加蜜麻黄5g、苦杏仁10g、黄芪15g、盐桑螵蛸10g。8剂，水煎服。

四诊（2020年5月20日）：患儿服药后尿床次数进一步减少，出汗症状缓解，夜间无盗汗，舌淡，苔薄白，脉细。其母亲诉患儿尿床明显减少后，性格变得开朗，有活力。上方加浮小麦20g、蜂房10g，继服8剂以巩固疗效。

后随访，其母称患儿遗尿基本未再发，出汗情况亦大大改善，身体较前强壮。

按语：小儿稚阴稚阳的生理特性决定了遗尿多见于小儿，随着年龄的增长，小儿阴阳之气渐充，遗尿本可自行消失。本案患儿自幼尿床，至8岁仍未止，属肾气未充，膀胱气化不利，故遗尿、尿多。平素体虚易感，恶风，自汗，盗汗，可知其先天肺气虚弱，肺卫不固，营卫失和。结合其形体瘦弱，因经常尿床而担心被他人嘲笑、性格孤僻的心理特点，方选桂枝加龙骨牡蛎汤。调营卫者，桂枝汤也；加龙骨、牡蛎，潜镇摄纳，收敛固涩，无论是汗液还是尿液，均是水液代谢失调的表现。五苓散温阳化气利水；加乌药、益智仁温肾止遗；石菖蒲开窍醒神。二诊时，患儿出汗及尿量均有所改善，效不更方，加芡实益肾健脾，加强固涩之力。三诊时，患儿遗尿次数减少，出汗减少，故去龙骨、牡蛎；为防过利伤阴，故去猪苓、泽泻，再去白芍之阴柔。加蜜麻黄、杏仁以利于肺气的宣发与肃降，调畅肺气，开上焦以利下焦；再加黄芪以增强益气固表之力；加桑螵蛸以温肾止遗。四诊时，患儿诸症基本缓解，加浮小麦以固表敛汗，加蜂房温肾阳以巩固疗效。本案的治疗立足于患儿的体质特点，以桂枝加龙骨牡蛎汤调和阴阳。结合膀胱气化不利、肺气失宣的病机，以五苓散化气利水，伍麻黄、杏仁等调理肺气，乌药、益智仁等温肾止遗。调和阴阳，治水与治气并行，肺肾同调，上下同治，故疗效显著。

点睛：桂枝加龙骨牡蛎汤出自《金匮要略·血痹虚劳病脉证并治》，其言："夫失精家少腹弦急，阴头寒，目眩，发落，脉极虚芤迟，为清谷、亡血、失精。脉得诸芤动微紧，男子失精，女子梦交，桂枝龙骨牡蛎汤主之。""失精家"的体质属性本为阴阳两虚，虚劳失精（遗精、滑精），正符合本案患儿身体瘦弱、恶风自汗、盗汗、心神落寞的生理、心理特点，可谓方证对应。阳无阴的滋养致火浮不敛，阴失阳的固摄而精不内守。临床上常用桂枝加龙骨牡蛎汤治疗阴阳两虚、心肾不交所致的遗精、自汗、盗汗、早泄、脱发等诸滑脱之症。同时，稚阴稚阳的小儿，肾气未充，膀胱气化失司是遗尿病机的核心，治疗的关键在于恢复膀胱气化和肺之宣发机能，以化气利水宣肺为治疗大法。其中，化气利水是根本，宣发肺气是关键。在治疗遗尿时须谨守此病机，在立足辨证论治的基础上，结合患儿体质特点而选方用药，体现出"人－证－方"的辨证论治思维。治疗上灵活运用五苓散等经方以温阳化气利水，并配伍麻黄等宣发肺气之品，化气利水与宣发肺气并行，治气以治水，再配伍固摄止遗之品以治标，疗效甚佳。

7．经方不传之秘在于量

贺某，男，3岁10个月。2024年12月18日初诊。

主诉：反复尿频、尿急半月余。

刻诊：1个月前患传染性单核细胞增多症高热治愈后，近半个月不明原因出现小便次数增多，尿急无法忍受，晨起、室内活动时数分钟左右小便1次，户外活动时小便频率稍减少，夜尿4～5次，无尿床。初始小便色黄，后逐渐转清，尿量少，点滴而下，有余沥，因小便频，患儿痛苦不堪。不欲饮水，无口干，每日饮水总量约200mL，夜间出汗多，后背、双肩出汗明显，需换3～4次衣服，偶诉上腹胀痛，无浮肿，无发热，胃口欠佳，大便正常。

辅助检查：尿常规、泌尿系统超声均未见异常。

舌脉：舌淡胖，苔薄黄，舌根稍腻，脉细。

西医诊断：尿频。

中医诊断：气淋（脾阳不足，肾气不固）。

治法：温阳健脾，利尿通淋。

处方：五苓散加味。

猪苓5g，茯苓5g，桂枝5g，蒸陈皮5g，白术5g，瞿麦5g，泽泻5g，灯心草5g，怀山药5g，砂仁3g，甜叶菊3g。

3剂，水煎服。

二诊：患儿服药后无明显改善，且有夜尿增多趋势，遂改求诊于李乐愚教授调整处方。

处方：桂枝10g，茯苓30g，泽泻30g，猪苓30g，白术10g，乌药10g，荔枝核15g，瞿麦10g，甜叶菊2g。

3剂，水煎服。因每剂剂量为成人量，嘱煎好1剂后，每日分3次服用，观察患儿表现，中病即减量。

患儿服药1次后，当晚即无夜尿，入睡后一觉至天明，家属倍感惊喜。继续服用完剩余2剂，患儿日间小便频率亦基本恢复正常，未再复诊。

按语：明代儿科名医万全提出小儿"三有余，四不足"之说，是指小儿"阳常有余，肝常有余，心常有余；阴常不足，脾常不足，肾常虚，肺常不足"。肾藏精，为先天之本，元阴元阳之府。然小儿脏腑柔弱，气血未充，肾中精气尚未旺盛，后天之精有赖于水谷之精微补充，如脾失运化，失于摄取水谷之精，则肾气亦虚。

本案患儿在发病前1个月曾因传染性单核细胞增多症连续高热5天，服用了大量清热解毒之方。小儿脾胃在发育过程中遇苦寒之剂，脾阳受损，脾阳不升，失于分清泌浊，肾的封藏之用受损，水液代谢异常，故而尿频不止，治宜健脾益气，温阳利水通淋。方选五苓散加味，五苓散被誉为"古今利水第一方"，善治三焦水道失调、水液不能输布运化，能通调三焦，运化水液，调气布津。方中茯苓、猪苓、泽泻利水渗湿；桂枝温通三焦和膀胱，能通阳化气以利小便；白术燥脾土而逐水湿。加怀山药、砂仁助白术健脾燥湿；考虑其苔薄黄舌根稍腻、尿频、尿急难忍，加瞿麦、灯心草利尿通淋。然服药3剂后如石沉大海，且有逐渐加重趋势，作为家长甚为着急，作为医者，亦甚感疑惑，下一步应该如何思考处方？遂求助李乐愚教授，仍是五苓散原方，加瞿麦利尿通淋，乌药、荔枝核温通经脉，助阳化气。患儿服药当晚夜尿即止，疗效立竿见影。

点睛： 本案患儿苦于尿频已严重影响睡眠以及日常生活，初诊时辨为中阳不足，膀胱气化失常，予温阳化气、利水通淋的五苓散加味，治疗方向无误，但收效甚微。二诊时，我处以五苓散原方加味。患儿尿频当晚即止，疗效前后相差甚远！细细思考，关键在于经方剂量。患儿年幼，药量本应轻取，但考虑到患儿尿频发作前曾使用了大量苦寒退热解毒药，脾肾阳气受损，症状重，常规小儿药量难以取效，遂重拳出击，改变服药方法，一剂药分3次服用，每次服用药量减少，有效剂量却显著提高，如此既能保证量足效佳，也能随时把握用药情况，中病即止，不会因为药量大损伤肝肾。依据有二：第一，这种服药方法可追溯到《伤寒论》，仲景方剂大多是煮1次，分成3次服用。如麻黄汤，"上四味，以水九升，先煮麻黄，减二升，去上沫，内诸药，煮取二升半，去滓，温服八合"。第二，当代著名经方大家李可老中医，以擅长应用大剂量附子治疗急危重症而著称。在辨证得当的基础上，须见机即投，不可犹豫，并且掌握经方的基础有效剂量，一次用足，大剂频投，日夜连服，方能阻断病势，为患者解忧纾困。

在疾病的特殊阶段，辨证准确的情况下，不要拘泥于患者年龄，可使用大剂量经方力挽狂澜，少量多次服用，迅速控制病情，中病即止，酌情减量至停药，也不失为快速显效的上策。

此外，二诊处方中的乌药、荔枝核也不失为点睛之品，此二药温通行气，可助桂枝加强膀胱气化，正解患儿脾阳受损之因，处方用药本无它，乃治病求本也。

六、气血津液病

1．百合方治消渴

王某，女，69岁。2024年10月12日初诊。

主诉：口干多饮8年余，加重1年余。

刻诊：8年余前出现口干多饮，1年余前症状加重，口干如干裂状，白天多饮，每到夜间渴醒1次，需饮水后方能继续入睡。伴多汗，以后背为主，心情急躁及活动后加重，常皮肤湿润、后背衣服湿透，一天需更换3～4次衣服，多汗以白天明显，夜间无明显汗出，汗出后不怕冷，白天活动后及夜间气短、乏力明显，半夜自觉透不过气，需用力呼吸。平素怕热，常觉整日烘热，易心情烦躁，无口苦，纳眠一般，小便短少，色偏黄，夜尿1次，大便正常。

既往史：2型糖尿病10年余，长期服用二甲双胍0.5g（每日3次）、阿卡波糖100mg（每日3次）、格列苯脲3mg（每日3次）、达格列净1片（每日1次）控制血糖，血糖控制一般。

舌脉：舌淡红瘦小，舌尖偏红，苔薄白，中间干黄有裂纹，脉细数。

西医诊断：2型糖尿病。

中医诊断：消渴（心肺阴虚内热，气津两伤）。

治法：清心润肺，益气生津。

处方：百合地黄汤合百合知母汤加减。

百合30g，生地黄20g，知母10g，天花粉20g，天冬10g，麦冬10g，干石斛15g，黄连10g，人参片10g，淡竹叶10g，炙甘草5g。

8剂，水煎服。

按语：本案患者患2型糖尿病10余年，服药后血糖控制一般，症状明显，以口干、多饮为主，中医诊断为消渴。消渴的核心病机以阴虚为本,燥热为标。阴液亏虚,口舌失于濡润,则见口干多饮、舌瘦小、苔中间干黄伴裂纹、小便短少;燥热内生,故怕热、自觉烘热、小便色黄;虚热内扰心神,故易烦躁;燥热迫津外出,故汗多。舌尖偏红,考虑热在心肺。患者活动后及夜间气短、乏力明显,为津伤后气随津而泄,肺气阴耗伤。四诊合参,辨为心肺阴虚内热,气津两伤。治宜清心润肺,益气生津。方选百合地黄汤合百合知母汤加减。方中重用百合,取其性味甘淡,养阴润肺,清心安神;生地黄甘寒,既养心阴,又清血热,二者共为君药。知母、天花粉、石斛清热润燥生津;麦冬、天冬养阴润肺生津,其中麦冬可助百合清心;加黄连清心热;淡竹叶清热利尿,上清心火,下利小便,引热从小便而出;人参益气生津;炙甘草调和诸药。诸药合用,共奏清心润肺、益气生津之功,阴复热退,病自可愈。

点睛:这个医案遵从的还是"人－证－方"的诊疗思路,望诊见患者比较干瘦,舌红,舌体瘦小,结合四诊表现,其阴虚和燥热均比较突出。阴虚,准确来说是心阴虚、肺阴虚,气津耗伤;燥热,准确来说是心肺之热内扰心神。结合方证,百合病类方就进入了我们的选择范围。

百合病见于《金匮要略·百合狐惑阴阳毒病证治》,其言:"百合病者,百脉一宗,悉致其病也。意欲食复不能食,常默默,欲卧不能卧,欲行不能行,欲饮食或有美时,或有不用闻食臭时,如寒无寒,如热无热,口苦,小便赤,诸药不能治,得药则剧吐利,如有神灵者,身形如和,其脉微数。"

心主血脉,肺朝百脉,心肺为百脉之宗,心肺阴虚则百脉受累,证候百出,故言"百脉一宗,悉致其病"。"宗"指心、肺,心藏神,肺藏魄,虚热内聚,阴血不足,影响神明,心肺治节无权,则出现变幻不定的证候。

百合病,多源于大病之后,余热未尽,或源于平日多思过虑,扰乱心神,以致精神涣散、气血抑郁生热。伏萌之火,郁而不伸,损伤心肺之阴,故百脉悉病。其核心病机为心肺阴虚内热,与消渴"阴虚为本,燥热为标"的核心病机吻合,我在临床常用百合地黄汤、百合知母汤、瓜蒌牡蛎散等方加减治疗糖尿病属阴虚内热者。

2．顽固出汗一方除

陈某，男，56岁。2024年5月8日初诊。

主诉：汗多、失眠6年余。

刻诊：近6年来出汗多，出汗部位多在胸口、背部、腰部，时大汗淋漓，动则汗出，夜间盗汗亦明显，夜间覆被自觉燥热，不覆被则觉下肢冷，伴睡眠差，入睡困难，醒后难眠，经常只能睡2个小时，夜间口干明显，晨起口苦，精神疲倦，饮水后小便频多，色黄有泡沫，大便偏硬，近6年来多处求医问药，服中药无数而苦于效不佳。患者体形稍胖，精神疲惫，面色潮红。

既往史：3年前发现血糖升高，诊断为2型糖尿病，服药治疗，血糖控制不佳。

舌脉：舌淡，边有齿痕，苔微黄腻，脉细。

西医诊断：多汗症，睡眠障碍，2型糖尿病。

中医诊断：汗证（太阳少阳合病）。

治法：和解少阳，调和营卫。

处方：柴胡桂枝汤加减。

柴胡15g，黄芩10g，法半夏10g，人参15g，桂枝10g，白芍10g，生姜10g，炙甘草5g，黑枣10g，龙骨30g（先煎），牡蛎30g（先煎），滑石30g（包煎），知母15g，青蒿15g（后下）。

8剂，水煎服。

二诊（2024年5月22日）：患者服药后汗出、睡眠明显改善，盗汗也几乎消失，唯仍觉夜间覆被燥热感，不盖被子又觉脚冷，晨起口干，喉中有痰，不易咳出，小便黄，泡沫多。舌淡，边有齿痕，苔白稍腻，脉细。患者说这是6年来效果最明显的一个方子。守前方，去人参，加瓜蒌皮15g。8剂，水煎服。

按语：本案患者长期汗多、失眠，从其大汗淋漓、动则汗出、失眠早醒、夜间覆被自觉燥热、不盖被子则觉脚冷等症状来看，提示腠理疏松、营阴外泄、营卫不和。从表里来看，有一分恶寒便有一分表证，此为外邪束表，卫气被遏，不能正常发挥"温分肉"的功能。口干口苦、小便黄、盗汗为邪入半表半里、郁而化热之象。

《伤寒明理论》云："伤寒盗汗者，非若杂病之虚，是由邪气在半表半里使然也。何者？若邪气一切在表干于卫，则自然汗出也。此则邪气侵行于里，外连于表邪，及睡则卫气行于里，乘表中阳气不缴，津液得泄，故但睡而汗出，觉则气散于表，而汗止矣。"张景岳曾言："不寐证虽病有不一，然唯知邪正二字则尽之矣。盖寐本乎阴，神其主也，神安则寐，神不安则不寐。其所以不安者，一由邪气所扰，一由营气不足耳。有邪者多实证，无邪者多虚证。"综上所述，辨证为少阳郁热、营卫失和，方用柴胡桂枝汤太少同治，解表和里，恢复人体上下升降、表里出入的病机，营卫调和则汗止，夜寐安。

柴胡桂枝汤出自《伤寒论》，其言："伤寒六七日，发热，微恶寒，支节烦疼，微呕，心下支结，外证未去者，柴胡桂枝汤主之。"方中柴胡配伍黄芩，一散一清，调畅气机；人参补中益气，扶正以祛邪；生姜助半夏和胃降逆；大枣助人参补中益气；甘草调和诸药。桂枝汤中桂枝、白芍相配，辛散解表而不伤阴，敛阴合营而不恋邪；白芍与甘草相配，酸甘化阴以助阴；桂枝配甘草，辛甘化阳以助阳；白芍、大枣相配，益阴敛营以合营；桂枝配生姜，辛散解肌以调卫；生姜、大枣相配，温补脾胃以和营卫。加龙骨、牡蛎镇静安神，收敛固涩；知母、青蒿滋阴透热；患者小便黄，苔微黄腻，考虑郁久生湿热，滑石性寒而滑，寒能清热，滑能利窍，重用其清利湿热。二诊时，患者诸症均明显好转，述咽喉时有痰，恐人参益气留邪，故去之，加瓜蒌皮清肺化痰。

点睛：这个患者6年来服中药无数，复诊时第一句话就是："这是我6年来服的中药效果最好的一个方子！"欣喜之情溢于神色，疗效源于辨证的准确，辨证的重点在于抓住了其少阳郁热和太阳营卫失和并存的状态。观前医之方，比较容易抓住患者口干口苦、小便黄等少阳郁热之征，但是对其夜间覆被自觉燥热、不覆被则觉下肢冷这种桂枝汤证是关注不足的。"太阳中风，阳浮而阴弱，阳浮者，热自发，阴弱者，汗自出，啬啬恶寒，淅淅恶风，翕翕发热"，描述了一种添一分衣被觉热、不添衣被觉冷的自我温度调节能力失调的状态。

金代成无己在《注解伤寒论》中言："发汗多，亡阳谵语者，不可下，与柴胡桂枝汤和其荣卫，以通津液，后自愈。""发汗多，亡阳谵语者，不可下"，即汗多津液亦亏，胃腑实热上扰，以致汗出更多，甚则谵语，此时仲景名之为"亡阳"，下之更伤阳，故不能下，只能"与柴胡桂枝汤和其荣卫，以通津液，后自愈"，点明了柴胡桂枝汤的作用，即和荣卫，通津液。和荣卫者桂枝汤，通津液者小柴胡汤，二者各司其职。桂枝汤和荣卫，治汗多而敛阳；小柴胡汤通津液，治便硬胃热而谵语，后自愈。

3. 半身汗案

刘某，女，51岁。2020年8月3日初诊。

主诉：反复左半身出汗而右半身无汗1年。

刻诊：平时多汗，自汗，盗汗，但汗出只在左侧。既怕热，又恶风怕冷，环境稍热即汗出淋漓，汗出后又怕冷，寒热均不耐受，需随时增减衣衫，口干，大便可，月经尚规律，既往有肩周炎，时有疼痛。

舌脉：舌暗红，苔白，脉细弦。

西医诊断：多汗症。

中医诊断：汗证（少阳太阳合病）。

治法：和解少阳，调和营卫。

处方：柴胡桂枝汤加减。

北柴胡15g，黄芩片10g，桂枝10g，白芍15g，炙甘草5g，法半夏10g，党参20g，大枣10g，龙骨30g（先煎），牡蛎30g（先煎），浮小麦30g，糯稻根15g，桑枝30g，葛根30g。

5剂，水煎服。

二诊（2020年8月12日）：患者服药后汗出较前减少，睡眠较好，大便可。舌暗红，苔白，脉细弦。守前方，加青蒿10g（后下）。5剂，水煎服。

三诊（2020年8月24日）：患者服药后半身出汗症状进一步缓解。舌暗红，苔白，脉细弦。上方去青蒿，加鹿角霜15g（先煎）、鹿衔草15g。5剂，水煎服。

四诊（2020年8月31日）：患者服药后原有症状已基本消失。

按语：本案是一位半身出汗的患者，半身汗出可见于临床多种疾病，如糖尿病、甲状腺功能亢进症、自主神经功能紊乱等，表现多样，汗出可见于上、下半身，左、右半身，可有一侧汗出增多，一侧汗出正常或是少汗，亦见一侧汗出减少或无汗，另一侧正常。病机亦有虚实不同，实者可见湿热之邪熏蒸，热邪迫津外泄，或有形实邪阻滞，汗路痹阻，或邪气阻于少阳，少阳枢机不利，气血失和。虚者责之于气血亏虚，或阳气亏虚，气血不能周流全身，或阴虚火旺，虚火迫津外泄。病机总属营卫失和，气血不能周流全身，津液外泄失调。本案患者半身出汗，且仅有左半身有汗，右半身无汗，说明右半身气机不利，其病机为少阳枢机不利。《素问·阴阳离合论》曰："太阳为开，阳明为阖，少阳为枢。"少阳处于半表半里，为气血阴阳运行之枢纽。《读素问钞》云："少阳居中，在于人身如门之枢，转动由之，使荣卫出入内外也。"患者既怕热，又恶风怕冷，寒热均不耐受，汗出多，正是卫强营弱、营卫不和所表现出的"阳浮而阴弱"。《伤寒论·辨太阳病脉证并治上》云："太阳中风，阳浮而阴弱。阳浮者，热自发，阴弱者，汗自出，啬啬恶寒，淅淅恶风，翕翕发热，鼻鸣干呕者，桂枝汤主之。"生动地诠释了营卫不和的临床表现。总之，本案辨证为少阳枢机不利，兼太阳营卫不和，少阳太阳合病，当用和解少阳、调和营卫的柴胡桂枝汤为主方治疗。柴胡桂枝汤由小柴胡汤、桂枝汤合方而成，方中柴胡、黄芩清少阳郁热；半夏性温降逆，合柴胡、黄芩畅通三焦，恢复中焦气机升降功能；党参、大枣、炙甘草固脾益气，扶正以抗邪；桂枝、白芍调和营卫，配伍大枣、甘草以解表补虚。故以和解少阳、调和营卫的柴胡桂枝汤为主方，再加收敛固摄止汗的龙骨、牡蛎、浮小麦、糯稻根等；桑枝为经验用药，桑枝有止汗之功效，用枝寓意疏通少阳气机；葛根生津舒筋，意在舒畅气机。二诊时，患者出汗减少，青蒿为少阳经药，有退虚热的作用，故加青蒿。三诊时，患者半身汗缓解，去青蒿，加鹿角霜、鹿衔草，取其温阳固摄、收敛止汗之功。四诊时，患者症状基本痊愈，遂转治他疾。

点睛：柴胡桂枝汤出自《伤寒论》，其言："伤寒六七日，发热，微恶寒，支节烦疼，微呕，心下支结，外证未去者，柴胡桂枝汤主之。"伤寒已过六七日出现微恶寒，有一分恶寒便有一分表证，出现微恶寒提示太阳病病程未结束。又出现微呕、心下支结，提示少阳胆热犯胃致胃气上逆，热郁少阳，阻碍三焦气血运行通道，导致气机升降失调，出现心下支结。条文中未出现腹满痛、绕脐痛、腹大满不通等症，提示病位不在阳明。

本案以"支节烦疼，微呕，心下支结"作为引申，不仅用柴胡桂枝汤治太阳少阳病，更扩展了柴胡桂枝汤的应用范围，如外感太阳、少阳兼四肢烦疼，肝胆疾病兼四肢关节烦疼，痹证伴肝气郁结等。

4. 虎背熊腰的"脾瘅"

陈某，男，49岁。2023年4月26日初诊。

主诉：口干、乏力近1年。

刻诊：口干、乏力近1年，外院检查血糖高、血脂高，未规范治疗，平素饮食不节，饮酒，嗜食肥甘厚味，易疲倦，经常腹胀，大便干结，有时带血，口干，小便偏黄，多泡沫。

辅助检查：患者身高173cm，体重94kg，BMI 31.4。2023年4月24日体检报告显示糖化血红蛋白8.3%，空腹血糖11.12mmol/L，TG 3.41mmol/L，HDL-C 0.75mmol/L，尿糖（+++）。腹部CT示重度脂肪肝。肝胆胰脾彩超示考虑中度脂肪肝、肝囊肿、胆囊息肉。双侧颈动脉彩超示双侧颈动脉内中膜不均匀增厚伴斑块（多发）。动脉硬化检查示与同年龄健康同性相比，动脉弹性稍硬。

舌脉：舌淡胖偏暗，有齿痕、瘀斑，苔白，中后根微黄，脉细弦。

西医诊断：2型糖尿病，高脂血症，脂肪肝。

中医诊断：脾瘅（少阳阳明合病，兼湿浊内蕴）。

治法：清少阳郁热，泻阳明腑实，兼清热化湿泄浊。

处方：大柴胡汤合葛根黄芩黄连汤加减。

柴胡15g，黄芩10g，熟大黄10g，枳实10g，赤芍20g，法半夏

10g，苍术10g，黄芪30g，葛根30g，黄连10g，桃仁10g，炙甘草5g。8剂，水煎服。

另予院内制剂番石榴降糖丸，健脾化湿、清热泄浊以降糖消脂。

二诊（2023年5月6日）：患者未监测血糖，服药后精神改善，大便通畅，尿偏黄，多泡沫，舌脉同前。上方加玉米须20g、人参片10g。8剂，水煎服。

三诊（2023年5月13日）：患者服药后乏力、腹胀进一步改善，二便调。自测空腹血糖10.3mmol/L，嘱控制饮食、加强运动。守二诊处方，8剂，水煎服。

四诊（2023年5月31日）：患者自测空腹血糖10mmol/L，视物模糊，大便有时偏溏。上方将柴胡减为10g，去葛根、玉米须，加鬼箭羽20g、干姜10g。8剂，水煎服。

五诊（2023年7月8日）：患者近2个月体重下降2.5kg，自测空腹血糖5～6mmol/L，餐后血糖8～10mmol/L，大便正常。上方将熟大黄减为5g，加鸭脚艾15g。8剂，水煎服。

六诊（2023年8月16日）：患者较初诊时体重已下降4kg，自测空腹血糖5.0mmol/L，大便正常。守上方8剂。

七诊（2023年8月24日）：患者复查糖化血红蛋白为6.4%，自测空腹血糖5.0～6.7mmol/L，餐后血糖正常，精神好，二便调。上方减鸭脚艾、熟大黄，加玉米须20g。8剂，水煎服。

八诊（2023年11月11日）：患者近3个月未再服药，自测血糖一直稳定。近半年体重减轻4kg，精神状态好，自诉整个人很轻松，精气神较半年前有了明显改善。

按语：本案患者因口干、乏力近1年来诊，观其形体肥胖，神疲倦怠，嗜食肥甘厚味，体检血糖高、血脂高、脂肪肝，属于中医学"消渴""脾瘅"的范畴。"脾瘅"之名源自《素问·奇病论》，其言："此五气之溢也，名曰脾瘅。夫五味入口，藏于胃，脾为之行其精气，津液在脾，故令人口甘。此肥美之所发也，此人必数食甘美而多肥也，肥者令人内热，甘者令人中满，故其气上溢，转为消渴。"清晰描述了由肥胖到脾瘅、由脾瘅至消渴的发展过程，过食肥甘致肥胖是脾瘅的源头，消渴由脾瘅转化而来，并指明脾瘅的核心病机是"内热""中满"。患者平素饮食不节，饮酒，嗜肥甘厚味，《圣济总录》言："消瘅者，膏粱之疾也，肥美之过积为脾瘅，瘅病既成，乃为消中。""饮食自倍，肠胃乃伤"，饮食过剩，脾胃受损，运化功能减退，故见腹胀、舌淡有齿痕；脾失散精，水谷停滞，生湿痰浊，蕴而为热，故见口干、小便黄、大便干结、舌苔黄。六经辨证属少阳阳明合病，兼湿浊内蕴，治当清少阳郁热，泻阳明腑实，兼清热化湿泄浊。方选大柴胡汤合葛根黄芩黄连汤。

大柴胡汤出自《伤寒论》，其言："伤寒发热，汗出不解，心中痞鞕，呕吐而下利者，大柴胡汤主之。"方中重用柴胡疏解少阳之邪；黄芩清泄少阳郁热，与柴胡相伍，和解清热，以解少阳之邪；半夏和胃降逆，辛开散结；大黄、枳实泄热通腑，行气破结，内泻阳明热结；芍药缓急止痛，与大黄相配可治腹中实痛，合枳实能调和气血，以除心下满痛。葛根黄芩黄连汤为太阳阳明之方，由葛根、黄芩、黄连、炙甘草四味药组成，有解表清里之功，主治身热下利。《医方集解》云："此足太阳、阳明药也。表证尚在，医反误下，邪入阳明之腑，其汗外越；气上奔则喘；下陷则利；故舍桂枝而用葛根，专主阳明之表。加芩连以清里热，甘草以调胃气，不治利而利自止，不治喘而喘自止矣。又太阳表里两解之变法也。"葛根黄芩黄连汤本治身热下利，核心病机为大肠湿热，本案运用此方目的为清阳明大肠之湿热浊毒。方中葛根甘辛而凉，主入阳明经，外解肌表之邪，内清阳明之热，又升发脾胃清阳而止泻生津，使表解里和，汪昂赞其"能升阳明清气，又为治泻圣药"；黄芩、黄连苦寒，清热燥湿；重用黄芪大补中气；桃仁活血祛瘀，润肠通便；炙甘草甘缓和中，调和诸药。辅以番石榴降糖丸健脾化湿、清热泄浊以降糖消脂。诸药合用，既不悖少阳禁下原则，又可和解少阳、内泄热结，使少阳与阳明之邪得解，湿热痰浊得清。二诊加入玉米须清热利尿，人参大补元气。患者先后调治近半年，体重减轻4kg，血糖完全稳定，精气神明显改善。

点睛：这又是一个运用纯中医治愈2型糖尿病的案例，全过程未服用一粒西药，后期停用中药后血糖也能够一直保持稳定。本案患者嗜食肥甘厚味，体形肥胖壮实，脖子粗短、大腹便便，体检血糖高、血脂高、重度脂肪肝，乃属"膏人"。结合其口干，腹胀，大便干结，有时带血，小便黄，符合少阳郁热兼阳明腑实的大柴胡汤证。因舌象淡胖偏暗，有齿痕瘀斑，苔白中后根微黄，考虑其乏力是源于湿热痰浊等代谢性病理产物，故辨证方面还应兼顾脾虚湿浊化热，治疗应益气清热、化湿泄浊，故加擅清阳明大肠湿热的葛根芩连汤。两方合用，少阳阳明之热得清，湿热浊毒得化，脾气虚损得补，糖尿病得以临床治愈。临床疗效源于正确的辨证施治，源于对脾瘅核心病机"中满内热"的正确把握，不为降糖而糖自降，不为减重而肥自消，治病求本，方得始终。

5. "十八反"亦可辨证应用

李某，男，58岁。2024年9月10日初诊。

主诉：血糖升高10年，口干多饮近半年。

现病史：血糖升高10年，未规律服药，血糖控制不佳，近期服降糖药后空腹血糖为6.9～7.8mmol/L，近半年口干明显，多饮，常夜间渴醒，小便多，稍黄，有泡沫，夜尿2～4次，疲乏，睡眠质量不佳，眠浅易醒，醒后难入睡，大便正常。

舌脉：舌淡暗，苔白厚，脉细尺弱。

西医诊断：2型糖尿病。

中医诊断：消渴（上燥下寒）。

治法：温阳利水，生津止渴。

处方：瓜蒌瞿麦丸加减。

天花粉20g，瞿麦10g，黑顺片10g（先煎），茯苓20g，山药20g，滑石20g（包煎），首乌藤30g，知母10g。

8剂，水煎服。

患者2周后复诊，服药后口干多饮、夜尿多、睡眠质量均明显改善，血糖亦趋于稳定，近期均控制在7.0mmol/L之内，舌苔已无厚腻。上方去滑石，8剂，水煎服。

按语：本案患者患消渴病多年，血糖控制不佳，近半年口渴多饮，甚则夜间渴醒，口干乃上焦燥热之象，水液不达于上，上焦失于润泽，故口渴多饮。小便频多，夜尿2～4次，实为"小便不利"，观其舌淡暗，脉细尺弱，为下焦肾阳虚衰，膀胱气化不行。《素问·阴阳应象大论》云："地气上为云，天气下为雨；雨出地气，云出天气。"水液的代谢除肺的输布、脾的运化外，还依赖于肾气的温煦蒸腾。该患者口干多饮、小便频多，为消渴日久，肺脾肾三脏渐虚，肾阳不足，气化不行，津液不能上布，故上燥而口渴引饮，下虚而小便频多。《金匮要略·消渴小便利淋病脉证并治》云："小便不利者，有水气，其人苦渴，用栝楼瞿麦丸主之。"方中制附子温阳以化气利小便；栝楼根名天花粉，甘寒育阴，生津润燥，与制附子同为君药，并制约附子之燥热；山药生津益肺，健脾补虚，益肾固精，平补肺脾肾三脏，补气养阴而润燥止渴；茯苓健脾利水；《神农本草经》谓瞿麦"味苦寒，主关格，诸癃结，小便不通"，通利水道；其舌苔白厚，小便稍黄，为水湿内停，湿浊内生，微有化热，佐以滑石清热利尿；知母滋阴润燥除烦；首乌藤养血安神以助眠。全方补肾阳，利小便，生津液，止口渴。患者服药后口渴多饮、小便频多、睡眠质量明显改善，血糖亦随之下降。

点睛：膀胱为气化之源，由肾所主，肾阳不足，不能化气于膀胱，所以"小便不利"。小便不利，水无出路，内停故"有水气"。《金匮要略》云"以小便利，腹中温为知"，治疗有效的指征为小便利、腹中温暖。下焦肾阳衰微，既不能化气行水，亦不能蒸腾津液上潮于口，而致上焦燥热，故患者口渴明显，故"苦渴"。证属下寒上燥，上浮之焰，非滋不熄，下积之阴，非暖不消，故治宜温肾化气与润燥生津并行，方用栝楼瞿麦丸。故该方应用指征为上燥下寒、渴而小便不利。

临床应注意与肾气丸的方证鉴别，《金匮要略·消渴小便利淋病脉证并治》云："男子消渴，小便反多，以饮一斗，小便一斗，肾气丸主之。"同样是消渴，口渴，小便频多，肾气丸与栝楼瞿麦丸同样都为肾阳虚衰，阳不化气，津不上承，故口渴、尿频都可见，但肾气丸口渴应该不甚，口渴而不欲多饮；栝楼瞿麦丸证还有上燥之象，口渴应甚，故为"苦渴"，表现为口渴多饮，两个方子同中有异。

栝楼瞿麦丸中的天花粉与附子，居然被后世列为"十八反"，真是冤枉。我立足经典，从不畏用，栝楼瞿麦丸常用于治疗小便不利、消渴、水肿等证，只要病机符合寒热错杂，上燥下寒，其他疾病同样也有用武之地，这也是我们反复强调的辨证的重要性。

6. 青少年重度抑郁、中度焦虑案

林某，男，15岁。2024年1月6日初诊。

主诉：睡眠障碍、焦虑紧张2年余。

刻诊：患者因失眠2年来就诊，已断断续续于我院心理科治疗2年。患者为家中长子，因父母需照顾妹妹，自幼跟爷爷奶奶长大，2021年爷爷去世后出现情绪低落、闷闷不乐、时有轻生想法，与同学、老师接触困难，觉得不被理解。时委屈易哭，时心急烦躁，易怒，时发心悸，易紧张，害怕，总是担心不好的事情发生，胡思乱想，反复思考同一个问题，心脏有间断刺痛感，头晕，夜寐差，早醒易醒，时有彻夜未眠。心理科评估为重度抑郁、中度焦虑，予奥沙西泮、舍曲林等抗抑郁焦虑及安眠药治疗，然服药后神疲嗜睡，后逐渐出现晚上睡不着，白天睡不醒，心慌、心悸频繁发作，无畏寒怕风，无明显汗出，不思饮食，挑食纳差。患者体形瘦弱，双目无神，对答反应迟滞，其父有抑郁症病史。

舌脉：舌尖稍红，苔薄白，脉细。

西医诊断：焦虑抑郁，睡眠障碍。

中医诊断：郁证、不寐（营卫不调，肝失疏泄，心失所养）。

处方：桂枝加龙骨牡蛎汤加味。

桂枝10g，白芍15g，黑枣15g，生姜10g，炙甘草10g，酸枣仁20g，龙骨30g（先煎），牡蛎30g（先煎），珍珠母20g（先煎），合欢皮30g，腊梅花10g，麦芽30g。

8剂，水煎服。

二诊（2024年1月20日）：患者服药后诉睡眠改善，心悸频率明显减少，已停用安眠药，近1周发生心悸3～4次，每次30分钟，心悸的频率、程度、持续时间均明显减少，口唇干。上方去腊梅花、麦芽，加百合30g，柏子仁20g。8剂，水煎服。

按语： 本案患者长期与父母分离，与祖父母同住，导致其情绪不畅、肝气不舒，3年前因祖父离世加重其负面情绪压力，另外患者父亲有抑郁症病史，多重因素辨证为肝气郁结，木气不畅。木郁则碍脾之运化，脾失运化则致神疲乏力、食欲不振，且逐步形成体形瘦弱、挑食纳差的恶性循环及敏感性格。

结合本案患者，其脉细，主虚劳、气血虚。其多年与祖父母同住，"隔辈亲"，管教不严，嗜食辛辣零食等物，祖父过世后其忧思肝郁，饮食不下，脾胃受损，气血不足。心藏神，肺舍魄，心失所养则神无所居，肺失所养则魄无所依，长此以往则五志失常，出现失眠神疲、精神萎靡、心悸怔忡等症状。此类气血不足、肝郁脾虚、阴损及阳、虚劳精气神受损者，欲救之，治疗当以调和阴阳、平肝宁心安神为法，方选桂枝加龙骨牡蛎汤加味。

本案例以桂枝加龙骨牡蛎汤为底方，功在调和阴阳、潜镇摄纳。桂枝加龙骨牡蛎汤本用于阴阳两虚之虚劳病证，《金匮要略·血痹虚劳病脉证并治》云："夫失精家少腹弦急，阴头寒，目眩，发落，脉极虚芤迟，为清谷、亡血、失精。脉得诸芤动微紧，男子失精，女子梦交，桂枝龙骨牡蛎汤主之。"方中桂枝汤调和营卫，王旭高释桂枝汤"外感用之能祛邪和营卫，内伤用之能补虚调阴阳"。桂枝、甘草辛甘化阳，补益心气，且君药桂枝除具有调和营卫的功效外，尚有平肝之效。桂枝平肝功效的记载首见于陶弘景所著《名医别录》，其谓牡桂治"胁风，胁痛，温筋通脉"，桂"利肝肺气"。桂枝能平肝利肝因其有枯木之性，如《吕氏春秋》云"桂枝之下无杂木"，《雷公炮炙论》云"桂钉木根，其木即死"。此外，张锡纯在《医学衷中参西录》中曰："桂枝……花开于中秋，是桂之性原得金气而旺，且又味辛属金，故善抑肝木之盛使不横恣。而桂之枝形如鹿角，直上无曲，故又善理肝木之郁使之条达也。"因此，从桂枝的生长习性及形态取象比类来看，桂枝有平肝的功效。白芍、甘草酸甘化阴，以滋肝阴，调和阴阳；龙骨、牡蛎重镇固摄，可收摄神气而镇惊，又能潜阳入阴；另加酸枣仁养心阴，益肝血而宁心安神；珍珠母平肝潜阳，镇惊安神；合欢皮安神解郁，《神农本草经》谓其"安五脏，利心志，令人欢乐无忧"；腊梅花理气开郁，调畅气机；麦芽消食和中，生用又能疏肝，土木同调。

患者服药后见效明显，睡眠改善，心悸发作频率明显减少，现患者睡眠、精神等情况稳定，已停用安眠药，抗焦虑、抑郁药继续服用，定期门诊治疗。

点睛：当今社会发展变化快，生活、工作的压力严重影响着人们的身心健康，失眠焦虑抑郁的发生比比皆是，青少年也不例外。长期失眠的患者常伴随焦虑、抑郁、心悸等症状，西医治疗着眼于症状，效果却不尽如人意。中医对于疾病和人体的认识具有整体性，我常说"我们治疗的是得病的人"。因此，对于以本案患者为代表的青少年失眠、心悸、焦虑患者，应从"培后天以补先天，潜敛固涩精气"的整体思路入手。

临床上失眠、焦虑、抑郁往往伴随发生，互为因果，最终造成互相影响的恶性循环，中医的治疗措施在于从何处入手打破其恶性循环。针对这个患者，我们着眼于阴阳失调的不寐，标本兼顾，调和阴阳，养心疏肝。其中，不寐的病机究其根本在于阴阳失调、阳不入阴。《类证治裁》曰："阳气自动而之静，则寐；阴气自静而之动，则寤。不寐者，病在阳不交阴也。"可见阳不入阴，阳气独亢于外，不能入于阴分，而导致不寐。

脾胃为后天之本，《素问·玉机真脏论》指出"脾为孤脏，中央土以灌四旁"，现代社会，工作及生活压力激增，郁证患者群体也越发增多，木盛侮土对脾胃运化的影响不容忽视。生麦芽是一味肝脾同调的药，既能消食和中，治疗不思饮食，又能疏肝，畅达木气，土木同调。

7. 盗汗非皆为阴虚

李某，男，36岁。2024年3月26日初诊。

主诉：盗汗3个月。

刻诊：近3个月不明原因持续盗汗，夜间大汗淋漓，汗出黏滞，怕热，每于全身湿透后冷醒，严重影响睡眠，平时嗜酒，小便偏黄，大便正常，口中和。

望诊：形体肥胖，大腹便便，虎背熊腰，脸圆颈粗，脸部油光。

舌脉：舌稍红，苔中后根部白腻，脉沉细滑。

西医诊断：多汗。

中医诊断：盗汗（痰热内盛，迫津外出）。

治法：清热化痰，祛湿止汗。

处方：黄连温胆汤加减。

法半夏15g，茯苓20g，蒸陈皮10g，炙甘草5g，枳实10g，竹茹15g，黄连10g，滑石30g，首乌藤30g，知母10g，青蒿15g。

8剂，水煎服。

二诊（2024年4月3日）：患者服药后盗汗已完全消退，睡眠质量改善，疲乏缓解，小便偏黄，舌脉同前。守原方8剂。

按语：患者因盗汗就诊，盗汗之成因，阴虚颇多，《医略六书》云："盗汗属阴虚，阴虚则阳必凑之，阳蒸阴分，津液越出，而为盗汗也。"反观该患者，形体壮实，腹大膨隆，虎背熊腰，一派阳盛之象，阳盛有余，逼迫阴液外泄而致盗汗。患者平素嗜酒无度，损伤脾胃，脾为生痰之源，脾胃气机阻滞，运化失司，易水湿内停，积聚生痰，痰湿日久化热，夜间阳气由表入里，与体内湿热相结，迫津外出；心主神明，痰热上扰心神，影响睡眠；湿热上蒸头面，脸部油多；二诊症见小便黄，亦是湿热下注所致。

诊察本案患者，虽表现为盗汗，但实则怕热，汗出黏滞，结合其平素嗜酒，加之腹大膨隆，虎背熊腰，脸油，为"痰热人"的特色体征。《素问·灵兰秘典论》曰："三焦者，决渎之官，水道出焉。"痰热滞于三焦，水道不通，营卫不和，故可见盗汗、小便黄等津液病变，辨证为脾运失司，痰热内盛，迫津外出。

治疗上宜化痰、清热、祛湿三管齐下，清热化痰，祛湿止汗，方选黄连温胆汤加减。黄连温胆汤为温胆汤加黄连而成，温胆汤由二陈汤加竹茹、枳实组成，二陈汤理中焦痰湿，祛痰利气；黄连、竹茹清上焦之烦热；枳实除三焦之痰壅。《医宗金鉴·删补名医方论》论温胆汤"方以二陈治一切痰饮，加竹茹以清热，加生姜以止呕，加枳实以破逆，相济相须，虽不治胆而胆自和，盖所谓胆之痰热去故也"。温胆汤化痰力强，可以祛除痰涎实邪，有利于气机升降出入恢复正常，气机得畅，营卫得调，盗汗得除。方中重用滑石清利下焦湿热；知母、青蒿合用，清热泻火；首乌藤又名夜交藤，可调和阴阳，安神助眠。二诊时，患者盗汗得除，睡眠改善，唯小便偏黄，守原方进一步化痰清热，巩固疗效。

点睛：本案患者以盗汗为主诉，盗汗常见证型当属阴虚阳亢、虚火内扰，若医者以常规思路考虑多为阴虚所致，此时投以养阴清热之品，会使滋腻之性更阻碍气机，痰热更盛，盗汗更重。

我在临床上善于观人，观其形体特征、神色面貌。本案患者体形偏胖，皮肤油腻有光泽，脸圆，苔腻，脉滑，符合黄连温胆汤痰热内盛之证，即可用之，临证不应拘泥于固有思维。百病皆由痰作祟，痰阻滞气机，缠绵难愈，很多怪病与之相关，抓住人群特征便可药到病除。为什么不考虑用龙胆泻肝汤？龙胆泻肝汤用于肝胆湿热证，也可见盗汗，适用于口干口苦、小便黄赤等肝胆湿热表现，临床细细揣摩还是有区别的。

8. 酒客多痰热

戴某，男，57岁。2024年1月20日初诊。

主诉：反复盗汗1年，失眠2个月。

刻诊：反复盗汗1年，每天凌晨3～4时出汗多，以头颈部为主，汗湿衣物，醒后需更衣，平素有饮酒史，饮酒后盗汗加重。2个月前出现失眠，睡眠浅，汗出醒后难再入睡，严重时自觉精神紧张，头部有紧绷感，无明显口干，大便尚可。患者面色暗红，身高172cm，体重82kg，体格肥硕，腹部膨大。

舌脉：舌暗红，苔白有裂纹，脉弦滑。

西医诊断：多汗症，睡眠障碍。

中医诊断：盗汗（痰热内扰）。

治法：清化痰热，宁心安神。

处方：黄连温胆汤加减。

法半夏15g，茯苓15g，陈皮10g，炙甘草5g，枳实10g，竹茹15g，黄连10g，夏枯草30g，瓜蒌15g，首乌藤30g，知母15g，地骨皮15g。

5剂，水煎服。

患者服药后盗汗及睡眠大为改善。

按语：患者嗜酒，湿与热内搏，热邪炼液为痰，痰热内结于脏腑。结合患者舌脉来看，苔白、脉弦滑乃痰湿之象。患者出汗多，为痰热郁蒸于脾胃，迫津外泄所致。头颈汗多，为湿热内蕴，痰湿之邪，黏滞重浊，致汗出不畅，不得宣发，但蒸于上。胆郁痰热，上扰心神，影响睡眠。汗为心之液，由精气所化，不可过泄。故应清化痰热，方选黄连温胆汤以清化痰热、宁心安神。

温胆汤具有理气化痰、和胃利胆之功效，主治胆郁痰扰证，症见胆怯易惊、头眩心悸、心烦不眠、夜多异梦、呃逆、眩晕等。《备急千金要方》云："治大病后，虚烦不得眠，此胆寒故也，宜服温胆汤。"黄连温胆汤乃后世医家化裁而成，清代陆廷珍在《六因条辨》中载："伤暑汗出，身不大热，而舌黄腻，烦闷欲呕，此邪踞肺胃，留恋不解。宜用黄连温胆汤，苦降辛通，为流动之品，仍冀汗解也。此条汗出而不大热，是卫分之邪既解，但舌黄欲呕，又为邪阻肺胃，气分未清。用温胆汤辛以通阳，加黄连苦以降逆。不用甘酸腻浊，恐留连不楚耳。"陆氏认为，暑湿所伤，痰热留恋，以致烦闷欲呕，汗出，身不大热，舌黄腻，治当清热利湿、化痰降逆，宜用黄连温胆汤，取温胆汤辛通，加黄连苦降。解析原文，黄连温胆汤为疏畅气机、通利三焦、清热化痰、调和脾胃之剂，其核心病机为痰、湿、郁、热。

方中黄连清热燥湿，善清心火；配知母清气分之热；地骨皮入血分，清热凉血。气分、血分兼顾，善清热邪。痰乃病理产物，留滞于脏腑、经络而生诸症。就痰热而言，痰为热之依附；再者，痰可随气之升降，气壅则痰聚，气顺则痰消，故清热需先开郁，治痰不离治气。半夏辛温，燥湿化痰；竹茹甘而微寒，清热化痰除烦，开胃土之郁，清肺金之燥，凉肺金所以平肝木也。半夏与竹茹相伍，一温一凉，化痰和胃除烦。陈皮辛苦温，理气行滞，燥湿化痰；枳实辛苦微寒，降气导滞，消痰除痞。陈皮与枳实相合，一温一凉，理气化痰之力增。佐以茯苓，健脾渗湿，以杜生痰之源；瓜蒌善利胸中之痰；夏枯草清泻痰火；首乌藤养心安神；炙甘草调和诸药，益气助脾。

点睛：临证要善于察言观色，本案患者体格肥胖，腹部膨大，平时嗜酒，肥人多痰湿，其盗汗、失眠为痰热内盛之果。黄连温胆汤一能疏畅气机，通利三焦，如黄连、半夏辛开苦降，竹茹、生姜降逆止呕，陈皮、枳实理气导滞。二能清化湿热，调和脾胃，如半夏燥脾湿，黄连清胃热，生姜、甘草调和脾胃。三能化痰清火，安胆宁心，如竹茹化痰浊，安胆腑，黄连清心胃之火以定悸安神。方药对证，治病求本，不治汗而汗自止。

9."醉水"易解靠方证

肖某，男，58岁。2024年6月1日初诊。

主诉：饮水后恶心欲呕，头晕如有醉酒状3天。

刻诊：患者既往有2型糖尿病病史，平时血糖控制尚可，3天前晨起饮温水约100mL后即出现腹部悸动、恶心欲呕、头晕如醉酒状，伴心悸心慌，大便溏烂。患者认为是胃肠炎，服家中所备蒙脱石散、奥美拉唑后上述症状稍有缓解，但只要一饮水，上述症状即发作，感觉整个人如坐舟车，患者直呼"醉水"了！近几日不敢饮水喝汤，伴口干，汗多，易心悸，饮食稍不慎易全身发软乏力，双眼视手机屏幕稍久后视物模糊，小便正常，平时大便时有完谷不化。形体肥胖，疲乏少神。

舌脉：舌淡，苔白厚腻，脉细稍数。

西医诊断：胃肠功能紊乱。

中医诊断：痰饮（脾阳不运，痰饮上泛）。

治法：温阳化饮，降逆止呕。

处方：苓桂术甘汤合小半夏汤。

茯苓30g，桂枝10g，白术10g，炙甘草5g，泽泻30g，法半夏20g，生姜20g，藿香10g。

5剂，水煎服。

患者服上药后自述"醉水"症状消失。

按语： 本案患者饮水即出现诸多症状，以致不敢饮水，严重影响日常生活，且患者饮水后出现的症状奇特，故本案为疑难杂症。患者平素大便溏烂，时有完谷不化，此为脾阳不足之象；饮水多即出现恶心欲呕、头晕、心悸等症状，乃脾虚水液运化功能失常，水气上逆所致；水饮停于胃肠，气逆于上则见恶心欲呕、舌苔白腻；水饮阻滞，清阳不升，水气上冲头目，则见头晕如醉酒状；水饮内停，无以濡养清窍，故见视物模糊；水饮上凌则见腹部悸动、心慌心悸。本案患者的病因病机是脾阳不足而生痰饮，痰饮内停，气机逆乱。虽然根本原因在于脾阳不足，但是最为突出的表现还是水饮逆乱之"标"证，患者为"标"证所苦，所以本着急则治其标、缓则治其本的原则，治以温阳化饮，降逆止呕。

"病痰饮者，当以温药和之"，方以苓桂术甘汤合小半夏汤加减。方中茯苓、白术健运脾气，茯苓淡渗利水，白术健脾燥湿；泽泻利水渗湿，使水饮从小便而出；桂枝温阳化气以利水，平冲降逆以止悸；半夏、生姜化痰降逆以止呕；藿香芳香醒脾以化湿；以甘草为使，缓中调和诸药。《注解伤寒论》曰："阳不足者，补之以甘，茯苓、白术，生津液而益阳也。里气逆者，散之以辛，桂枝、甘草，行阳散气。"全方温阳化气以利水，降逆化痰而止悸，从而恢复水液正常的气化出入。纵观方中诸药，遵"温药和之"之旨，理脾运水而化水之生源，下通膀胱以导水之下源，如此三焦气机通畅，水行有常，则"水精四布，五经并行"。

点睛： 痰饮病临床并不少见，因为表现千奇百怪，初学者容易忽视。《金匮要略·痰饮咳嗽病脉证并治》所言痰饮之症状甚多，有咳嗽、喘满、头眩、心悸、气逆不能平卧、恶心呕吐、痞闷、肠间有声、水肿、背寒、吐涎沫等多种表现。由此可见，痰饮病包含了很多疾病在内，试图说明痰饮是何种病实属困难，它的表现可以是有形的，也可以以无形的形式存在，但只要我们把握痰饮病之病机为水饮停滞、不得输化这个总纲，在治疗上把握"病痰饮者，当以温药和之"这个总则，多体悟多实践，辨识、治疗痰饮病还是有把握的。

像这个患者，他当时一说饮水即恶心、心悸，我就想到了"痰饮病"，这是一种直觉思维，要求我们熟读并吃透经典。"伤寒，若吐、若下后，心下逆满，气上冲胸，起则头眩，脉沉紧，发汗则动经，身为振振摇者，茯苓桂枝白术甘草汤主之。"同时，要具备象思维的能力，这个患者不就是因痰饮上逆而出现心悸、眩晕、恶心吗？"身为振振摇"不就是站不稳吗？不就是如醉酒之状吗？"心下有痰饮，胸胁支满，目眩"，目眩不就是头晕、看东西模糊吗？而且还是一喝水就出现。不就是典型的痰饮病吗？仲景诚不欺我也！

10. 分消走泄治乏力

孙某，男，44岁。2024年4月17日初诊。

主诉：反复腰背酸痛、疲乏无力2年，加重2个月。

刻诊：患者2年前开始反复出现腰背酸痛、疲乏无力，曾多次在骨科、内科就诊，检查无异常，理疗、休息后可缓解，但病情反复。2个月前上述症状加重，自述平时经常饮酒，熬夜，饮酒后上述症状明显，伴有眼部充血，面部油腻，出汗多，动则汗出，晨起口干口苦，晨起小便黄，大便不成形，1～2次/日。

舌脉：舌红有裂纹，苔白，脉细。

西医诊断：慢性疲劳综合征。

中医诊断：乏力（湿热内蕴）。

治法：清利湿热，宣畅气机。

处方：三仁汤加减。

薏苡仁30g，苦杏仁10g，豆蔻10g（后下），姜厚朴10g，淡竹叶10g，通草5g，滑石30g（包煎），姜半夏10g，茯苓20g，黄连5g，葛根20g。

8剂，水煎服。

患者诉服药后上述症状大为减轻，整个人都轻松了许多，疗效佳，予原方8剂以巩固疗效。

按语：薛生白云："太阴内伤，湿饮停聚，客邪再至，内外相引，故病湿热。"患者平素喜熬夜、饮酒，内生湿热，湿热阻滞肌肉，则腰酸背痛；湿邪阻滞气机，则疲乏无力；湿邪侵犯肌表，则面部油腻;湿热内蕴,气机失调,津液不能正常输布,则口干;湿热内蕴,熏蒸皮肤,则多汗;湿热蕴于肝胆,则口苦;湿热侵袭膀胱,则小便黄;湿热留于大肠,则大便不成形;苔白,脉细是湿重于热之征。治当清利湿热,宣畅气机,方选三仁汤。

三仁汤出自吴鞠通之《温病条辨》,由"杏仁五钱,飞滑石六钱,白通草二钱,白蔻仁二钱,竹叶二钱,厚朴二钱,生薏苡仁六钱,半夏五钱"组成。三仁汤为治疗湿温初起、邪遏卫气的名方,具有芳香宣气化湿之功。方中重用滑石,清热利湿;薏苡仁、茯苓淡渗利湿以健脾,使湿热从下焦而去;杏仁辛宣肺气,以开其上;豆蔻芳香化湿,利气宽胸,醒脾以助祛湿;半夏、厚朴苦辛温通,行气除满,化湿和胃;黄连清热燥湿;通草、竹叶甘寒淡渗,清热利湿;葛根解肌,生津止渴。诸药合用,共奏"宣上、畅中、渗下"之功,化湿清热,通利三焦,正如《中藏经》所言"三焦通则内外左右上下皆通也"。

点睛:这个患者主诉为腰背酸痛、疲乏无力,正常情况下,四诊收集完成后,相信大家都会辨证为湿热内蕴之证,选方亦不离三仁汤、四妙散之属。问题的前提是要辨证准确,这个患者来诊时,除了"腰背酸痛、疲乏无力",再也说不出其他症状,需要医生去厘清。我是很注重望诊的,这个患者身形偏胖,脖子粗短,肩背厚实,面部油腻,为典型的中年"油腻男",问诊时我也会注重问其症状加重或减轻的因素,结合其饮食习惯,辨证自然就出来了。因此,关注患病之人的体质状态对我们的辨证处方有着重要的意义。

此外,四诊收集的信息可能很多,但要注意取舍,取舍的原则为是否影响辨证用药的准确性。比如这个患者乏力明显,舌有裂纹,脉细,有些医生就会考虑是否阴伤,用药时是否要养阴?实则舌有裂纹不代表就是伤阴,就算是伤阴,湿未祛时去养阴,反而会导致湿邪留恋,因此,舍弃一些细枝末节,着眼当下,也是辨证论治时必须把握清楚的。

湿温初起,证多疑似,每易误治,故吴鞠通于《温病条辨》中明示"三戒"。一则禁汗:若见恶寒头痛,身重疼痛,误认为伤寒而用辛温发汗之药,则会耗伤心阳,湿浊随辛温之品上蒙清窍,可致神昏、耳聋、目闭等症。二则禁下：若见胸闷不饥等湿热阻滞脾胃之证，误以为胃肠积滞而妄用苦寒攻下，则脾阳受损，脾气下陷，湿邪下趋而为洞泄。三则禁润：若见午后身热等而误认为阴虚，妄用滋腻阴柔之药，势必使湿邪固结难解，病情加重而难以治愈。

11．血府逐瘀救急难

吴某，男，53岁。2023年11月20日下午初诊。

前期诊治经过：患者因"咯血10余天，加重伴左胸痛、呼吸困难1天"于2023年11月16日入我院ICU。2023年2月患者于某医院行主动脉瓣人工血管升主动脉替换术（Bentall术），术后长期服用华法林片，定期监测凝血功能正常。10余天前外感后咳嗽，出现少量血丝痰，监测国际标准化比值（INR）2.5，未行进一步诊治，咯血阵发逐渐加重。11月16日咯血加重，每次量为10～20mL，左胸胁部胀闷痛，呼吸困难明显加重，经急诊收入ICU住院治疗。

辅助检查：11月16日入院查血红蛋白139g/L，INR 3.3，血浆凝血酶原时间（PT）34.4s，活化的部分凝血活酶时间（APTT）54.4s。胸部CT示左肺下叶新见大片异常密度，考虑肺出血或感染。CT肺动脉造影示左肺下叶血肿较前增大，并见活动性出血。

患者分别于11月16日、11月18日行2次肺动脉栓塞术，术后患者仍有左胸胁部胀闷痛，血红蛋白呈动态下降：11月16日（139g/L）、11月17日（125g/L）、11月18日（104g/L）、11月19日（94g/L）、11月20日（91g/L）。

11月20日复查胸部CT：左肺下叶血肿范围变化不大，但周围斑块状及磨玻璃影增多、范围增大，考虑合并肺部感染。

因病情复杂，邀余会诊，寻求中医治疗。查房见患者仍咯血不止，今早到现在（下午）已咯血4次，每次咯一两口，色暗红，今晨咯出一小碗暗红色血液，伴见胸胁闷痛，紧箍感，闷痛连及后背，时有干咳，无痰，大便4日未解，今日已用开塞露排出，自觉疲乏，今日起体温升高，现体温37.9℃，无恶寒发热，口中和。复查CT原血肿大小未见变化，但血肿周围渗出增多，范围扩大，血红蛋白所下降，昨日 94g/L，今日 91g/L。神疲乏力，面色少华。

舌脉：舌淡红，苔薄白，脉细弱。

西医诊断：肺出血（考虑支气管动脉畸形出血），肺部感染，升主动脉瘤（bentall 术后），高血压病 3 级。

中医诊断：咯血（肺络受损，瘀血停胸，气血亏虚）。

治法：活血散瘀，益气止血。

处方：血府逐瘀汤加减。

桃仁 10g，红花 10g，当归 10g，生地黄 20g，川芎 10g，赤芍 15g，牛膝 15g，桔梗 10g，枳壳 15g，黄芪 30g，三七 10g，白茅根 30g，生大黄 10g。

3 剂，水煎服。

配合云南白药 0.5g（每日 3 次）冲服。

二诊（2023 年 11 月 23 日）：患者服药后精神状态明显改善，胸胁部闷胀痛已明显缓解，咯血量明显减少，咯出少量陈旧性暗红色血液，发热已退，唯觉乏力，少许咳嗽，咳少量白痰，大便溏烂，每日 1 次，血红蛋白已回升至 110g/L，昨日起停用肝素，开始用华法林桥接。舌淡，苔薄白，脉细弱。

处方：上方去白茅根，生大黄改为制大黄，加生晒参 15g、仙鹤草 20g、瓜蒌皮 15g。3 剂，水煎服。

三诊（2023 年 11 月 27 日）：患者转出 ICU 已 3 天，精神好，已能下床活动，可自行散步 20 分钟左右，咯少量黑褐色陈旧血痰，大便通畅，余无特殊不适。舌脉同前。上方去生晒参、制大黄，瓜蒌皮改为 20g。4 剂，水煎服。

患者于 1 周后顺利痊愈出院。

按语：患者半年前行心肺大手术，肺络受伤，又长期服抗凝血药耗气动血，本次因外感诱发，气机不利，伤及肺络，致咳嗽、咯血不止；离经之瘀血停于胸中，气机阻滞，故见反复咯吐暗红色血液、胸胁闷痛连及背部；瘀久化热，腑气不通，而见发热、便秘；面色少华，舌淡红，脉细弱为气随血脱，正气已伤。患者肺络受伤，耗气动血为本；外感诱发，气机不利，瘀血停于胸中为标。出血在前为因，瘀血在后为果，但瘀血留而不去，又可转化为瘀血为因、出血为果。因此，出血与瘀血是一个互为因果的转化关系，治当止血与活血并用，方可相得益彰。

清代唐容川在《血证论》中提出治疗血证的四大原则，即"止血、消瘀、宁血、补虚"。但问题是止血易留瘀，活血易动血，止血与活血应如何掌握其主次尺度？益气扶正为主，还是祛邪治标为要？

本案患者虽咯血不止，但属少量不断渗血，出血尚不急迫；虽出血，气血已亏，但正气尚未衰；血色暗红，胸胁闷痛，胸中血肿，大便秘结，发热均提示瘀血停留，气机不利，标证突出。活血虽有出血之忧，止血更有留瘀之弊，思虑再三，决定治当急则治标，虽出血不止仍以活血祛瘀为先，兼益气清热凉血以止血，胆识源于辨证的准确，对大势——"人"的判断。

选方为血府逐瘀汤加减，该方出自王清任《医林改错》，用以治"胸中血府血瘀"所致诸证，其所治之症目繁多，共计19条，但无一条是治疗出血性疾病。该方由桃红四物汤合四逆散加桔梗、牛膝而成。方中桃红四物汤活血化瘀而养血；四逆散行气疏肝；牛膝通利血脉，引血下行；桔梗开肺气，载药上行；枳壳降气而宽胸，一升一降，气行则血行；但气药过多易动血，故减去方中疏散之柴胡；加黄芪补气升阳扶正气，气足则助血固摄，气足则助血行；三七化瘀止血，具有止血不留瘀的特点，《本草纲目》谓其"止血散血定痛"；白茅根味甘性寒，清泄肺胃蕴热而凉血止血；方中点睛在于生大黄，味苦性寒，功擅推陈致新，活血祛瘀，泄热通腑。《神农本草经》谓其"下瘀血，血闭，寒热，破癥瘕积聚，留饮宿食，荡涤肠胃，推陈致新"，用于此患者可散瘀血、通腑气、解郁热，殊有"斩关夺门之力"，不愧为"将军"。诸药合用，祛瘀为主，气血同治，升降并用，寓补于通，止血不留瘀，活血不动血。血活气行，瘀化热解，诸证自解。

二诊时，患者精神状态明显改善，发热退，胸背部闷胀痛明显缓解，咯血量明显减少，血红蛋白回升，出血势头已止，治疗效果显著。唯觉乏力，咳少量白痰，停清热凉血之白茅根，加人参大补元气、仙鹤草固摄止血、瓜蒌皮理气化痰止咳，将生大黄改为制大黄，减缓泻下之力，仍取其推陈致新之功。三诊时，患者精神体力状况良好，唯咯少量黑褐色陈旧血痰，在原方基础上适当加减收工。

点睛："止血、消瘀、宁血、补虚"是治疗血证的四大原则。唐容川指出"止血为第一要法""所谓止血者即谓此未曾溢出，仍可复还之血，止之使不溢出，则存得一分血，便保得一分命""消瘀为第二法""血既止后，其经脉中已动之血有不能复还故道者……既有瘀血踞住，则新血不能安行无恙……故以去瘀为治血要法""凡治血者，必先以去瘀为要""止血消瘀之后，又恐血再潮动，则须用药安之，故以宁血为第三法，邪之所凑，其气必虚，去血既多，阴无有不虚者矣，阴者阳之守，阴虚则阳无所附，久且阳随而亡，故又以补虚为收功之法"。

这些理论至今仍指导着中医的临床实践，但在实际运用中，临床医生往往面临着既要、又要的困惑，道理都懂，但主次轻重、先后缓急如何把握？特别是这个病例，重在止血不会被质疑，重在活血则会冒很大的医疗风险，如辨证不准，用药不当，可能耗血动血，后果不可挽回！

整个思辨过程注重整体观，紧抓得病的"人"，把握其尚存的时机，"急则治其标"，但不忘"治病必求于本"，紧扣病机，标本兼治，大刀阔斧以标为先，用药丝丝入扣，方能"逆流挽舟"，救急于危难。

七、肢体经络病

1. 乳腺癌放化疗后肢节烦疼

阮某，女，46岁。2024年2月3日初诊。

主诉：乳腺癌手术后行放化疗后4年余，周身骨痛。

现病史：患者长期应用免疫治疗、激素去势疗法等在当地医院治疗，因全身症状明显，同时来我院寻求中医治疗，首诊日期为2020年6月15日，其间患者先后以"潮热汗出""周身骨痛""失眠""心悸"等为主诉，李乐愚教授先后使用两地汤、知柏地黄丸、清经汤、柴胡桂枝汤、黄连阿胶鸡子黄汤、柴胡加龙牡汤等，效果显著。现将患者2024年2月3日至2024年2月24日期间以周身骨痛为主诉的诊治情况进行总结（患者否认乳腺癌骨转移病史，外院诊断为骨质疏松）。

刻诊：患者原潮热汗出情况已明显改善，近2个月全身肢体关节疼痛，以关节僵硬疼痛为主要表现，夜间10时至次日清晨疼痛加剧，手指关节疼痛发生时双手麻木，甚至不能正常握持手机，严重影响正常生活、工作，恶风明显，不耐寒热，口干不明显。患者身材瘦小，面色忧郁，眉头紧锁，色素斑多，以手抚对侧上臂，双上臂内侧肤温燥热。

舌脉：舌暗红，有少许红刺，苔白，寸关弦细。

西医诊断：骨质疏松症。

中医诊断：痹证（太阳少阳合病）。

治法：外解太阳表邪，内疏少阳枢机。

处方：柴胡桂枝汤加减。

柴胡15g，黄芩10g，法半夏10g，人参10g，桂枝10g，白芍20g，生姜10g，炙甘草5g，大枣15g，威灵仙20g，首乌藤30g，百合30g，地骨皮15g。

5剂，水煎服。

二诊（2024年2月24日）：患者诉服药第2天全身关节疼痛即近乎完全缓解，服完5剂药后患者又自行配药10剂，已服完。现双手手指稍麻木，无关节疼痛，恶风、潮热不明显，口干，舌暗红，苔白，寸关浮弦稍数。

处方：柴胡15g，黄芩10g，天花粉20g，人参10g，白芍20g，炙甘草5g，威灵仙20g，首乌藤30g，百合30g，地骨皮15g，牡丹皮10g，姜黄15g。

8剂，水煎服。

按语：本案患者是"老病号"，之前的潮热多汗治疗后已基本缓解，近2个月表现为周身肢体疼痛，夜间加重，恶风明显，可知太阳证未罢，风寒犹留连于表。虽没有典型的口干、口苦，但不耐寒热（前期潮热盗汗），舌暗红有少许红刺，寸关弦细（脉"弦"主肝郁、脉"细"为气血不足）为邪郁少阳，枢机不利。综合考虑，本证为太阳表证未解，进而邪犯少阳，实为太阳少阳并病，治宜太少两解之法，故以桂枝汤调和营卫，解肌发表；小柴胡汤和解少阳，通达表里。方选柴胡桂枝汤。《伤寒论·辨可发汗病脉证并治》云："伤寒六七日，发热微恶寒，支节烦疼，微呕，心下支结，外证未去者，柴胡桂枝汤主之。"方中柴胡配伍黄芩，一散一清，透表泄热，调畅气机；因邪气从太阳传入少阳，正气本虚不能抵御外邪，以人参补中益气，扶正以祛邪，正气旺盛则邪无内陷之机；少阳枢机不利，胆热犯胃，胃失和降，以半夏和胃降逆；生姜助半夏和胃降逆，大枣助人参补中益气，甘草调和诸药。桂枝汤中桂枝、白芍相配，辛散解表而不伤阴，敛阴和营而不恋邪；白芍与甘草相配，酸甘化阴以助阴；桂枝配甘草，辛甘化阳以助阳；白芍、大枣相配，益阴敛营以合营；桂枝配生姜，辛散解肌以调卫；生姜、大枣相配，温补脾胃以和营卫。因此，柴胡桂枝汤可外解太阳表邪，内疏少阳枢机，有和营卫、利肝胆、统治表里三焦、调理阴阳气血之功。加威灵仙通络止痛；首乌藤擅养血通络祛风；百合清心安神，清热除烦；地骨皮甘淡微寒，擅凉血清虚热。诸药合用，太少同治，患者服药第2

天全身骨节疼痛即近乎完全缓解。二诊时，患者恶风、肢节疼痛已除，考虑表邪已解，尚有口干，以小柴胡汤加减收功。

点睛：本案患者身材瘦小，面色少华，两颊色素斑，性格干练，外院确诊乳腺癌术后，已持续激素趋势疗法治疗4年，2023年因发现卵巢早期癌变迹象（具体不详），于外院行卵巢切除术，后因性激素水平下降引发骨质疏松、周身骨痛难忍。患者因惧怕唑来膦酸治疗引发肾损害、下颌骨坏死等副作用，拒绝外院使用唑来膦酸治疗，遂来我院寻求中药诊治。

此次来诊时患者情绪易激动，些许烦躁、焦虑，自行上网查询相关资料后，结合自己之前的诊治经过，自行认定西医西药治疗顾此失彼，副作用大，不顾及患者身心感受，立定心志要中医药保守治疗此刻之骨痛，不曾预想中医治疗见效如此之快捷！当然，症状缓解后还是要嘱咐患者需长期补钙以治疗骨质疏松。

柴胡桂枝汤主用于太阳少阳并病之轻症。以桂枝汤调和营卫，解肌发表；小柴胡汤和解少阳，通达表里。因太少之证俱微，故各取原量之半合剂。临床上这类患者多见身体偏瘦弱，寒热均不易耐受，不少患者伴情志不畅或烦躁、焦虑，甚至可能会有周期性发作的特点。我在临床上见有上述体质特点兼全身疼痛或肌肉痛者，用柴胡桂枝汤加减调和营卫，和解少阳，常取得较好的疗效。临证时只要能反映外证未解、少阳枢机不利的病机特点，但见一证便是，不必悉具。

2. 产后身痛固阳气

刘某，女，36岁。2023年7月5日初诊。

主诉：产后四肢皮肤疼痛麻木近2个月。

刻诊：患者生产后约50天，吹风后即感四肢皮肤疼痛伴麻木，乏力多汗，动则大汗淋漓，恶风明显，眠浅早醒，多在五点半即醒，醒后难入睡。正值盛夏，患者自述在空调房里经常要多穿一件衣服。

舌脉：舌淡红，苔白，脉沉细。

西医诊断：多汗症。

中医诊断：产后风（阳气不固，营卫失和）。

治法：益气温阳，调和营卫。

处方：桂枝加附子汤加减。

桂枝 15g，白芍 15g，大枣 15g，生姜 15g，炙甘草 10g，制附子 10g（先煎），龙骨 30g（先煎），牡蛎 30g（先煎），黄芪 30g，当归 10g，仙鹤草 30g，糯稻根 20g。

8 剂，水煎服。

二诊（2023 年 7 月 15 日）：患者服药后四肢皮肤疼痛伴麻木有所缓解，出汗有所减轻，活动后尤为明显，舌脉同前。守前方 8 剂。

按语：本案患者因产后四肢皮肤疼痛 50 余天就诊，自诉吹风后四肢皮肤疼痛伴麻木，出汗多，动则大汗淋漓，恶风明显，眠浅早醒，舌淡红，苔白，脉沉细。观其脉证，考虑为产后风，证属阳气不固，营卫失和。

《伤寒论·辨太阳病脉证并治上》云："太阳病，发汗，遂漏不止，其人恶风，小便难，四肢微急，难以屈伸者，桂枝加附子汤主之。"此治太阳少阴同病之方，具有调和营卫、温阳固表、敛液止汗之功，临床用于汗漏不止、恶风寒、四肢拘急、脉微或浮而无力者。

本证汗不如法，汗出太过，表证未解，反致阳气损伤。《素问·生气通天论》云："阴阳之要，阳密乃固。"阳虚不固，则阴不内守而汗漏不止；筋脉失于濡养，则四肢酸痛、麻木。本案为阳虚不固之证，单纯用桂枝汤非所宜也，须加附子以益阳固表。阳气复，表固密，漏汗自止。若大汗不止，体温下降，四肢厥冷，脉微欲绝，为亡阳之证，急当用参附剂救治；若大汗淋漓，发热肢温，脉大而乱，为气阴虚脱之证，宜大剂生脉散或山茱萸救治之。由此可见，用药取汗，以微汗出，遍身漐漐恰到好处为宜，剂量失当或服不如法，如水流漓，则有伤津损阳之虑。

汗漏不止，不仅阳气损伤，津液亦因之而亏，何不救阴液，而仅加附子温补阳气？"有形之津不能速生，无形之气需当急固"。《伤寒论今释》云："津伤而阳不亡者，其津自能再生，阳亡而津不伤者，其津亦无后继，是以良工治病不患津之伤，而患阳之亡。"故首须温补阳气，阳气复，则津自生。

方中桂枝配芍药散中有收，汗中寓补；桂枝配甘草辛甘化阳以固卫；大枣配生姜补脾和胃；芍药配甘草酸甘化阴和营；附子温补阳气；龙骨、牡蛎以安神；黄芪、当归补气补血；仙鹤草收敛补虚；糯稻根养阴止汗。诸药合用，共奏调和营卫之功。

点睛：本案患者以产后四肢皮肤疼痛麻木伴大汗淋漓为主诉，有明确的诱因，即生产之后发生。《妇人大全良方》云："夫产则血气劳伤，脏腑虚弱而风冷客之，冷搏于血气，血气不能温于肌肤，使人虚乏疲顿，致羸损不平复。若久不平复，若久不瘥，风冷入于子脏，则胞脏冷，亦使无子，谓之风虚劳损也。"将"产后风"定义为血气劳伤、脏腑虚弱而导致的风虚劳损。该患者以桂枝加附子汤温其阳气，调和营卫，当属方证对应，具体用药方面，还可以见到桂枝加龙骨牡蛎汤、黄芪桂枝五物汤的影子，需细细揣摩调和气血营卫、复其阳气的目的，方为治病求本。

八、妇科病

1. 妇人腹中痛良方

梁某，女，45岁。2023年8月2日初诊。

主诉：下腹连及腰骶部隐痛绵绵2个月。

刻诊：下腹连及腰骶部隐痛绵绵2个月，程度尚轻，但隐痛持续，站立时坠痛，乏力明显，平躺时减轻，月经期间疼痛加重，月经量少，色暗红，经期长，持续12天左右。近2个月感乏力明显，有困顿感，大便正常。神疲，面色萎黄，形体瘦弱。妇科检查未见异常，对症治疗效果不佳。

舌脉：舌质暗红，苔薄白，脉细。

西医诊断：盆腔炎。

中医诊断：腹痛（气虚血滞）。

处方：当归芍药散加减。

当归10g，白芍15g，川芎10g，茯苓15g，白术10g，泽泻10g，黄芪30g，仙鹤草30g，败酱草20g，延胡索15g，柴胡5g。

8剂，水煎服。

二诊（2023年8月16日）：患者服药后症状改善，疲倦改善，月经来潮后上述症状有所反复，末次月经为2023年8月10日，本次月经未净，色稍红，怕冷。舌暗红，苔薄白，脉细弱。上方去败酱草，加党参20g、陈皮10g、炙甘草10g。8剂，水煎服。

三诊（2023年8月30日）：患者服药后腹痛明显改善，症状轻微，不影响日常生活，精神也进一步好转。守上方8剂，水煎服。

随访：半年后患者因其他疾病来诊，诉腹痛已完全消失。

按语：本案患者因腹痛来诊，疼痛位置在下腹部、腰骶部，观其面色萎黄，神疲，视其舌暗红，苔薄白，切其脉细，乏力困顿，月经量少，经期长，站立时坠痛，乏力明显。疼痛分虚实，本例当属虚性腹痛，为气虚血滞证，气虚则气血运行不畅，冲任、胞宫血脉瘀滞而痛。当归芍药散出自《金匮要略》，其言："妇人腹中诸疾痛，当归芍药散主之。"方中白芍养血柔肝，缓急止痛；当归养血活血；茯苓、泽泻渗湿利水；白术健脾益气。考虑当归芍药散重在健脾养血，补气力量不足，故重用黄芪补气，仙鹤草补虚，配合败酱草活血化瘀，延胡索活血行气止痛，柴胡轻用助疏解气机。二诊时，患者症状改善，然经期持续时间长，月经来后症状有所反复，气随血脱，仍需加强补气，故加入党参补气，陈皮理气，补气兼理气，使补气而不显壅补，并去活血之品败酱草。三诊时，患者腹痛已愈，继续予前方，以巩固疗效。

点睛：本案疗效佳的原因还是抓住了其核心病机，腹痛绵绵、疲乏无力均提示虚性疼痛，临床上辨证要避免套路式思维，不要一讲疼痛就是气滞血瘀。选方方面当归芍药散属方药对应，我认为此方实为益脾调肝、活血利水之方。方中主药为白芍，《神农本草经》言芍药"主邪气腹痛……止痛"，《本草纲目》言白芍"益脾，能于土中泻木"；配白术、茯苓强健中焦，使脾气足而达到扶正祛邪的目的；泽泻利水除湿，助脾运化，《神农本草经》言泽泻"养五脏，益气力，肥健，久服耳目聪明"，泽泻还能泻肝肾水湿邪气；当归养肝血而调经；川芎行血郁而温行全身血气。但要注意的是，对这个患者而言，气虚是比较明显的，当归芍药散能健脾，但补气之力尚嫌不足，故方中还加了黄芪、党参、仙鹤草之品，辨证上要把握住虚性腹痛之"人"，方药对证，精准用药，疗效自有保证。

2. 温经散寒法治痛经不止温经汤

姚某，女，21岁。2024年2月3日初诊。

主诉：痛经反复发作8年余。

刻诊：患者自初潮起行经即有痛经，经行第1天小腹疼痛，痛甚时干呕，热敷稍可缓解，需服止痛药方可，经色黑褐，经量偏少，一般经行6天，平时月经推迟，月经干净后间隔数日有阴道出血，

平素四肢冰冷，形体瘦弱，末次月经为 2024 年 1 月 31 日。

舌脉：舌淡暗，苔薄白，脉细弦。

西医诊断：痛经。

中医诊断：痛经（血虚寒凝）。

治法：温经散寒，祛瘀止痛。

处方：当归四逆汤合吴茱萸生姜汤加减。

当归 10g，桂枝 10g，白芍 15g，细辛 5g，通草 5g，炙甘草 10g，吴茱萸 10g，炮姜 10g，乌药 10g，五灵脂 10g，醋延胡索 15g，仙鹤草 20g，黄芪 20g。

8 剂，水煎服。

二诊（2024 年 4 月 3 日）：患者末次月经为 2024 年 3 月 9 日，痛经明显缓解，月经干净后无异常阴道出血，经量偏少，经色正常，舌脉同前。予上方去五灵脂、仙鹤草。8 剂，水煎服。

按语： 本案患者以"痛经反复 8 年余"来诊，其形体瘦弱，平素经量偏少，月经后期，肢体冰冷，舌质淡暗，苔薄白，考虑为气血虚弱。经血为气血所化生，气血虚弱则化生乏源，冲任血海空虚，故见月经量少、月经后期；气血虚弱，肢体失于温养，故见四肢冰冷；经行小腹疼痛剧烈，经色黑褐，中医认为寒主收引、主痛，该患者为寒邪凝滞于内，阻滞胞脉运行，血行瘀滞，不通则痛，发为痛经；痛经时伴干呕，是内有久寒、胃寒呕逆的表现。经行腹痛，其病机不外乎"不通则痛"和"不荣则痛"，四诊合参，患者素体本虚，然其经行腹痛属实证，证属血虚寒凝、寒凝胞宫，故选用当归四逆汤合吴茱萸生姜汤加减，以温经散寒，祛瘀止痛。

当归四逆汤出自《伤寒论》，其言："手足厥寒，脉细欲绝者，当归四逆汤主之。"通补兼施，温而不燥，补而不滞。"若其人内有久寒者，宜当归四逆加吴茱萸生姜汤。"抓住本案病机为寒凝胞宫，即可选当归四逆合吴茱萸生姜汤加减。方中当归养血活血；桂枝温经通脉；白芍养血，合桂枝可调和营卫；细辛温经散寒；通草通利经脉以畅血行；炙甘草益中气；吴茱萸走厥阴，散寒止痛；原方生姜改为炮姜，加强其温经止痛之功；黄芪益气养血兼能助血行；乌药散寒止痛；五灵脂、延胡索活血行气止痛；仙鹤草收敛止血。诸药合用，共奏温经散寒、祛瘀止痛之功。

二诊时，患者诉痛经明显缓解，亦无经后出血，故减去活血化瘀止痛的五灵脂、收敛止血的仙鹤草，守前方8剂。

点睛:《景岳全书·妇人规》曰:"经行腹痛，证有虚实。实者或因寒滞，或因血滞，或因气滞，或因热滞;虚者有因血虚，有因气虚。"指出痛经多归于滞与虚。陈素庵云:"妇女经欲来而腹痛者，气滞也……妇人经正来而腹痛者，血滞也。"经前、经行腹痛为气滞或血滞所致。《医宗金鉴》云:"腹痛经后气血弱，痛在经前气血凝。"这些记载详细介绍了古代医籍关于痛经的病因病机的论述。有医家认为痛经多因气血冲任失调，临床以实证多见，经前经行腹痛多为寒热气血滞于冲任胞宫所致;经后腹痛多因虚，或气血虚，或肾气虚。

3. 两例不孕背后的桂枝茯苓丸证

医案一

刘某，女，36岁。2022年8月13日初诊。

主诉:宫外孕2次，有生育需求。

刻诊:患者一直有生育需求，近3年来怀孕2次，但每次均发生宫外孕，3年前因宫外孕行左侧输卵管切除术，去年年底再次怀孕，不幸又发生右侧输卵管妊娠，在外院行保守治疗后痊愈。本次已备孕3个月未孕，寻求中医调治，诉平时月经量少，色偏暗，痛经，伴腰痛，盗汗，无怕冷，末次月经为2022年8月7日。

望诊:面色少华。

舌脉:舌淡红，苔白腻，脉细。

西医诊断:不良妊娠史，左侧输卵管切除术后。

中医诊断:不孕症（痰湿瘀血内阻）。

治法:温经活血，健脾化浊。

处方:桂枝茯苓丸加减。

桂枝10g，茯苓15g，桃仁10g，牡丹皮10g，赤芍15g，苍术15g，法半夏10g，萆薢15g，党参20g，白术15g，仙鹤草20g。

8剂，水煎服。

二诊（2022年8月31日）：患者症状同前，诉平时有胃部顶胀感，近半年体重减轻3kg。舌脉同前，守前方，加炒麦芽30g、陈皮10g，以健脾理气。8剂，水煎服。

2023年7月5日，患者因产后50余天，皮肤恶风疼痛来诊，诉上次二诊服完药后即怀孕。

按语： 本案患者以"宫外孕2次，有生育需求"来诊，既往反复发生宫外孕，结合其月经量少而色暗，痛经，腰痛，究其病机为瘀血阻滞胞脉，冲任不利而不孕。面色少华、舌淡、脉细，属虚；结合其易盗汗，舌苔白腻，考虑为脾虚湿浊内蕴之证。综合分析，本案患者脾气虚弱，气虚水湿不化，痰湿内蕴，气行则血行，气虚血运无力，瘀血、痰湿阻滞胞脉，更难受孕，即使受孕，亦难着床于胞宫之位。

《金匮要略·妇人妊娠病脉证并治》云："妇人宿有癥病，经断未及三月，而得漏下不止。胎动在脐上者，为癥痼害。妊娠六月动者，前三月经水利时，胎。下血者，后断三月，不血也。所以血不止者，其癥不去故也，当下其癥，桂枝茯苓丸主之。"（注：癥病，即由瘀血蓄积成恶血而发病）故方选仲景桂枝茯苓丸加味。方中桂枝温经通脉；牡丹皮、桃仁、赤芍活血祛瘀；党参、茯苓、白术、萆薢健脾益气化湿；苍术、半夏燥湿化痰。诸药合用，则脾虚得健，经寒得温，瘀血得行，痰湿得化，任脉畅通，冲脉盈溢。正如《素问·上古天真论》所言"任脉通，太冲脉盛，月事以时下，故有子"。

点睛： 本案患者既往有2次宫外孕，仅存的一侧输卵管还发生过异位妊娠，就诊时既担心再难怀孕，又担心怀上后再发生宫外孕。我接诊时就在思考，反复发生的宫外孕一定有瘀滞的客观存在，瘀滞当然要清除，但瘀滞只是结果，还是要追根溯源，找寻是否还有瘀滞存在的原因，此外，瘀滞只是瘀血吗？还有没有其他问题？也是需要我们在四诊时仔细甄别的。这个患者除了瘀血阻滞，痰湿内蕴也是存在的，标证突出，而脾运不健的本也是存在的。临床上，应紧紧抓住这个反复发生宫外孕之体质状态（人），把握其脾虚痰浊瘀血内停之机（证），方证对应，正确选用桂枝茯苓丸之方（方随证出）。人是活的，方是死的，故不能执方不变，应观其脉证，随证加减，充分运用"人－证－方"的思维模式，标本兼顾，疗效自能保证。

医案二

曾某，女，30岁。2023年11月18日初诊。

主诉：反复宫外孕后4年未孕。

刻诊：患者先后于5年前、4年前发生宫外孕2次，5年前因宫外孕行一侧输卵管切除术，4年前再次发生宫外孕时予保守治疗，宫外孕发生后近4年未再受孕。1年前曾行输卵管造影术，提示输卵管通畅。平时月经周期每两个月一行，近1年月经周期一般推迟10余天，色暗红，有痛经，可自行缓解，经行4～5天，平时易手脚冰冷，二便调。末次月经为2023年11月10日。

望诊：面色少华，形体肥胖，体重70kg，身高170cm。

舌脉：舌淡有裂纹，苔白稍腻，脉沉细。

西医诊断：不孕症。

中医诊断：不孕（阳虚寒凝，痰瘀内蕴）。

治法：温阳通经，化痰祛瘀。

处方：桂枝茯苓丸加味。

桂枝10g，茯苓15g，桃仁10g，牡丹皮10g，赤芍15g，苍术10g，法半夏15g，萆薢15g，黄芪20g，黑顺片10g（先煎），仙鹤草20g，炮姜10g。

二诊（2023年12月9日）：患者偶有恶心，舌脉同前。上方加砂仁10g，8剂，水煎服。

三诊（2023年12月27日）：患者月经尚未至，按患者月经时间计算本次月经将至。接诊时切其脉已无之前的沉细，而是转为细滑脉。虽然当日已近下班，还是要求患者去做HCG检查，半小时后结果示HCG 6806.5 mIU/mL。之后行超声检查证实怀孕，子宫彩超检查结果考虑早早孕，宫内妊娠。

患者2次就诊即怀孕，惊喜不已！

按语：患者因"反复宫外孕后4年未孕"来诊，既往有宫外孕病史2次，一侧输卵管切除，形体肥胖，苔白稍腻，为素体痰浊血瘀、冲任阻滞、胞脉不通所致；月经推迟、色暗红、痛经伴手足冰冷，脉沉细，为阳虚失于温煦，胞宫寒凝，寒凝更致痰浊血瘀停滞，经水失调，精难纳入，难受孕成胎，即使成孕，胞脉不通，也易阻于胞外而成宫外孕。四诊合参，病机为阳虚寒凝、痰瘀内蕴，治以温阳通经、化痰祛瘀。

考虑患者有多次宫外孕，血滞胞宫，选用桂枝茯苓丸加味。该方原是仲景为妇人宿有癥病，妊娠伴下瘀血而设的缓消癥瘕之剂，今将其改为汤剂，取其破瘀消癥之力，师其法而不拘其用，据症化裁。方中桃仁破瘀血，不伤新血；茯苓健脾养心而利水湿；牡丹皮活血凉血；赤芍活血散瘀；桂枝温通经脉而行瘀滞，盖血得温则行；附子、炮姜温煦阳气，祛胞宫之寒凝；苍术、法半夏、萆薢燥湿化痰，化湿浊；黄芪益气以助血行；仙鹤草养血补虚。诸药合用，共奏温经散寒、祛瘀生新、燥湿化痰之效。

二诊时，患者偶有恶心，于方中加入砂仁化湿理气和胃。三诊时，患者月经未至，末次月经时间为2023年11月10日，平素月经亦推迟10余天，但考虑到其脉象改变，为细滑脉，怀疑其已怀孕，故当即行血HCG检测，果然不出所料。

点睛：这又是一名发生了2次宫外孕，手术切除了一侧输卵管，仅存的一侧输卵管也发生过异位妊娠的患者。患者第二次宫外孕后已有4年未能受孕，也是跟上一位患者一样的矛盾心态，既担心再难怀孕，又担心怀孕后再发生宫外孕。这个患者也是用的桂枝茯苓丸，但两个病例之间的病机同中有异，一样的是用我们的中医经典思维模式，其反复发生宫外孕一定有瘀滞的客观存在。首先，瘀滞除了瘀血之外，痰湿内蕴也比较突出，寒凝胞宫也明显，而阳气不足、胞宫失于温煦的病机也是存在的。上一个病例中阳虚寒凝胞宫不明显，主要是脾虚不运，因此，虽然都是用桂枝茯苓丸，虽然都在化湿浊，但这个病例用了附子、炮姜温煦阳气，散胞宫之寒，而上一个病例用党参、白术健脾气。临床上，紧紧抓住这个反复发生宫外孕之体质状态（人），把握其阳虚寒凝、痰瘀内蕴之机（证），方证对应,正确选用桂枝茯苓丸之方(方随证出)。临床上,有些医生会纠结于应该用什么方,像这个病例,用当归四逆汤做底方可以吗?用温经汤做底方可以吗?我认为虽然不一定很贴切,但在温通的大方向下选用也不要紧,关键看辨证的把握是否准确,关键看具体的加减化裁,只要能充分运用"人–证–方"思维模式,观其脉证,随症加减,疗效自有保障。

《金匮玉函经二注》云:"桂枝、桃仁、丹皮、芍药能去恶血;茯苓亦利腰脐间血,即是破血。然有散有缓、有收有渗,结者散以桂枝之辛;肝藏血,血蓄者肝急,缓以桃仁、丹皮之甘;阴气之发动者,收以芍药之酸;恶血既破,佐以茯苓等之淡渗,利而行之。"

4. 壮水制火疗漏下

李某,女,54岁。2023年8月2日初诊。

主诉:月经淋漓不尽2个月。

刻诊:近2个月来月经一直淋漓不尽,色鲜红,量时多时少,无明显痛经,平时月经规律,近1年来月经量极少,无潮热,时感心悸,眠浅易醒,二便调。

舌脉:舌红,苔薄白,脉寸关细偏数。

西医诊断:更年期综合征。

中医诊断:漏下(阴虚火旺,肾水不足)。

治法:壮水制火,交通心肾,凉血止血。

处方:黄连阿胶汤加味。

黄连10g,黄芩10g,白芍15g,阿胶6g(烊化),炙甘草5g,百合30g,牡丹皮15g,地骨皮15g,玄参15g,仙鹤草20g,岗稔30g,地榆20g。

8剂,水煎,待汤液稍凉,放生鸡子黄1枚,搅拌后温服。

二诊(2023年8月16日):患者服药2天后月经淋漓即止,心悸改善,睡眠多梦,有乏力下坠感,舌淡红,苔薄白,脉细尺弱。上方去牡丹皮、地骨皮、地榆,将黄连的用量减半,加黄芪20g、熟地黄20g。8剂,水煎服。

按语： 本案患者因月经淋漓不尽持续2个月来诊，其经色鲜红，视其舌偏红，切其脉细偏数，结合其年龄54岁，近一年经血已极少，脉证合参，此乃阴虚火旺、肾水不足证。《素问·评热病论》云："胞脉者属心而络于胞中。"心火旺盛，阴虚火旺，肾水不足以上济心火，心火移热于胞宫之中，逼迫胞中血溢经脉，则发生漏下之证。《素问·上古天真论》云："女子……七七，任脉虚，太冲脉衰少，天癸竭。"围绝经期女性，太冲脉、任脉虚衰，太冲脉主胞宫，任脉主血，肾精不足，天癸枯竭，月经逐步停止。经血属于阴，漏下不止，则更伤阴气，阴气伤则火更旺，故而心肾水火不交，治以黄连阿胶汤加味，以壮水制火、交通心肾、凉血止血。方中黄连、黄芩苦寒，清泄心火，使心气下交于肾，正所谓"阳有余，以苦除之"；芍药酸寒，养血滋阴，助阿胶滋补肾水；生鸡子黄滋肾水，并能引火下行；百合清心火，养心阴；玄参滋阴降火；牡丹皮走血分，清热凉血；地骨皮清热凉营；仙鹤草收敛止血；岗稔固涩止血；地榆清热凉血止血。诸药相伍，心肾交合，水升火降，共奏滋阴泻火、交通心肾、凉血止血之功。患者服药2剂后漏下即止，二诊时患者见乏力下坠感，气随血脱，血为气之母，血虚则导致气虚，故加入黄芪补气养血，熟地黄补血滋阴。

点睛： 黄连阿胶汤出自《伤寒论》，其言："少阴病，得之二三日以上，心中烦，不得卧，黄连阿胶汤主之。"临床上主要治疗心火上亢、心肾不交之失眠，为何在这里用来治疗漏下不止，而且取得2剂药后漏下即止的佳效？我想，核心还是在于坚守了治病求本的中医思维。我们强调方证相应，但并不是低层次的有是证用是方的方证相应。如果是初级层次，那黄连阿胶汤就只能治心中烦、不得卧的失眠了。如果把握住有是证的"证"是病机，是证据，那经方的拓展性就如同打开了一扇窗，如驰骋疆场而应用无穷。

治疗方向对了，还需要善于运用治疗手段，如仝小林院士所倡导的"态靶辨治"，选择一些针对性的止血之品。崩漏三法需把握"塞流、澄源、复旧"的原则，患者为阴虚火旺、肾水不足证，按照急则治标、缓则治本的原则，应将止血作为第一要务。塞流即止血，一诊时方中加入大量清热凉血止血之药。澄源，就是求因，即正本清源的意思,方中加入滋阴降火之药,以巩固疗效,塞流、澄源常同时应用。复旧即调理善后,所以在二诊时患者血止,遂减去牡丹皮、地骨皮、地榆等清热凉血药,逐步加入益气养阴益肾之药以固本复旧。

5. 滋阴凉血治月经先期

潘某,女,33岁。2023年4月29日初诊。

主诉:月经紊乱2个月。

刻诊:2个月前不明原因出现月经紊乱,经期提前,1个月经行2次,经行约3天,经量少,无痛经,疲倦,头晕,活动后气促。末次月经为2023年4月21日。

舌脉:舌淡红,苔白,脉细弱。

西医诊断:月经不调。

中医诊断:月经先期(心脾两虚)。

治法:益气养血,健脾宁心。

处方:归脾汤加减。

黄芪20g,白术10g,茯苓15g,制远志10g,木香5g,当归10g,大枣15g,炒酸枣仁15g,仙鹤草20g,炙甘草5g,党参20g,地骨皮15g,牡丹皮10g,墨旱莲15g。

8剂,水煎服。

二诊(2023年5月20日):患者本次月经于5月11日来潮,较正常经期提前10天,经行3天,经色暗。舌稍红,有红刺,苔白,脉细稍数尺弱。考虑肾水亏虚夹血热证,予两地汤加减。

处方:生地黄20g,地骨皮15g,玄参15g,麦冬10g,阿胶6g(烊化),白芍15g,鹿衔草15g,仙鹤草20g,墨旱莲15g,女贞子15g,炒麦芽30g,蒸陈皮10g。

8剂,水煎服。

三诊(2023年6月7日):患者诉此次月经尚未至,即月经未提前,舌脉同前,守前方。8剂,水煎服。

四诊(2023年7月5日):患者诉末次月经为6月16日,已无提前，量可，色红，守前方8剂，以巩固疗效。

按语：本案患者初诊时主诉月经先期，基本上1个月来2次，经量少，人较疲倦、头晕，活动后气促，脉细弱，结合患者此时月经刚干净，考虑心脾两虚、气血不足，予归脾汤补养气血。归脾汤主治思虑伤脾、发热体倦、失眠少食、怔忡惊悸、自汗盗汗、吐血下血、妇女月经不调、赤白带下，以及虚劳、中风、厥逆、癫狂、眩晕等症的心脾血虚者。方中以参、芪、术、草大队甘温之品补脾益气以生血，使气旺而血生；当归甘温补血养心；茯苓、酸枣仁、远志宁心安神；木香辛香而散，理气醒脾，与大量益气健脾药配伍，复中焦运化之功，又能防大量益气补血药滋腻碍胃，使补而不滞，滋而不腻；大枣调和脾胃，以资化源；为防益气养血可能动血，加地骨皮、牡丹皮、墨旱莲走血分清热凉血。

二诊时，患者此次月经提前了10天，本次就诊时月经已干净近1周，察舌稍红有红刺，苔白，脉细稍数尺弱。考虑此时为肾水不足，肾虚火旺，水不制火，故引《傅青主女科》两地汤加减，两地汤治肾水不足、虚热内炽之证，症见月经先期、量少色红、质黏稠、潮热、盗汗、咽干口燥、舌红苔少、脉细数无力者。方中生地黄、玄参、麦冬养阴滋液，凉血清热；地骨皮泻肾火，除骨蒸；阿胶、白芍养血益阴；墨旱莲走血分；鹿衔草补肾调经；考虑患者脾胃虚弱，服生地黄易腹泻，故加炒麦芽。诸药合用，共奏滋阴补血、凉血清热之功。三诊、四诊时，患者月经周期已见规律，此方有效，遂予守方巩固。

点睛：本案患者初诊时月经刚净，结合其经量少、疲倦无力、头晕、活动后气促、脉细弱之症，考虑为心脾两虚、气血不足，予归脾汤补养气血。二诊时，患者还是出现了月经先期，此时及时改变辨证思路，考虑月经先期原因为肾水不足、肾虚火旺、水不制火，予两地汤加减治疗取效。回头来看，患者经后疲倦，头晕，活动后气促，脉细弱，其心脾气血不足的表现只是月经先期耗伤气血的结果，从治病求本的角度看，应首重壮水制火。

九、皮肤病

1．李师痤疮经验方

肖某，女，24岁。2023年9月2日初诊。

主诉：面部痤疮反复发作9年。

刻诊：自述自青春期始，近9年来面部反复出现痤疮，以面颊多见，严重时见脓头、肿痛，发作与月经无明显关系，曾就诊于皮肤科，予异维A酸控制后可改善，停药即复发，平时口干明显，喜饮水，易烦躁，平素熬夜较多，肩颈部时有沉重感，小便偏黄，大便易干结，时有黏滞感。

望诊：形体偏瘦，面色红，皮肤油性，痤疮散在于双侧面颊部，潮红，部分有脓头。

舌脉：舌淡红，苔白腻，脉弦细。

西医诊断：痤疮。

中医诊断：粉刺（肝郁血热，湿毒内蕴）。

治法：清肝凉血，利湿解毒。

处方：暗疮3号加减。

北柴胡10g，黄芩片10g，赤芍15g，牡丹皮10g，蒲公英20g，麸炒苍术10g，车前子10g，滑石20g（包煎），生薏苡仁30g，炙甘草5g。

8剂，水煎服。

结合放血疗法，予以耳尖放血。

二诊（2023年9月23日）：患者痤疮已减轻，情绪较前稳定，大便已顺畅，诉平时熬夜，睡眠一般，舌苔薄白。上方去苍术、滑石，加首乌藤30g，夏枯草30g。8剂，水煎服。

三诊（2023年10月7日）：患者诉精神好，痤疮已无新发，大便已完全正常，3天前鼻出血1次，舌稍红。上方去首乌藤、车前子，加白茅根20g、大黄5g。8剂，水煎服。

四诊（2023年10月21日）：患者近1个月来无新发痤疮，自诉精神状态好，心情舒畅，但由于工作原因经常晚睡，睡眠一般，要求服药进一步改善睡眠。上方去薏苡仁、大黄、白茅根，加合欢皮20g、炒酸枣仁15g。8剂，水煎服。

按语：痤疮俗称"青春痘"，属中医"粉刺""暗疮"等范畴，属于皮肤毛囊、皮脂腺的慢性炎症，因皮脂腺管与毛孔阻塞，致使皮脂外溢不畅所致。现代研究发现痤疮发病的两个主要因素为雄性激素分泌增多和毛囊皮脂腺的炎症反应。中医古籍首次出现"痤"的病名记载，出自《素问·生气通天论》，其言："汗出见湿，乃生痤痱……劳汗当风，寒薄为皶，郁乃痤。"王冰注《素问·生气通天论》曰："皶刺长于皮中，形如米，或如针，久者上黑，长一分，余色白黄而瘦，于玄府中，俗曰粉刺。""有诸形于内，必形于外"。由此可知痤疮的发病必然有其内在的致病因素，亦是机体脏腑疾病在皮表的反应特征。目前中医认为，痤疮以肺经风（郁）热、肺胃湿热、肝郁气滞、血瘀、冲任失调、痰凝、热毒等证型为多。

肝主疏泄以调畅气机，主藏血，性喜条达而恶抑郁，若情志不舒，肝气郁结，肝失条达，气血运行不畅，瘀滞于内，郁而化热，久之横逆犯胃，复加饮食不节，久病郁滞体内，脾胃运化失常，化生湿邪，加重气血瘀滞，湿毒郁阻，熏蒸肌肤，遂发为痤疮。本案患者为年轻女子，肝失条达，情志不舒，故易烦躁；脾为太阴湿土，主运化水液，脾气散精，其清轻部分经肺气宣发，散于皮毛、肌腠和头面，郁而日久，脾失健运，湿浊内停，郁久化热，湿热之邪行于肌肤而发，故表现为面颊两侧多见痤疮，皮肤油腻，皮疹红肿有脓头；湿性重浊，故患者肩颈部时有沉重感；结合小便黄，舌苔白腻，均提示内有湿毒。结合患者症状、舌脉，辨为肝失条达，湿毒内蕴。

方中柴胡、黄芩、甘草为小柴胡汤之基础药，有调畅枢机、和解肝脾之功。柴胡药性轻浮，疏肝解郁，条达肝气，以复肝用，是治肝气郁结之要药；《神农本草经》言黄芩"味苦平，主诸热……恶创疽蚀"，治以清热泻火解热郁；赤芍味苦性微寒，入肝经而清肝火，有清热凉血、散瘀消肿之功；牡丹皮味苦性微寒，清热凉血，善于散瘀消痈；蒲公英主归肝、胃经，清热解毒，消痈散结，主治内外热毒疮痈诸证；苍术苦温燥湿以祛湿浊，辛香健脾以和脾胃；滑石、车前子淡渗利尿，清利湿热；生薏苡仁健脾清热排脓，可促进已发痤疮的愈合。结合放血疗法以泄热解毒、化瘀消肿，因势利导，引湿毒外出，邪气去，病自安。

点睛：痤疮临床很常见，只要抓住病机，中医疗效很好，而且不容易反弹。但要注意不同性别、不同年龄、不同体质特征其辨证用药是不一样的，痤疮的本质是郁热，此案患者是一位青年女性，女子以肝为先，为肝经郁热，正如刘完素在《素问玄机原病式》中所云"郁，怫郁也，结滞壅塞，而气不通畅，所谓热甚则腠理闭密而郁结也，如火炼物，热极相合，而不能相离，故热郁则闭塞而不通畅也"。郁热即火郁，因邪气阻滞气机，蕴蓄于里，造成火郁之证。对于肝经郁热，更应以清泄郁热为主，调畅气机为要。柴胡与黄芩、赤芍与牡丹皮是我在治疗痤疮属肝经郁热证时的两组常用对药，结合患者湿毒内蕴，再针对性辨证用药，总以紧扣病机为要。

2．20年皮肤瘙痒考虑乌梅丸

李某，女，44岁，教师。2021年1月18日初诊。

主诉：双手指多发丘疹瘙痒20年余。

刻诊：20年前产后开始出现双手指多发丘疹，伴瘙痒，夜间加重，冬季怕冷，手脚冰冷，自觉中气不足，月经量少，大便黏。

望诊：双手皮肤干燥，伴脱屑。

舌脉：舌稍红，苔白，脉细。

西医诊断：慢性湿疹。

中医诊断：丘疹（厥阴病寒热错杂）。

处方：乌梅丸加减。

乌梅15g，黑顺片10g（先煎），桂枝10g，细辛5g，干姜5g，熟党参30g，花椒5g，黄连5g，黄柏5g，当归10g，蛇床子15g，徐长卿10g，首乌藤20g，炙甘草10g。

4剂，水煎服。

二诊（2021年1月25日）：患者服药后皮疹瘙痒明显减轻，夜间仍觉瘙痒，自觉痒从内透发而出。上方去首乌藤，加生地黄10g、熟地黄10g、牡丹皮10g。5剂，水煎服。

三诊（2021年2月3日）：患者服药后瘙痒明显缓解，皮疹减少。上方去生地黄。8剂，水煎服。

按语： 本案患者为丘疹伴有明显瘙痒，其瘙痒特点为夜间加重、白天减轻，其症状有明显的时间规律性，故可从厥阴病论治。乌梅丸由乌梅、细辛、干姜、黄连、当归、炮附子、蜀椒、桂枝、人参、黄柏组成，加入蜂蜜成丸。全方酸苦辛甘相合，寒温并用，攻补兼施，主治上热下寒之厥阴证。厥阴属肝，肝主藏血，体阴而用阳，《金匮要略·脏腑经络先后病脉证》云："肝之病，补用酸，助用焦苦，益用甘味之药调之。"原方重用乌梅，一则其性酸可顺木之性，二则合人参、当归、蜂蜜等甘味药，酸甘化阴以养肝血，且现代火神派认为乌梅有"焊接"阴阳之效，即可将已离绝之阴阳重新黏合起来。黄连、黄柏苦寒清泄上热；干姜、附子辛热，花椒、细辛、桂枝辛温，均可温经散寒，又可制约黄连、黄柏之苦寒；人参、当归补养气血；蜂蜜甘缓和中。

专家共识将本病分为风热血热证、湿热内蕴证、血虚风燥证3个证型，临床多以清热疏风、清热利湿、养血润燥等法治疗。本案患者素有怕冷，手足冰冷，瘙痒夜间明显，舌红，苔少，考虑为寒热错杂之上热下寒证，故予以乌梅丸加减。再加蛇床子、徐长卿燥湿止痒；首乌藤通络；炙甘草调和诸药，兼解燥烈之毒。二诊时，患者夜间仍觉瘙痒，自觉痒从内透发而出，故去首乌藤，生地黄、熟地黄同用，加强滋阴之力，牡丹皮活血化瘀。三诊时，患者瘙痒明显缓解，继续服药以巩固疗效。总结本案的治疗思路为抓住瘙痒夜间加重的特征，从厥阴病入手，疗效明显。

3. 清热凉血治急性皮肤瘙痒

张某，男，55岁。2024年6月12日初诊。

主诉：全身多发皮疹伴瘙痒3周。

刻诊：患者近3周四肢出现红色皮疹，下肢为甚，洗澡后红疹明显，伴瘙痒，以臀部、腹股沟多发，严重时有风团，夜间为甚，服抗组胺药物后可暂时缓解，停药即复发，症状已持续3周，伴口干、口苦，二便调。

查体：四肢散在皮疹，色鲜红，高出皮肤，以下肢为甚。

舌脉：舌淡红，苔白，脉细数。

西医诊断：荨麻疹。

中医诊断：瘾疹（热入血分）。

治法：清热凉血，祛风止痒。

处方：犀角地黄汤加减。

水牛角30g（先煎），生地黄20g，芍药15g，牡丹皮10g，蒺藜15g，墨旱莲15g，紫草20g，首乌藤30g，徐长卿20g，乌梅10g。

5剂，水煎服。

二诊（2024年6月20日）：患者服药2剂后，皮疹、瘙痒即开始消退，现皮疹已完全消退，荨麻疹未再发作，唯晨起稍口干口苦，大便不成形，2天1行。疗效佳，守前方6剂以巩固治疗。

按语：《素问·至真要大论》云："诸痛痒疮，皆属于心。"心主火、主血脉，心火亢盛，致血分火热毒盛，故见皮疹颜色鲜红；风为百病之长，风邪郁于肌表，营卫不和，故见皮肤瘙痒；风性善行而数变，故严重时有风团；营血分热盛，故多于晚间发作；热灼伤阴，故见口干口苦、脉细数。故证属热入血分，治宜清营凉血、祛风止痒，方用犀角地黄汤加减。

犀角地黄汤由犀角、生地黄、牡丹皮、芍药组成。《小品方》言："芍药地黄汤疗伤寒及温病，应发汗而不发之，内瘀有蓄血者。"芍药地黄汤即犀角地黄汤。唐代孙思邈在《备急千金要方》中言犀角地黄汤治"鼻衄吐血不尽，内余瘀血"。原为热毒炽盛于血分、迫血妄行所设，是治疗热入血分证的经典方剂，为清热凉血之剂，既能清热解毒，又能凉血散瘀，兼清营养阴，无耗血之虑，恰为治疗风疹热入血分的良方。

方中以水牛角代替犀角，直入血分，能清热凉血，为君药；生地黄清热凉血，养阴生津，可复已失之阴血，也可助水牛角解血分热毒，为臣药，《本经逢原》谓干地黄"内专凉血滋阴，外润皮肤荣泽，病人虚而有热者宜加用之"；牡丹皮入血分清热凉血，《神农本草经疏》载其"味苦而微辛，其气寒而无毒……辛以散结聚，苦寒除血热，入血分凉血热之要药也"；芍药养血敛阴，助生地黄凉血泄热；墨旱莲、紫草加强清热凉血之功；风盛则痒，故加入蒺藜、徐长卿祛风止痒；热灼营阴，口干明显，加乌梅生津止渴。另患者长期皮肤瘙痒多有烦躁、焦虑，而情志变化又可加重皮肤瘙痒，日久形成恶性循环。《丹溪心法》云："气血冲和，百病不生，一有怫郁，诸病生焉。"《类经》言："情志之伤，虽五脏各有所属，然求其所由，则无不从心而发。"情志致病，主要责之于心和肝，肝失疏泄，气郁化火，伤阴血，扰心神，而致神志不安、失眠烦躁，由此反复，血虚生风，加剧皮肤瘙痒，因此加入首乌藤养血安神，祛风止痒；蒺藜疏肝解郁，使肝气畅达，心神得安。诸药合用，共奏清热凉血、祛风止痒、养阴生津之效。首剂后即得佳效，二诊时唯见稍口干口苦，血热已渐清，守上方6剂以巩固。

点睛：风邪被视为"六淫"之首，故有"风为百病之长"之说，善行而数变，具有善动不居、轻扬开泄的特性。风邪之所以能致病，往往与人体内部的气血状况密切相关。血为气之母，气为血之帅，气血调和则身体康健，若经络气血空虚，则风邪易乘虚而入。因此，治疗风邪引起的疾病，不能仅着眼于风邪本身，而应注重气血调和，以达到"血行风自灭"的目的。《医宗必读》云："治行痹者散风为主，御寒利湿，仍不可废，大抵参以补血之剂。盖治风先治血，血行风自灭也。"通过补血而使气血调和，风邪就难以在体内滞留，从而达到不治风而风自灭的效果。补血是手段，气血调和是目标，不治风而风自灭是结果。为了达到气血调和的目标，应根据患者情况的各异，可以补血，可以活血，也可以凉血，总以气血调和为要，这就是我们强调的"治病求本"。《方剂学》教材中犀角地黄汤的功效为清热解毒、凉血散瘀，用以治疗热伤血络的吐血衄血或热伤心营的昏狂谵语等，这里用来治疗荨麻疹，也正好贴合了我们强调的"治病求本"的原则。

4. 解肌发表疗顽固性荨麻疹

程某，女，58岁。2023年9月20日初诊。

主诉：反复皮肤瘙痒伴红斑、风团1个月。

刻诊：近1个月不明原因出现四肢、躯干皮肤瘙痒，伴红斑、风团，外院诊断为荨麻疹，对症治疗后仍反复发作，现颈前、胸前有散在红斑，瘙痒，手指刺痛感，怕冷怕热，夜间燥热明显，覆被则热，去被则凉，无汗，稍口干，睡眠不佳已近6年，二便调。

舌脉：舌红，苔白，寸脉稍浮。

西医诊断：慢性荨麻疹，睡眠障碍。

中医诊断：瘾疹（太阳表郁）。

治法：解肌发表，疏风清热。

处方：桂枝二越婢一汤加减。

桂枝10g，白芍15g，生姜10g，黑枣10g，蜜麻黄5g，生石膏20g，杏仁10g（捣碎），牡丹皮15g，墨旱莲15g，乌梅15g，首乌藤30g，徐长卿20g，知母10g，浮萍15g（包煎），炙甘草10g。

8剂，水煎服。

二诊（2023年9月27日）：患者服药后红斑、风团、瘙痒明显消退，诉近期精神压力大，睡眠差，尿频，小便不黄，稍口干。舌淡红，苔白，脉寸稍浮。上方去麻黄、杏仁，加合欢皮20g、炒酸枣仁15g。8剂，水煎服。

三诊（2023年10月7日）：患者近期皮疹无新发，红斑、风团、瘙痒完全消退，睡眠质量亦明显改善，守上方善后。

按语：本案患者四肢、躯干部皮肤红斑风团瘙痒，寒热失调，寸脉浮，当有太阳表证，无汗为太阳伤寒；夜间燥热明显，舌偏红，为邪热郁里。四诊合参，考虑太阳之表为风寒所束，不得汗出（患者无汗），致邪无所泄，阳气闭郁而有化热之势，证属表邪郁表，热邪郁里，外寒内热，热多寒少，方选桂枝二越婢一汤。

桂枝二，解肌和营卫，外散在表之邪；越婢一，取其辛凉之性，以清泄里热而发越郁阳。二者合方，量小力轻，小制其剂。加杏仁以助麻黄宣肃肺卫之邪，牡丹皮、墨旱莲清热凉血，徐长卿、浮萍祛风止痒，乌梅敛阴，知母清热除烦，首乌藤养血安神。诸药合用，共奏解肌发表、疏风清热之功。二诊时，患者要求重点调治其长期睡眠不佳症状，考虑其红斑、瘙痒已明显缓解，表郁已解，遂去麻黄、杏仁，加合欢皮、酸枣仁解郁和血安神。

点睛：用经方就要对方证有透彻的理解，让我们细细品读桂枝二越婢一汤的条文。《伤寒论·辨太阳病脉证并治上》云："太阳病，发热恶寒，热多寒少。脉微弱者，此无阳也，不可发汗。宜桂枝二越婢一汤。"其句首冠以"太阳病"三字，说明病位主要在太阳之表，这里没有说是太阳中风还是太阳伤寒，事实上是中风还是伤寒都无关紧要，因为治疗是一样的。"发热恶寒"是太阳病的典型提纲证；"热多寒少"，正常情况下，太阳病的发热恶寒程度是相当的，寒多热也多，寒少热也少。此处发热明显偏多，而恶寒虽存在却不显著，说明表邪开始传里，渐有阳明郁热之势。

综上所述，桂枝二越婢一汤证描述的是一个太阳伤寒传至阳明的患者，处于太阳病到阳明病的过渡阶段，外有表寒郁于肌表，阳明里热已郁，所以"热多寒少"，正常情况下应该用大青龙汤，但因患者体质弱，阴阳气血不足，故见"脉微弱"，以方测证，发热恶寒等症状应不严重，而大青龙汤为发汗重剂，所以不能用，故云"不可发汗"。

因此，桂枝二越婢一汤可以视为大青龙汤之变方，乃大青龙汤去杏仁加芍药而成。大青龙汤是发汗兼清内热之重剂，重用麻黄六两；桂枝二越婢一汤为治风寒在肌表，兼有内热，微发其汗之剂，所用麻黄仅十八铢，所治症状亦较轻。桂枝二越婢一汤方证描述的是一个体质弱、阴阳气血不足的患者，得了太阳病，表寒未解，但已出现阳明病内有郁热的传变，这种情况就是用桂枝二越婢一汤的指征。

后世医家对"此无阳也"四个字做了不少研究，而在康平本《伤寒论》中仅是"脉微弱者，不可发汗"。临床运用中为此争论并不值得，我们只需要知道患者平时体质弱即可，至于是无阴还是无阳都没关系。桂枝二越婢一汤证，临床常见轻度发热恶寒，热多寒少，兼有烦躁、面红、口渴、喜冷等内热现象，荨麻疹发作时的瘙痒即可视为"烦躁"的表现。

《医宗金鉴》云："桂枝二越婢一汤，即大青龙以杏仁易芍药也。名虽越婢辅桂枝，实则大青龙之变制也。去杏仁恶其从阳而辛散。用芍药以其走阴而酸收。以此易彼，裁而用之，则主治不同也。以桂枝二主之，则不发汗，可知越婢一者，乃麻黄石膏二物。不过取其辛凉之性，佐桂枝二中和表而清热，则是寓微汗于不发之中亦可识也……用石膏者，以其表邪寒少，肌里热多，故用石膏之凉，佐麻桂以和营卫，非发营卫也。"

5．表郁轻证荨麻疹案

蓝某，女，46岁。2021年10月30日初诊。

主诉：荨麻疹反复发作1年余，复发3天。

刻诊：发作时全身多处散发风团，瘙痒明显，夜间加重，发作频繁，每月发作1～2次，每次持续1～2周，此起彼伏。食火锅后易诱发，本次发作原因不明，症同前，瘙痒明显，平时不易出汗，自感躁热，胃纳可，二便可，睡眠一般。既往有乳腺癌病史，已行乳腺切除术。

查体：四肢伸侧、躯干、背部多发风团，伴抓痕，皮色红。

舌脉：苔白腻，寸脉浮。

西医诊断：荨麻疹。

中医诊断：瘾疹（表郁轻证）。

治法：微发汗解表。

处方：桂枝麻黄各半汤加减。

麻黄10g，桂枝10g，赤芍15g，生姜10g，大枣10g，炙甘草10g，石膏20g，蒺藜10g，首乌藤15g，牡丹皮10g，炒栀子10g。

3剂，水煎服。

二诊（2021年11月6日）：患者服药后荨麻疹全身多发，有风团，瘙痒明显，苔白腻，寸脉浮。查体见四肢伸侧、躯干、背部多发风团，伴抓痕。上方去炒栀子，加生地黄20g、墨旱莲20g、紫草20g、徐长卿15g、乌梅10g。5剂，水煎服。

三诊（2021年11月20日）：患者服药后皮肤瘙痒明显好转，偶有一过性胃痛，大便可。苔白腻，脉细。上方去乌梅，加陈皮10g。5剂，水煎服。

四诊（2021年12月4日）：患者近来荨麻疹未再发，自觉口淡，想吃重口味之物，大便正常，舌淡，苔白腻，脉细。

处方：桂枝汤合六君子汤加减。

桂枝10g，白芍10g，大枣15g，生姜10g，炙甘草5g，首乌藤15g，陈皮10g，党参20g，白术10g，茯苓15g，法半夏10g。

8剂，水煎服。

按语： 本案是一名荨麻疹患者，其荨麻疹反复发作，寸脉浮，病在"太阳"；邪气郁于肌表则发为皮肤瘙痒、自觉躁热、无汗，为当汗不得汗或汗出不彻，病邪不解，邪郁日久，不得宣泄之表郁轻证。邪气稽留于肌表不得外泄，阳气郁遏不伸，正邪交争，故时觉躁热；邪郁在表，气血周行不利，汗欲出而不得出，故无汗、皮肤瘙痒不解。本案的切入点在于把握瘙痒的病机为邪气郁于肌表。治当用仲景"桂枝麻黄各半汤"，微发其汗以解表邪。方中桂枝汤调和营卫，滋汗源而不留邪；麻黄汤解表发汗而不伤正，既能发小汗以祛邪，又无过汗伤正之弊。其瘙痒特点为夜晚明显，故用赤芍而不用白芍；抓痕皮色红，虑其血分有热，加牡丹皮以凉血；石膏、栀子清无形之躁热；蒺藜祛风止痒；首乌藤活血通络，可缓解麻木之症。二诊时，患者皮肤瘙痒减轻，但缓解不够明显，考虑方向正确，继守前方，去栀子，加生地黄、墨旱莲、紫草、徐长卿、乌梅滋阴凉血止痒之品，其中生地黄滋阴入营，乌梅酸收，墨旱莲和紫草均入血分，加强凉血之力，徐长卿则加强祛风止痒之力。三诊时，患者症状明显好转，偶有胃痛，加陈皮以行气健脾。四诊时，患者皮肤瘙痒未再发，唯胃纳欠佳，故以调和营卫的桂枝汤与燥湿健脾之六君子汤善后。

点睛： 纵观本案，首重辨证，须仔细把握其"不易汗出""自感躁热""寸脉浮""抓痕皮色红"等特点，方能把握邪气郁于肌表、阳气郁遏不伸、邪正交争的病机。把握住病机后，方证相应，以桂枝麻黄各半汤的小汗之法奏效。

桂枝麻黄各半汤出自《伤寒论》，其言："太阳病，得之八九日，如疟状，发热恶寒，热多寒少，其人不呕，清便欲自可，一日二三度发。脉微缓者，为欲愈也；脉微而恶寒者，此阴阳俱虚，不可更发汗、更下、更吐也；面色反有热色者，未欲解也，以其不能得小汗出，身必痒，宜桂枝麻黄各半汤。"陈修园在《长沙方歌括》中言："热多寒少为主胜客负之兆……面色不宜有热色，今反见热色者，以其人阴阳虽曰俱虚，而阳气尚能鼓郁热之气而见于面色……独恨阳气已虚，不能遂其所欲，合作小汗而解……邪欲出而不能自出，故借此方以助之。"《伤寒类方》云："微邪已在皮肤中，欲自出不得，故身痒，以此汤取其小汗足矣。"方机为仲景所谓的表郁轻证。对于表郁轻证的治疗，既要遵"表郁"证发表的治则，亦要重视"轻"的内涵。显然，"轻"是相对于麻黄汤方证的"重"而言的。麻黄汤证为外感风寒表实证，其着重体现"重""实"的病机特点，而要达到既发表，又不至于发表过度的效果，张仲景创造了"小发汗、微发汗"的组方法度。桂枝麻黄各半汤、桂枝二麻黄一汤就是产生这种效果的代表方。两方组成相同，仅药量不同，为小剂组合，属于发汗轻剂，旨在使桂枝汤调和营卫，资汗源而不留邪，麻黄汤解表发汗而不伤正，既具麻黄汤的"刚"，又含桂枝汤的"柔"，刚柔相济，实为微小发汗之良方。可见，该方既有辛温解表之意，又有调阴阳、和营卫之功，发汗祛风与调营和血并施，疗效甚佳。

6. 湿毒蕴表湿疹案

吴某，女，49岁。2023年7月8日初诊。

主诉：双手掌皮肤水疱、瘙痒反复发作6年余。

刻诊：近6年来，每年夏季均苦于反复发作双手掌皮肤水疱，瘙痒，持续整个夏季，进入秋季后皮疹自行缓解，至第二年再发。多方求治，医院均按湿疹治疗，但症状反复，苦恼不堪。今年入夏后已发作近2个月，现可见手掌处多发水疱，伴有严重瘙痒，食纳可，小便稍黄，大便正常。

舌脉：舌淡，苔薄白，脉细。

西医诊断：湿疹。

中医诊断：湿疮（湿毒内蕴）。

治法：清热解毒，祛风除湿止痒。

处方：麻黄连翘赤小豆汤加减。

处方1（内服）：蜜麻黄10g，连翘15g，赤小豆30g，黑枣15g，苦杏仁10g（捣碎），桑白皮15g，炙甘草5g，生姜10g，薏苡仁30g，白鲜皮15g，地肤子15g，徐长卿20g，酒乌梢蛇10g。

8剂，水煎服。

处方2（外洗）：黄柏30g，苦参30g，枯矾10g，地肤子20g，白鲜皮30g。

8剂，水煎后外洗。

二诊（2023年7月19日）：患者复诊诉双手掌皮肤水疱、瘙痒已痊愈，体检发现颈部多发淋巴结肿大已有4个月，见湿疹已痊愈，要求转为治疗淋巴结肿大。

按语：本病患者苦于多年手掌处水疱、皮肤瘙痒，除小便稍黄外，其他证据不多，舌脉诊也不典型，仍考虑为湿毒蕴结肌肤。因皮肤瘙痒，水疱多，为内有湿邪。方选清热利湿兼走肌表的麻黄连翘赤小豆汤加味。麻黄连翘赤小豆汤出自《伤寒论》，其言："伤寒瘀热在里，身必黄，麻黄连翘赤小豆汤主之。"方中麻黄味辛、微苦，性温，《本草正义》言其"轻清上浮，专疏肺郁，宣泄气机"，既能轻扬解表开毛窍，又能入里解阴凝、起阳气、托毒外出，《本草备要》言其善治"中风伤寒""毒风疹痹"。杏仁味苦，性微温，可杀虫治疮，《本草纲目》载其可"杀虫，治诸疮疥，消肿，去头面诸风气皶疱"。麻黄、杏仁、生姜配伍，辛温发汗，宣肃肺气，通调水道以利湿；其药性轻清上浮，能祛风止痒。连翘苦寒清热，解毒散结；赤小豆甘酸，利湿消肿，解毒排脓；炙甘草、黑枣健脾和中，调营血，外滋汗源，内助运化。加薏苡仁以加强健脾利湿之功；白鲜皮、地肤子、徐长卿功擅清热除湿，祛风止痒；酒乌梢蛇性走窜，搜风邪，通络，善祛风止痒。诸药合用，祛风除湿，清热解毒，通络止痒，是治疗皮肤瘙痒的良方。

本病为湿毒郁于皮肤，配合煎汤外洗能增强清热燥湿、杀虫止痒之效。外洗剂由黄柏、苦参、枯矾、地肤子、白鲜皮组成，其中黄柏、苦参清热解毒，燥湿杀虫；枯矾解毒杀虫，燥湿敛疮；地肤子、白鲜皮二者经常配伍使用，清热燥湿，祛风止痒。

点睛：麻黄连翘赤小豆汤本为治疗阳明湿热发黄兼表邪未解。钱氏注曰："瘀者，言留蓄壅滞也。伤寒之郁热与胃中之湿气互结，湿蒸如淖淖中之淤泥，水土黏泞而不分。《经》云：湿热相交，民多病瘅。盖以湿热胶着，壅积于胃，故云瘀热在里，必发黄也。麻黄连轺赤小豆汤能治表，利小便，解郁热，故以此主之。"因此，在应用本方时，是否发黄并非该汤证的必要症状，只要符合表邪郁遏、湿热郁蒸就是其汤证的应用指征，一则发汗以宣散表邪，一则清热利湿利小便，均为祛除水湿之途径，即开鬼门、洁净府，表里同治。经方的应用在于读懂条文背后的方机，如果死背条文，只有身目黄染才能使用，麻黄连翘赤小豆汤的应用范围将被大大地禁锢。

7. 宣肺凉血法治皮疹瘙痒

张某，女，73岁。2023年4月1日初诊。

主诉：全身多处皮疹瘙痒1个月。

刻诊：近1个月来不明原因出现全身多处皮疹，皮疹处瘙痒，色鲜红，局部有发热感，伴口唇肿胀，平素身体易浮肿，小便不顺畅，色偏黄，大便正常。既往有高血压病史，长期服药治疗。去年因反复"上火"10年在我处就诊，症状明显改善后返回新疆生活。当时症见眼干涩，口腔溃疡，口干，面红，便秘，尿道炎。长期自服黄连上清丸、杞菊地黄丸清火，长期手足冰冷，足冷明显。

舌脉：舌淡红，苔薄白，脉浮。

西医诊断：荨麻疹。

中医诊断：瘾疹（肺胃郁热，热入营血）。

治法：清泻肺胃，疏风透表，清热凉血。

处方：麻杏石甘汤合犀角地黄汤加减。

蜜麻黄5g，苦杏仁10g，生石膏30g，甘草5g，水牛角30g，地黄15g，牡丹皮10g，蝉蜕10g，乌梅15g，地骨皮15g，浮萍10g，僵蚕10g。

8剂，水煎服。

二诊（2023年4月9日）：患者服药后皮疹明显缓解，口唇肿消，仍有身体浮肿，小便不利，色偏黄，稍畏寒，平时易感冒。舌淡红，苔白，脉细。

处方：越婢加术汤加减。

蜜麻黄10g，桂枝10g，苦杏仁10g（捣碎），生石膏20g，白术10g，浮萍10g，茯苓20g，泽泻20g，车前草20g。

8剂，水煎服。

三诊（2023年4月29日）：患者诉服药后周身浮肿消退，皮疹已完全消退。守上方8剂，以巩固疗效。

按语： 本案患者反复出现全身多处皮疹，其脉浮，肺主皮毛，考虑病在肺卫之表，同时伴有口唇水肿、皮疹处局部发热，素体易水肿，小便不利，既往易上火，考虑为表邪未解、邪热郁于肺胃之皮疹。

《伤寒论·辨太阳病脉证并治中》云："发汗后，不可更行桂枝汤。汗出而喘，无大热者，可与麻黄杏仁甘草石膏汤。"究其病机，不离郁而化热，壅阻于肺，故可用之。方中麻黄开腠解表以散邪，石膏清泄肺胃郁热以辛散解肌而透邪，杏仁佐降肺气以助泄邪热。正如《素问·阴阳应象大论》所言"其在皮者，汗而发之"，加犀角地黄汤，清除血分之瘀热，凉血清热。在此基础上，取升降散"火郁发之"之意，僵蚕、蝉蜕清轻宣透，使卫气通达皮毛而助卫外之功，故使贼风以散，诸恙安息；乌梅酸收；浮萍味辛，性寒，宣散风热，透疹，《神农本草经》载其"主暴热身痒"。诸药合用，共奏清泄肺胃、疏风透表、清热凉血之功。

二诊时，患者诸症改善，血分症状已除，考虑患者身体浮肿，小便不利，有畏寒症状，平时易感冒，正如"有一分恶寒，便有一分表证"，根据《金匮要略·水气病脉证并治》"风水恶风，一身悉肿，脉浮不渴，续自汗出，无大热，越婢汤主之"。故选用越婢加术汤加减，以发越阳气，散水清热。方中桂枝、杏仁助麻黄以发表，表气得开则郁阳得发；石膏配麻黄以清肺热，肺热清则治节行，通调水道而能运化水湿；茯苓、泽泻、车前草清热淡渗利水，使水湿之邪通过宣肺散邪和通利水道两条路径排出。患者诉服药后周身浮肿消退，疗效甚佳。

点睛：肺主皮毛，指皮肤、汗腺、毫毛等组织，是一身之表，直接与外界接触，为邪客之门户，依赖卫气和津液润养，具有排汗、宣发、感觉和抵御外邪的功用。若肺的功能失常，则皮肤抵御外邪的能力低下，易受外邪侵袭。肺在体合皮毛，本案患者因反复全身多处皮疹、口唇水肿、局部有发热感就诊，平素患者身体易水肿，小便不利，既往反复易上火，考虑为表邪未解、邪热郁于肺胃之证。

十、耳鼻咽喉病

1．30年口疮，考虑胆热脾寒

林某，男，48岁。2021年1月20日初诊。

主诉：反复口腔溃疡30余年。

刻诊：口腔溃疡每年发作10余次，每次持续近2周，此起彼伏，绵绵不休，发作时累及口腔黏膜、舌头，溃疡发作期间常伴发热，体温最高38℃，发热持续约1晚后缓解，劳累时、压力大时易发作，时见疲乏，睡眠多梦，本次因工作压力大，口腔溃疡发作已近1周，口干，晨起口苦，疲乏明显，大便正常。

舌脉：舌淡暗偏胖，边有齿痕，苔白腻微黄，脉浮弦细。

西医诊断：口腔溃疡。

中医诊断：口疮（少阳太阴合病，脾肾不足，内有水湿）。

治法：清少阳胆热，温太阴脾寒。

处方：柴胡桂枝干姜汤加减。

柴胡15g，黄芩10g，桂枝10g，干姜10g，天花粉15g，牡蛎20g（先煎），茯苓20g，法半夏10g，淫羊藿15g，薏苡仁30g。

5剂，水煎服。

二诊（2021年1月27日）：患者服药后口腔溃疡程度减轻，多梦，余症大致同前。上方加木香10g、夏枯草20g。10剂，水煎服。

三诊（2021年2月8日）：患者服药后睡眠好转，口腔溃疡已消散，大便尚可，舌淡暗胖，边有齿痕，苔薄白。上方去木香、夏枯草，加葛根20g、蜂房10g，干姜减至5g。8剂，水煎服。

四诊（2021年2月22日）：患者服药后睡眠好转，口苦缓解，服药期间口腔溃疡无发作，偶有头胀，舌淡暗，边有齿痕，苔薄白。上方去葛根，加黑顺片5g（先煎）、夏枯草20g。8剂，水煎服。

五诊（2021年3月8日）：患者口腔溃疡未再发，口苦不显，精神好，诉近期压力大，眠中多梦，舌淡暗，苔薄白，脉弦滑稍数。上方加炒酸枣仁20g、姜黄10g。8剂，水煎服。

六诊（2021年3月17日）：患者精神较前明显改善，近日偶发口腔溃疡，量少，程度轻，无口苦。上方去黑顺片、姜黄，桂枝减至5g。8剂，水煎服。

七诊（2021年3月31日）：患者精神状态好，口腔溃疡未再发，睡眠稍浅，醒后可再入睡。诉患有湿疹30余年，要求中药调理。上方去半夏，加徐长卿20g、僵蚕10g、合欢皮15g。8剂，水煎服。

按语：复发性口腔溃疡的病因复杂，涉及感受外邪、饮食劳倦、病后体虚等方面，病机总体分为虚实两端，病理因素以"虚"和"火"为主，可从虚与火两端进行辨证治疗。本案患者口腔溃疡反复发作，病程长达30年之久，其复发性反映了患者本身内在的体质特点，久病必虚，故总的病机为虚火上炎。复发性口腔溃疡的虚性病机可分为脾胃气虚、脾胃阳虚、肾阴亏虚、肾阳不足、气血两虚等。《医贯》曰："盖因胃虚谷少，则所胜者肾水之气逆而承之，反为寒中，脾胃衰虚之火，被迫炎上，作为口疮。"《素问·六微旨大论》曰："君火之下，阴精乘之……亢则害，承乃制。"说明复发性口腔溃疡与中阳不足、虚火盛有关。从本案患者来看，口腔溃疡多在压力大或者劳累时发生，发作时伴发热、口干口苦，说明有肝胆郁热。本案患者虽无便溏之太阴虚寒的典型表现，但易疲乏、舌淡暗胖、有齿痕、苔白腻，均反映其脾肾不足、水湿不化的病机，还是有太阴虚寒的一面。故总的病机属胆热脾寒，方选柴胡桂枝干姜汤，以清少阳胆热、温太阴脾寒。方中柴胡、黄芩外疏内清，起到疏通三焦气机、清解少阳肝胆郁热的作用；桂枝、干姜温通脾阳，振奋脾气；天花粉生津止渴；牡蛎散结解郁。虚火源自肾阳亏虚，故加淫羊藿温补肾阳，振奋阳气，肾阳充足则虚火自归原位。患者舌苔白腻，说明体内兼夹痰湿之邪，故加半夏燥湿化痰，茯苓、薏苡仁利水渗湿。二诊，患者口腔溃疡程度有所减轻，说明虚火有归原位的趋势，辨证方向正确，故守前方。患者多梦，考虑胆热内扰所致，故加夏枯草清肝胆火，木香行气和胃，以期胃和则寐安。三诊，患者口腔溃疡缓解，睡眠好转，继守前方，去夏枯草、木香，加葛根生津舒筋，蜂房温补肾阳。四诊，患者睡眠进一步改善，口苦缓解，服药期间口腔溃疡无发作，说明虚火之势得到控制，开始加强"治本"，加附子以补肾阳。五诊，患者口腔溃疡未再发，口苦好转，精神好，眠中多梦，继续守前方，加炒酸枣仁养心安神，姜黄活血行气解郁。六诊，患者症状稍有反复，但不影响总的治则治法，稍作调整，继守前方。七诊，患者精神状态可，口腔溃疡未再发，说明患者阴阳已调理平衡，阴平阳秘，多年的顽疾得以治愈，转而要求治疗他疾。

点睛：柴胡桂枝干姜汤出自《伤寒论》，其言："伤寒五六日，已发汗而复下之，胸胁满微结，小便不利，渴而不呕，但头汗出，往来寒热，心烦者，此为未解也，柴胡桂枝干姜汤主之。"经方大家刘渡舟教授认为柴胡桂枝干姜汤证的病机为邪陷少阳、胆火内郁兼太阴虚寒，其在《伤寒论通俗讲话》中言："邪陷少阳，气郁不舒，故胸胁满微结；胆火上炎而灼津，故心烦口渴；热郁不得宣泄而上蒸，故头汗出；正邪纷争，故往来寒热；无关乎胃，故不呕；三焦气机阻滞，所以小便不利；内伤脾气，太阴虚寒，故见腹满或大便溏泄。此证为胆热脾寒，故治以清少阳之热，兼温太阴之寒。"总结整个治疗过程，首诊时把握少阳太阴合病即"胆热脾寒"的病机至关重要；其次，经方要做到运用自如，必须能够透过条文看本质，深刻理解其方证的内在方机，而不能单背条文读死书，像这个患者，单用条文去套，很难套用柴胡桂枝干姜汤证。总之，柴胡桂枝干姜汤的运用，既紧扣病机，又做到了从患者本身表现出来的体质特点出发。临床上治疗复发性、病程长的疾病，不能忽视体质因素的重要一面，结合体质特点运用经方，才能真正发挥经方的魅力。

2．交通心肾疗舌尖溃疡

胡某，女，37岁。2024年4月10日初诊。

主诉：反复口腔溃疡2个月。

刻诊：反复口腔溃疡2个月，每次发7～8个溃疡，多在舌上，溃疡发作此起彼伏，伴长期失眠，入睡困难，多梦，易醒，醒后难

再睡，心烦，脱发多，大便3天一行，有时大便带血，口干，小便黄。外院检查发现内痔。

望诊：舌尖溃疡。

舌脉：舌暗红，有红刺，苔白，脉细弦。

西医诊断：口腔溃疡，失眠。

中医诊断：口疮、不寐（心火上炎，心肾不交）。

治法：清心泻火，交通心肾。

处方：黄连阿胶汤加减。

黄连10g，黄芩片10g，白芍15g，阿胶6g（烊化），炙甘草5g，合欢皮30g，淡竹叶10g，生地黄20g，夏枯草30g，鸡子黄1枚。

8剂，水煎，待汤液稍凉，放生鸡子黄1枚，搅拌后温服。

二诊（2024年4月24日）：患者服药后溃疡未再发作，睡眠改善，但入睡较慢，小便正常，服药期间大便偏溏，要求继续调理睡眠。上方去淡竹叶、生地黄，加首乌藤30g、肉桂3g、炒麦芽30g。8剂，水煎服。

按语：本案患者舌尖溃疡，失眠，心烦，病位责之于心，舌为心之苗，手少阴心之别系舌本，心火上炎口舌，则表现为舌尖溃疡、口干；心藏神，主神明，心火亢盛，扰乱心神，心神不宁，表现为失眠多梦、心烦；心和小肠互为表里，心火下移小肠，则见小便黄；小肠移热于大肠，大肠为"传导之官"，大肠有热，热灼津液，肠道失润，故见大便带血；患者脱发多，病位责之于肾，肾其华在发，肾阴精不足则发失濡养，脉细亦为肾水不足之候。

人体讲求阴阳平衡，水火共济。心，五行属火，为阳脏；肾，五行属水，为阴寒之脏。心，以阳热之气为用；肾，以阴水之性为用，因此水火共济亦称心肾相交。心主火而位居上，肾主水而位居下，在正常的生理情况下，心火要不断下降以温肾水，使肾水不寒；肾水亦需不断上承以济心火，使心火不亢。心肾借助经脉的联系与沟通，使得上下水火交济，以维持人体阴阳的相对平衡状态。如果少阴肾水亏虚，心火无制而上炎，就会导致心肾不交、水火不济的病理状态。这种病理状态所产生的最常见的症状就是"心中烦，不得卧"。综上所述，该患者辨证为心肾不交、阴虚火旺、虚火上炎。

治宜交通心肾、滋肾阴、泻心火，予黄连阿胶汤。黄连阿胶汤首见于《伤寒论·辨少阴病脉证并治》，其言："少阴病，得之二三日以上，心中烦，不得卧，黄连阿胶汤主之。"黄连阿胶汤是治疗少阴阴虚火旺、心肾不交、水火不济之良方。

方中黄芩、黄连苦寒以泻心火，使心气下交于肾，正所谓"阳有余，以苦除之"；鸡子黄、阿胶为血肉有情之品，以滋肾水；芍药与黄芩、黄连相配，酸苦涌泄以泻火，与鸡子黄、阿胶相配，酸甘化液以滋阴，滋肾阴，使肾水上济于心，正所谓"阴不足，以甘补之"，同时还能敛热安神以和阴阳；此案中阿胶还起滋阴以止便血之功；生地黄加强滋补肾阴之功；淡竹叶清心火，下移小肠之热；患者脉弦，弦为肝脉，女子以肝为先天，故加入合欢皮、夏枯草以疏肝解郁安神。二诊，患者口疮未再发作，小便正常，大便偏溏，故去淡竹叶、生地黄；入睡较慢，加首乌藤养血安神，肉桂引火归原，与原方中黄连组合又寓"交泰"之意，可交通心肾，加强水火既济、夜寐自安之功。

点睛：如果熟悉黄连阿胶汤的方证，就很容易运用方证相应的原则，选择该方。但"心中烦，不得卧"只是症状表现，该方的核心病机实为肾阴亏虚、心火亢盛、心肾不交。心属火，肾属水，肾水不能上济于心，心火亢于上则心中烦、不得卧，与"虚劳虚烦不得眠"的酸枣仁汤在方证病机上是完全不同的，所以我们讲方证相应，这个"证"，表面上看是症状、症状群，核心是病机，是用此方的证据。黄连阿胶汤证的特点就是心火独亢、肾水亏虚、心肾不交，本当失眠，然亦能发为疮疡，《素问·至真要大论》云"诸痛痒疮，皆属于心"，今心火亢盛而上，自能发为疮疡，治应泻心火、滋肾阴、交通心肾。仲景用鸡子黄甚妙，此物既能清心火，又能养心肾之阴，滋阴以清火潜阳。

临床运用时，一定要注意煎服方法：一是阿胶烊化后兑入汤药中；二是鸡子黄不可与药同煎，应当等待去滓稍凉时纳入汤中，搅令相得服之，若过烫时放入则滋阴生精之力大减。

3．咽痛1剂效如神

张某，男，54岁。2023年7月19日初诊。

主诉：发热伴咽痛1天。

刻诊：发热伴咽痛1天，体温最高38.9℃，昨晚服布洛芬后今晨36.8℃，咽痛剧烈，吞咽时疼痛加剧，不敢饮水，不敢吞咽，只能用纸巾擦拭唾液，来诊时不能言语，自带纸笔与医生交流。患者平素易发扁桃体炎，不耐寒，暑热天气睡眠时需着长裤、长衫，不敢食用煎炸热气的食物，此次发病因饮食不节、作息不规律导致。

查体：双侧扁桃体充血，悬雍垂充血、肿大。

舌脉：舌红，苔黄腻，脉细。

西医诊断：急性扁桃体炎。

中医诊断：乳蛾（热毒上壅，搏结于咽喉）。

治法：升清降浊，宣郁散火。

处方：升降散加减。

大黄10g，姜黄10g，蝉蜕10g，僵蚕10g，牛蒡子15g，马勃10g，木蝴蝶15g，岗梅15g，滑石20g，甘草10g，桔梗20g。

3剂，水煎服。嘱患者服药时少量频服，含服片刻再缓缓吞服。

放血疗法：双侧少商穴、商阳穴刺络放血。

二诊（2023年7月22日）：患者诉服1剂药后，当晚咽痛明显缓解，即刻能言语，服药期间未再发热，咽痛已基本消失。查体见双侧扁桃体、悬雍垂红肿不明显。舌淡，苔黄腻，脉细。将上方大黄减至5g，滑石增至30g，桔梗减至15g，加茯苓15g、芦根10g。3剂，水煎服。

按语：急性扁桃体炎临床以腭扁桃体迅速红肿疼痛，甚则溃烂化脓，吞咽不利或吞咽困难为主症。若治疗不当或不及时，可延及邻近器官而引起急性喉炎、支气管炎、肺炎、咽后壁脓肿等，细菌进入血液循环，则可引起败血症、心肌炎、脓胸、骨髓炎、脑膜炎、脑脓肿等并发症。

中医学称本病为"乳蛾"。《重楼玉钥》谓"此证由肺经积热，受风邪凝结，感时而发"，多从风热邪毒郁结立论，治以疏风清热解毒为主。吴鞠通在《温病条辨》中认为本病非风热邪毒所致，而是温热湿毒所致，闭于气分即阻，闭于血分即痛，故以轻药开之。

《伤寒温疫条辨》一书乃清代医家杨栗山先生所著，该书对伤寒与温病的病因、病机、治疗原则以及方药进行了详细剖析，条分缕析，解释确当。杨栗山在前人经验的基础上，遵师而不泥古，敢于立新，创立了以升降散为代表的治温病十五方，为温病学的发展起到了重大作用，故后世称该书为"发千古未发之秘"。杨栗山认为："温病杂气热郁三焦表里，阻碍阴阳不通。"治疗时必须"清热解郁，以疏利之"。他根据温病过程中证候变化复杂、临床见症不同的特点，恪守古法而灵活善变，创立了宣郁清热的卓著方剂——升降散。并在升降散的基础上，随证加减，灵活运用，自创了以"轻则清之"为法则的八方：神解散、清化汤、芳香饮、大凉膈散、小凉膈散、大复苏饮、小复苏饮、增损三黄石膏汤；以"重则泻之"为法则的六方：增损大柴胡汤、增损双解散、加味凉膈散、加味六一顺气汤、增损普济消毒饮、解毒承气汤；加上升降散一方，共计十五方。

在选择用药方面，杨栗山十分赞赏仲景用药之秘，组方精而不杂，上述十五方中共选药五十味。每方均以僵蚕、蝉衣为主药，其次选用连翘、黄连、黄芩、黄柏、栀子等药物。如常用于治疗温病气分无形热炽之证时，以"轻则清之"为原则，在升降散的基础上加石膏、知母、金银花、桔梗等清气泄热之品；常用于治疗温病气分有形热结之证时，遵循"重则泻之"之法则，在升降散的基础上加入芒硝、枳实、厚朴等攻里解毒之品。

升降散也被记录在明代医家张凤逵的《伤暑全书》中，又名太极丸、陪赈散。全方由僵蚕、蝉蜕、姜黄、大黄、米酒、蜂蜜组成，巧妙地发挥辛凉宣透、升清降浊、攻下逐瘀之效，可治火毒内郁三焦、气机升降不畅之证。作为明代治疗瘟疫15方的总方，在治疗新型冠状病毒感染中也被广泛应用。究其原因，其一是瘟疫之邪从皮毛口鼻而入，郁而生热，而致肺卫热盛，症见憎寒壮热，或头痛如破，或烦渴引饮，或咽喉肿痛，或身面红肿，或斑疹杂出，或胸膈胀闷等；其二是由于肺与大肠相表里，肺热移于大肠，导致肠胃升降失常，故出现上吐下泻，或吐血便血。

杨栗山云："蚕……清化而升阳；蝉……清虚而散火。君明臣良，治化出焉。姜黄辟邪而靖疫，大黄定乱以致治，佐使同心，功绩建焉……僵蚕、蝉蜕，升阳中之清阳；姜黄、大黄，降阴中之浊阴，一升一降，内外通和，而杂气之流毒顿消矣。"

升降散以僵蚕为主药，取其味辛气薄、苦燥恶湿之性，祛风散邪，清热解郁；配伍甘寒质轻升浮的蝉蜕，祛风胜湿，清热解毒。僵蚕、蝉蜕皆为升浮之品，入气分而主升，二药相配旨在升阳中之清阳。姜黄味辛苦，性温（原书言大寒），辟疫散结，行气解郁，善理血中之气而化瘀；大黄大苦大寒，力猛善走，直达下焦，泄热通便，且入血分可化瘀。姜黄、大黄皆苦降之品，既走气分，又行血分，二药相合，旨在降阴中之浊阴。米酒性热，味辛而上行。蜂蜜性凉，润而导下。六药相配，散邪火升清阳于上，泄邪热降浊阴于下，升降有调，寒温相制，相反相成，气血兼顾，行气调血。

后世医家应用此方，多以白僵蚕、蝉蜕、姜黄、大黄四味药物为主。其中白僵蚕清热解郁，散风除湿，化痰散结，解毒定惊，既能宣郁又能透风湿于火热之外；蝉蜕宣肺开窍以清郁热；姜黄行气散结，破血逐瘀，消肿止痛；大黄攻下热结，泻火解毒，推陈致新，安和五脏。四药相伍，升清降浊，寒温并用，一升一降，内外通达，气血调畅，共奏行气解郁、宣泄三焦火热之邪之功，升降复常，故名"升降散"。

点睛：蒲辅周先生在治疗时病中，常采用升降散随症化裁。蒲辅周认为："温病最怕表气郁闭，热不得越；更怕里气郁结，秽浊阻塞；尤怕热闭小肠，水道不通，热遏胸中，大气不行，以致升降失灵，诸窍闭滞。治法总以透表宣膈，疏通里气而清小肠，不使邪热内陷或郁闭为要点。"

名中医赵绍琴根据杨栗山的学术思想，阐发其精华而有所发挥，治疗温病时多着眼于"郁热"，每多投以升降散而取效。如治"麻疹内闭"一证，辨为温热郁遏肺卫，内迫营血而见疹点隐隐，出而不透，急投宣肺开郁、解毒透疹之品，以升降散加连翘、赤芍、钩藤、芦根急煎。药后1剂气平疹出，神清热减；二剂大便畅通，麻疹透足，诸症一扫而愈。

李士懋先生应用升降散的经验为凡有郁热者，不论外感内伤，内外，妇儿各科皆用之。

我在临床多用僵蚕、蝉蜕、姜黄、大黄，以达通里达表、升清降浊、调达气血、宣郁散火。药虽四味，配伍精当，寒温并用，升降同施。我在临床观察到口鼻咽及颈部热毒性疾病患者以痛证居多，其病机多为火热郁积，头面部为手足三阳的汇聚处，气血充盛，若痰、瘀、毒邪结聚，久则耗伤气阴，脉络失和，气机升降受阻。

我在治疗口鼻咽及颈部热毒性疾病，辨证属热毒郁结者，以升降散加减，多有良效。曾治愈一位同去北京出差的中山市中西医结合医院同道，该同道是西医，出差前已持续咽喉肿痛1周，在所在医院联合使用两种抗生素均不能改善，到北京数天不敢与大家同桌吃饭，餐餐白粥咸菜，又请当地专家开药无效，返回中山前，该同道抱着试一试的心态请我开药，我开了升降散加减，该同道在当地配了2剂颗粒剂服用，咽喉肿痛即明显消退，大呼想不到！事后还邀请我去中山市中西医结合医院作升降散运用的专题讲座。

回顾本案患者，平素恶寒，但若饮食辛辣热气或起居不慎则易发病，此类种种表现，多为热郁于上之病证，因此以升降散为主方。加牛蒡子疏散风热，清热解毒透疹，宣肺利咽散肿；马勃清热解毒，利咽止血；木蝴蝶清肺利咽，疏肝和胃；岗梅清热解毒，生津止渴；滑石清热利水通淋；茯苓利水渗湿，健脾安神；芦根清热生津，除烦止呕，利尿；桔梗宣肺利咽，祛痰排脓；生甘草加强解热毒之功。诸药合用，可加强清热解毒、清利咽喉之效。联合少商、商阳刺络疗法，因此一剂中的，效果明显。

4. 引火归原消牙痛

陈某，女，40岁。2023年7月22日初诊。

主诉：反复牙龈肿痛3个月。

刻诊：近3个月来反复牙龈肿痛，曾于口腔科、针灸科治疗，均未改善。患者自述牙龈肿痛发作与饮食有关，饮食稍有些许煎炸辛辣，则必然发作，发作时伴有口干欲饮。平素睡眠差，畏寒，腰骶部酸痛，牙齿松动，大便有时完谷不化，偶有头晕。

望诊：形体微胖，面色暗淡无光。

舌脉：舌暗红，苔薄白，脉细尺弱。

西医诊断：牙痛。

中医诊断：牙宣（上盛下虚）。

治法：滋阴益肾，引火归原。

处方：引火汤加减。

熟地黄15g，生地黄15g，茯苓15g，麦冬10g，五味子10g，巴戟天10g，骨碎补20g，玄参15g，黄柏10g，炒麦芽30g，炙甘草5g。

5剂，水煎服。

患者于9月因其他疾病来诊，诉上次服药后牙龈肿痛未再发生，饮食如常。

按语：本案患者牙龈肿痛反复发作，稍进食煎炸辛辣食物即肿痛发作，表现为火炎于上。又见畏寒，腰骶部酸痛，牙齿松动，大便有时完谷不化，面色暗淡无光，脉细尺弱，为一派阳衰于下。此为阴阳失和，虚阳上浮，格阳于上。肾为先天之本，内寄命门之火，为水火之脏。肾阴即元阴、真水；肾阳即元阳、真火。肾中水火共济，则阴平阳秘。肾水充足时，能够压制肾火，将其封藏于肾中，以温煦脏腑。当肾水亏虚时，不能与肾火抗衡，火性炎上，就会向上焦逃窜，从而导致身体出现一系列的上火症状。此时这个火，并非实火，而是虚火。故治疗此证时，宜潜不宜升，宜温不宜清，当引火归原。

引火汤出自清代名医陈士铎的《辨证录》，原方重用熟地黄填补真阴，考虑患者火性尚重，以生地黄、熟地黄并用；麦冬味甘苦，养阴以清肺胃之热；五味子味酸收敛，降浮火，补养肾阴；巴戟天质地柔润，温补肾阳，温而不燥；茯苓健脾渗湿，制约补肾药物之滋腻。陈士铎在《辨证录》中言："又加入巴戟之温，则水火既济，水趋下，而火已有不得不随之势，更增之茯苓之前导，则水火同趋，而共安于肾宫，不啻有琴瑟之和谐矣，何必用桂附大热之药……虽曰引火于一时，毕竟耗水于日后，予所以不用桂附而用巴戟天，取其能引火而又能补水，则肾中无干燥之虞。"在引火汤基础上，加黄柏秉天冬寒水之气而入肾；玄参滋阴降火以清虚热；骨碎补苦温补肾阳以助巴戟天；炒麦芽醒脾开胃助茯苓之力。如此虽不清火，却让火自降，水火既济而收阴平阳秘之效。

点睛： 本案患者反复牙龈肿痛3个月，查阅其诊疗记录，口腔科予以消炎治疗，外用漱口水，不效；针灸科予以刺络疗法结合中药治疗，亦不效。传统观点认为，凡见"红、肿、热、痛"均与"上火"有关，所以前医首选的是消炎药，即清热降火法，但不能见效，甚至反受其害。后医者考虑肾主骨，"齿为骨之余"，齿骨同源，认为病机为肾虚，因此误用补肾膏方，亦无效。

我总是教导学生在临证之时当从病之根本施治，即找主攻方向，本例患者虽为牙龈痛，表现与"火"密切相关，饮食稍有煎炸辛辣则必然发作，发作时伴口干欲饮，似乎一派"火热"之象，然观其形神，见形体虚胖，面色无光泽，属体虚之人，察其脉细、尺脉弱，病程迁延反复，可见并非实火，而为虚火。虽然牙痛是局部病证，但治疗应求其本。相火系于命门，而命门居于两肾之中。肾藏真阴而离真阳，为水火之脏、阴阳之宅，若肾的阴阳水火平衡失调，就会出现阴虚阳浮、失约之火上升或阴寒内盛、无根之火外越等火不归原的病理状态。

引火汤所引之火，是肾阳虚衰、虚阳上浮之火，意在引火下潜，元阳归宅，因此所引之火当指虚火。由此可见，此火非六淫之火，而是人固有之火，一般认为是肾火，即肾之"命火"。命火即肾之元阳，又称龙火。在生理上，肾的阴阳水火之间相互滋生，相互制约，维持着人体的动态平衡，从而起着濡养、温煦全身的作用，即阴平阳秘。若肾阴阳水火之间关系失调，便可导致多种病理改变。肾火位居下焦，一旦上浮，可呈上热下寒之候。上热，则见面色娇红如妆，口舌糜烂，喉蛾，鼻衄，目赤；下寒，则见腰酸，下肢冷，溲清，便溏。在剖析寒热真假时，应该认真辨析欲饮与不欲饮。若出现口虽渴而不欲饮，身虽热而反欲得衣，以及脉虽浮大而无力，或两尺虚弱，或见细数，或上盛下虚，或舌虽红而胖嫩等，皆为本寒假热之象。

清代程国彭在《医学心悟》中概括了引火归原方剂配伍的特点，一是大量的壮水药，二是少量的引火归原药。其言："当以辛热杂于壮水药中导之下行，所谓导龙入海，引火归元。"治法宜大补肾水，而加入补火之味，以引火归原。引火汤采用大剂滋水，导龙入海，引火归原，属从治法。

十一、杂病

1. 疏肝醒脾疗五迟

黄某，男，15岁8个月。2021年9月22日初诊。

主诉：生长发育迟缓15年余。

刻诊：患者出生后即生长发育迟缓，娃娃脸，消瘦，精神疲乏，智力一般，平素学业差，易疲乏，胃纳一般，无盗汗，无明显口干，饮水多，小便偏黄，大便调。半个月前在外院住院检查肝功能异常，诊断为混合型高脂血症、高尿酸血症，超声检查肝脏明显增大，基因检测结果为糖原贮积症。在外院对症予以生玉米淀粉等饮食管理。患者身高仅136cm，而年龄已近16岁，外院考虑到患者存在肝功能异常、代谢紊乱的情况，将其列为生长激素的使用禁忌，家长遂转求中医治疗，希望患者加快生长发育，尽快增高。

查体：身高136cm，体重26kg，娃娃脸，全身皮肤萎黄，毛发枯黄，语声低微无力，四肢消瘦，腹部膨隆，腹壁静脉显露，肝右肋缘下3.5cm可触及。

辅助检查：外院住院检查丙氨酸氨基转移酶76U/L，天门冬氨酸氨基转移酶74U/L，谷氨酰基转肽酶167U/L，血糖3.21mmol/L，全血乳酸11.1mmol/L，TC 8.31mmol/L，TG 8.08mmol/L，HDL-C 1.88mmol/L，LDL-C 4.01mmol/L，尿酸898μmol/L。彩超示肝大，双肾偏大，皮髓质分界欠清。基因检测示$G6PC$基因检测到与临床表现相关的罕见变异，该变异为"1类致病突变"。

舌脉：舌淡红，苔白微腻，脉细数尺弱。

西医诊断：糖原贮积症，生长发育迟缓。

中医诊断：五迟（肝郁脾虚，积滞内停）。

治法：疏肝理气，醒脾消积，兼以益肾。

处方：小柴胡汤合四逆散加减。

柴胡10g，黄芩10g，赤芍20g，神曲10g，荷叶10g，山楂10g，麦芽30g，桑叶10g，补骨脂10g，菟丝子10g，墨旱莲10g，车前子10g，炙甘草5g。

7剂，水煎服。

二诊（2021年10月20日）：患者服药后精神改善，乏力改善，脘腹经常有饱胀感。舌淡红，苔白微腻，脉细数尺弱。上方去菟丝子，加茵陈20g，以增强清热利湿之效。12剂，水煎服。

三诊（2021年11月13日）：患者服药后胃纳好转，大便可，家长代述腹部积胀改善，舌淡红，苔白，脉细数尺弱。上方去墨旱莲、补骨脂，加鸡矢藤15g、鸡内金10g，以增强消食导滞之功。12剂，水煎服。

四诊（2021年12月4日）：患者服药后精神好转，体力改善，运动后气喘症状缓解，外院检测各项指标较前好转，大便成形，日3次。守上方，将鸡矢藤的量加至20g。12剂，水煎服。

五诊（2022年2月16日）：患者精气神明显改善，胃纳明显好转，腹部膨隆逐步消减，身体开始长高。上方加党参20g以补脾益气长肌肉。12剂，水煎服。

六诊（2022年3月16日）：患者自觉状态好，精神好，胃纳佳，舌淡红，苔白微腻，脉细数尺弱。去桑叶，加葛根20g以助升阳解肌。12剂，水煎服。

其间患者不间断复诊，生长发育指标变化如下：

2021年9月：身高136cm，体重26kg。

2022年7月：身高143cm，体重29.2kg。

2023年3月：身高150cm，体重34.5kg。

2023年12月：身高155cm，体重37kg。

经过两年时间，患者身高增加近20cm，体重增加11kg。至2024年5月11日复诊时，患者年龄已逾18岁，身高停止增长，生长发育接近同龄人，神情淡然，对李乐愚教授满怀感恩。

按语：《医宗金鉴·幼科心法要诀》云："小儿五迟之证，多因父母气血虚弱，先天有亏，致儿生下筋骨软弱，行步艰难，齿不速长，坐不能稳，要皆肾气不足之故。"钱乙在《小儿药证直诀》中也提到，小儿心肝常有余，肺脾常不足，肾常虚。本案患者先天胎禀不足，肾气不充，肝失疏泄，横逆犯脾，脾失运化，壅滞气机，病久成积，故见精神疲乏、面色萎黄、腹部膨隆积胀、生长发育迟缓。结合西医各项检查结果，均显示积滞内停、浊气壅滞之象，病属虚实夹杂，治以肝、脾、肾同调，疏肝理气，醒脾消积，兼以益肾之法。拟方小柴胡汤合四逆散加减。《伤寒论·辨太阳病脉证并治中》论述了小柴胡汤证病机，其言："血弱气尽，腠理开，邪气因入，与正气相抟，结于胁下。正邪分争，往来寒热，休作有时，嘿嘿不欲饮食。脏腑相连，其痛必下，邪高痛下，故使呕也。小柴胡汤主之。"方中柴胡、黄芩相配，和解少阳，宣畅三焦，清解郁热。柴胡、赤芍相配则是四逆散思路，疏肝理脾，柔肝缓急。《神农本草经》云柴胡"味苦平，主心腹，去肠胃中结气，饮食积聚，寒热邪气，推陈致新，久服轻身，明目，益精"。可见柴胡除疏肝解郁外，还能开积聚，推陈致新；赤芍则能清热凉血，活血祛瘀。再根据患儿脾弱、食积、肾虚而随症加减。神曲、山楂、麦芽不在补脾，而在醒脾消积，其中生麦芽重用不仅能够健脾消食，还能疏肝行气；加桑叶清肝平肝；荷叶清利湿浊；车前子利水渗湿，消肿消满；补骨脂、菟丝子、墨旱莲益肾固元以治本。二诊、三诊时，患者虽症状改善，但腹部饱胀感明显，考虑其腹部膨隆，肝脏肿大，舌苔偏腻，湿浊积滞仍甚，遂在前方基础上逐步加茵陈、鸡矢藤、鸡内金之品，加强清热利湿、运脾消积之功，同时逐步减去菟丝子、补骨脂、墨旱莲等益肾之品，将初诊时的肝、脾、肾同治的方案调整为肝脾同治，并注重消积化滞，标本兼顾，并长期固守此方案。经治疗，患者精气神明显改善，对答充满自信，生长发育明显改善，经过2年时间，患者身高从136cm增高到155cm，体重从26kg增加到37kg，腹部膨隆消退，面色、毛发润泽。疗效显著，患者、家属甚为欣喜，现仍在门诊不定期随诊。

点睛：刚接诊这个患者的时候，包括我在内的所有人都比较懵，听说过糖原贮积症是罕见病，但到底是什么病，都是后来查资料才了解到的。在不了解这个"病"的情况下，要开出正确的中医处方，需要四诊合参，并回归到中医传统的思维模式上去辨证施治。

本案患者身形矮小，消瘦明显，快16岁了身高还仅136cm，体重26kg，腹部膨隆，腹部静脉显露，面色萎黄，不思饮食，虽属生长发育迟缓，除中医所讲的"五迟"之外，给我的第一印象还包括了"疳积""鼓胀"这类病证。所以也提醒我们在看"病"时，不要首先被某一个"病名"所束缚思路。我反复讲，诊治患者时要懂得"变焦"，观察分析时要有上帝视角，宏观一些，离"病"远一些；处方时聚焦一些，精准一些，离"病"近一些。

从四诊表现看，患者病位在肝、脾，考虑到先天禀赋，还存在肾元不足。另外，标证也比较突出，因肝、脾、肾失调而导致的积滞也是需要重点关注的。治疗以肝、脾、肾同调，但是患者就诊2次后，还是将治疗方向做了一些修正，改为肝脾同调、标本并治、疏肝理气、醒脾消积，既纠正脏腑失调之因，也消除失调后积滞内停之果，方向更加聚焦。

本案患者治疗已3年，整个治疗周期用四个字概括就是"肝脾同调"。脾为后天之本、气血生化之源，肝体阴而用阳，所谓"木赖土而荣"，生理上两者相互促进、协调为用。儿童脏腑娇嫩，形气未充，生机蓬勃，生长发育迅速，又存在"肝常有余，脾常不足"的生理病理特点，如肝气过亢、失于疏泄，则横逆犯脾，损伤脾土，故需"见肝之病，知肝传脾，当先实脾"。

本案患者小小年纪却有很多代谢产物积聚，这些都可以联想到脾胃在不同状态下运化的产物——"浊"。浊即秽浊、浊阴，是水谷精微中的浑浊、糟粕部分，这个患者就是脾失于分清泌浊后"浊"（积滞）的累积。"土得木则达"，肝胆气机升降正常，才能疏泄有度；脾胃受纳运化正常，方能升清降浊。因此更加明晰"浊"（积滞）的产生因肝胆疏泄失常，气机逆乱，横逆伤脾，脾失于分清泌浊而导致积滞内停，治疗也就围绕这个方向进行。

在治疗过程中还有一些其他特点，如在改善脾胃功能方面，并未采用常规的健脾益气手段，而是结合小儿"疳积"的治疗要点，用药以理脾醒脾、消积化滞为主。如山楂、生麦芽、鸡内金、神曲、鸡矢藤等，其中广东民间就有食用鸡矢藤的传统，消食化积，健运脾胃，可治小儿疳积，是一味药食俱佳的中药。此外，本案也配合了多种手段，如交代家长将鸡内金焙干打粉，每天一小汤匙冲水服，可健胃消积。包括针刺四缝穴，初期每周1次，针刺四缝穴对调治脾胃运化不良有良好作用，治疗初期从患者穴位处挤出黄色半透明状血性黏液，这就是泄"浊"过程。

当然，这毕竟是一个基因缺陷的先天性疾病，患者在代谢方面还存在诸如高尿酸血症、高脂血症、脂肪肝等代谢异常问题，我们的工作目标并非治愈这个疾病，而是在罕见病的治疗过程中，在西医使用生长激素存在禁忌时，通过中医手段让患者的生长发育在最后的时间窗口有一个突飞猛进的提高，这也是中医经典思维模式在临床上的具体实践。

2．血不利则为水

黄某，女，61岁。2024年7月14日初诊。

主诉：双眼皮整形术后眼睑肿胀5天。

刻诊：患者于2024年7月9日下午行眼睑双眼皮美容手术，术中切除7mm皮赘，术后按常规行冰敷，2天后转为热敷，肿胀消退不明显，至今已有5天，局部轻微疼痛，要求服中药治疗，加快消肿，精神可，二便调。

望诊：双侧眼睑瘀血、肿胀、色素沉着。

舌脉：舌淡红，苔薄白，脉细。

辨证：瘀血内停，血水互结，气化无力。

治法：益气健脾，活血利水。

处方：防己黄芪汤加减。

黄芪30g，白术10g，茯苓15g，防己10g，车前子10g，茺蔚子20g，泽兰15g，三七10g。

10剂，水煎服。

按语：眼睑美容手术术后因局部结缔组织疏松，消肿时间较漫长，也是困扰诸多患者的重要因素之一。本案患者术中切除7mm皮赘，切除范围大，预计消肿要3个月以上。从中医辨证来思考，眼睑手术后局部瘀血肿胀，属离经之瘀血。唐容川在《血证论》中言"故凡血证总以去瘀为要"，活血化瘀自然属中医常规治疗手段，但要提高疗效，还需要我们从中医理论中溯源问道。

从望诊可以看到，本案患者眼睑瘀血停滞，局部组织肿胀明显，除瘀血外，还伴有组织液渗出。眼科专家认为，眼睑手术后局部淋巴组织需要重建，故肿胀消退时间比较漫长，年龄越大，组织修复越慢，消肿时间则越长。《素问·至真要大论》在论述疾病病机时多责之为气血失调，强调要"疏其血气，令其调达，而致和平"。生理上，气血水互根，血水本同源，相济并倚行，津泌血，血涵津，而气、血、水为一体，气化水，水载气，气为血之帅，血为气之母，气行则血行。病理上，《医碥》曰："气、水、血三者，病常相因，有先病气滞而后血结者，有病血结而后气滞者，有先病水肿而血随败者，有先病血结而水随蓄者。"《金匮要略·水气病脉证并治》亦云"经为血，血不利则为水"。

结合到此患者，则属于先病血而后水蓄，血不利则为水，手术破坏局部组织生成离经之血，离经之血阻滞水液代谢通路，水液代谢失衡，瘀血则更难消散，而水液代谢的生成、输布、排泄，本依赖肺、脾、肾及三焦的共同作用完成，患者手术后5天，经过常规的2天冰敷和3天热敷对症治疗，瘀肿仍消退缓慢，因年龄已高，肺、脾、肾功能退化，气化不利所致。因此，不仅要关注眼前的"标"证，还要考虑到"治病求本"的问题。

本案总的病机属瘀血内停，血水互结，气化无力，予标本同治，治以益气健脾，活血利水。方用防己黄芪汤加减，以黄芪为君，大补肺脾之气，补气以助气化，补气以助血行；防己利水祛湿；茯苓、白术健脾祛湿利水；茺蔚子是益母草的果实，活血祛瘀，利水消肿，兼可明目益精，《神农本草经》云其"主明目，益精，除水气"，用于该患者眼部疾患甚为合适；泽兰味苦、辛，性微温，活血祛瘀，性较温和，行而不峻，活血之外尚有利水之功；车前子味甘，性寒，归肝、肺、肾、小肠经，肝开窍于目，故能明目，肺、肾、小肠经主水液运化，故能利水；三七味甘而微苦，活血而不动血，止血而不留瘀，兼能补血，《本草纲目拾遗》言"人参补气第一，三七补血第一，味同而功亦等，故人并称人参三七，为药品中之最珍贵者"。全方益气健脾治本，活血利水治标，标本同治，活血利水中又以利水为先，活血为辅，主次之中各有轻重，如排兵布阵，章法井然。患者服药3剂后眼睑瘀血肿胀即大为减轻，10剂后停药，至术后21天时，一如常人，消肿成效佳。

点睛：这是运用"血不利则为水"理论的典型案例，在此基础上还运用了气化理论，把握了气血水互根这一思想。像这个患者，由常规的"瘀血"理论，延伸到"血不利则为水"，再从眼科专家反馈的眼睑手术患者中年龄越大则消肿越慢的规律，溯源到"本"属脏腑功能减退，气化作用发挥不力。突破常规经验和理论，需要我们既要勤求古训，又要多观察、多思考。

《血证论》根据"血积既久，亦能化为痰水"的病理基础，强调"血病而不离乎水者也""水病而不离乎血者也"的病理关系。日本长尾善治通过研究认为"瘀血形成不单是血循环的障碍，同时也有水代谢障碍"。结合古今研究，说明血和水在病理上具有"瘀阻则水停，水蓄则血凝"的关系，从活血与利水的关系上看，活血促利水，利水促活血，经方中如大黄甘遂汤、当归芍药散、桂枝茯苓丸，都是活血利水相互结合的方剂。

这个案例大大增强了我院眼科医生对中医药的信心，即使是手术，中医药也可以在围手术期广泛运用。眼科已将此方作为眼睑手术术后消肿的协定处方"消肿散瘀方"，在临床推广使用。

3. 背部寒冷案

杨某，男，45岁。2024年3月13日初诊。

主诉：背部寒冷7年余。

刻诊：7年前因工作关系冬天至东北出差，出差期间不小心受寒，之后常觉背部发冷，有紧绷感，症状逐渐加重，进展到不能耐受寒凉、空调，受凉后易腹泻。现自觉背部发冷，有紧绷感，恶风，恶寒，少气乏力，易出汗，口淡无味，时时咳吐白痰，量少质稠，无咳嗽，平常寅时易醒，醒后难入睡，晨起疲倦，精神差，无夜尿，

小便正常。

望诊：形体消瘦，面色㿠白，精神疲乏。

舌脉：舌淡，苔薄白，脉沉细。

西医诊断：慢性疲劳综合征。

中医诊断：痰饮（脾肾阳虚，寒饮内停）。

治法：温阳散寒，温化寒饮。

处方：苓甘五味姜辛汤加减。

茯苓20g，干姜10g，五味子10g，细辛5g，白术10g，炙甘草10g，黑顺片10g（先煎），紫石英20g（先煎）。

8剂，水煎服。

二诊（2024年3月26日）：患者服药后背部紧绷感缓解，气短情况改善，大便成形，仍有汗出，自诉有生育计划，外院检测精子总活力低（17.7%），希望中药调理，舌脉同前。上方加桂枝10g、白芍10g、黄芪30g。8剂，水煎服。

三诊（2024年4月10日）：患者服药后背部恶寒、紧绷感、气短乏力情况进一步改善，白痰较前减少。守方8剂，水煎服，加艾灸以巩固疗效。

按语：本案患者因背部有寒冷感7年余就诊，因于东北中寒后出现背部发冷、紧绷感，考虑为当时肺脏中寒未及时驱除，此后不耐寒凉、空调，口淡，受凉后易腹泻，是寒气留于体内的表现。患者形体消瘦，非气血肌肉丰盛之人，本身容易出现阳气不足的情况，加之中寒，阳气消耗更甚。自觉恶风、恶寒、少气，易出汗，为阳气不能温煦、滋养营气，营血亏虚，营弱卫强，时有白痰，量少质稠，此为寒饮停肺，即《灵枢·邪气脏腑病形》中"形寒寒饮则伤肺"之义。平常受凉后易腹泻，寅时易醒，醒后难入睡，晨起疲倦，精神差，包括二诊时提出精子质量下降，均是脾阳不足累及肾阳，脾肾之阳虚衰，温煦失职。气化无权，则出现形寒肢冷、面色㿠白、神疲健忘及性功能衰减等症状。

患者背部寒冷，时时咳吐白痰，应为痰饮，盖因肺脏中寒，痰饮内停。《金匮要略·痰饮咳嗽病脉证并治》云："夫心下有留饮，其人背寒冷如手大。留饮者，胁下痛引缺盆，咳嗽则辄已。胸中有留饮，其人短气而渴，四肢历节痛。脉沉者，有留饮。"《医醇賸义》云："留饮者，留而不去也，心下痞满，作哕头眩。"综合上述分析，辨证为脾肾阳虚，寒饮内停。治宜温阳散寒，温化寒饮，散寒逐饮与扶正健脾温肾相兼，方选苓甘五味姜辛汤加味。

方以干姜为君，既温肺散寒以化饮，又温运脾阳以化湿。臣以细辛，取其辛散之性，温肺散寒，助干姜温肺散寒化饮。茯苓健脾渗湿，化饮利水，一以导水饮之邪从小便而去，一以杜绝生饮之源，合干姜温化渗利，健脾助运。为防干姜、细辛耗伤肺气，佐以五味子敛肺止咳，与干姜、细辛相伍，一温一散一敛，使散不伤正，敛不留邪，且能调节肺司开阖之职，为仲景用以温肺化饮的常用组合。使以甘草和中调药。针对患者脾肾阳虚，再加入大辛大热之黑顺片，与干姜、甘草合成四逆汤温煦阳气。脾为生痰之源，加白术健脾以化痰。紫石英温上焦寒饮，镇下焦水邪。全方将伏匿于肺的寒饮化散，数剂药后患者即感觉效果明显。

二诊、三诊加入桂枝、白芍、黄芪，以调和营卫和补气为主，加之健脾益气以运化水邪，同时结合中医外治恢复阳气，进一步起到温阳厚上补中的作用。

点睛：本案患者疗效显著的原因还是抓住了辨证和选方用药，从患者表现来看，不能耐受寒凉，受凉后易腹泻，少气乏力，脉沉细，辨为脾肾阳虚不难，但同时还要考虑其核心病机为痰饮，寒饮内伏于肺，就需要仔细推敲患者发病的诱因和时时咳痰的特点，结合对《金匮要略》的深入学习，才能对病机有全面的把握。

治疗方面当紧扣"病痰饮者，当以温药和之"。"温药"为四气温和之药，"和之"为补合消和，使机体阴阳平衡，以温药治水饮，水气得以运行，水饮得以消散，津液恢复运行输布，则机体趋于和谐。温药温煦上焦肺脏，可恢复其通调水道功能；温煦中焦脾胃，可恢复其运化水液功能；温煦下焦肾脏，可恢复其气化功能，气化则能行水，水液得以下输膀胱以温药和之。

我们选方用的是苓甘五味姜辛汤，为什么没有选苓桂术甘汤或者小青龙汤？《金匮要略》中"夫心下有留饮，其人背寒冷如手大"就用苓桂术甘汤主之，考虑到苓桂术甘汤为治疗中阳不振、胃有停饮导致的"背寒冷如手大"，而该患者有明确的肺脏受寒病因，时时咳白痰，应为寒饮停于肺，用苓甘五味姜辛汤温肺散寒、散停于肺之饮更为妥当。而小青龙汤证为外来风寒束表，内有寒饮内停，这个内有的寒饮基本上就是苓甘五味姜辛汤证。小青龙汤证患者身体内有寒饮内停的宿疾，一旦感受外寒，外寒引动内饮而发病。那小青龙汤证的不同之处在哪里呢？它外有风寒，所以全方的出发点是外感风寒表实证，作为主证，君药也是以麻桂联用，而苓甘五味姜辛汤证是没有表证的，这也符合这个患者的特点。当然，如果治疗期间感受了风寒，出现咳嗽加重、脉浮等风寒表实的表现，用小青龙汤就合适了。

还有一个需要鉴别的方证是附子汤，《伤寒论·辨少阴病脉证并治》云："少阴病，得之一二日，口中和，其背恶寒者，当灸之，附子汤主之。"方药组成为附子二枚（炮，去皮，破八片）、茯苓三两、人参二两、白术四两、芍药三两，为仲景治少阴虚寒之剂，能温阳散寒，健脾祛湿。

因此，在选方用药时要注重紧扣病机，以苓甘五味姜辛汤为主方，又要治病求本，考虑病久脾肾阳虚的一面，关注患者的发病诱因、体质特点，标本兼顾，临床疗效方能保障。

4. 寒热错杂辨脐周冷痛案

龚某，男，44岁。2024年3月6日初诊。

主诉：脐周冷痛1年。

刻诊：近1年常常半夜2点醒来，醒后自觉肚脐周围冷痛，敷热盐包后症状可缓解，能再入睡，怕冷，平素手足冷，夏季无须开空调，食用温补及燥热食物易上火，口干，纳可，小便色黄有泡沫，大便正常。

望诊：面色萎黄、晦暗，神情委顿。

舌脉：舌淡，边有齿痕，脉弦细，左关重按无力。

西医诊断：腹痛。

中医诊断：腹痛——厥阴病（寒热错杂）。

治法：清上温下。

处方：乌梅丸加减。

乌梅15g，黑顺片10g（先煎），桂枝10g，细辛5g，干姜5g，花椒5g，黄连10g，黄柏5g，当归10g，党参20g，炙甘草10g。

8剂，水煎服。

二诊（2024年3月13日）：患者服药后夜间冷痛感未再发作，未再早醒，服药期间未上火，患者喜形于色，几剂药就解除了1年来的困扰。守原方8剂以巩固疗效。

按语：接诊时首观患者形体面貌，面色晦暗，为肝失疏泄之面容。本案患者主要症状为脐周冷痛，得温缓解，易上火，口干，为寒热错杂之象，寒热错杂常用方有半夏泻心汤、柴胡桂枝干姜汤、乌梅丸等。患者纳可、大便正常，可知主要病位不在中焦脾胃。患者表现为脐周冷痛，发作时间多为凌晨2点，该时间段为丑时，属厥阴经主时。《灵枢·经脉》中足厥阴肝经的循行路线为"环阴器，抵小腹，夹胃，属肝络胆"，脐周冷痛当属厥阴肝寒、肝经循行不利。

《伤寒论·辨不可下病脉证并治》云："厥阴之为病，消渴，气上撞心，心中疼热，饥而不欲食，食则吐蛔，下之利不止。"何为厥阴？《素问·阴阳离合论》云"厥阴为阖"。从开、阖、枢理论来看，太阳、太阴为开，阳明、厥阴为阖，少阳、少阴为枢。三阳为阳气生发的过程，三阴为阳气收藏的过程。阳气上升到极点为阳明，同理，阳气潜藏的极点为厥阴，若厥阴主阖功能失调，则阳气无法潜藏，阴阳之气不相顺接，就会表现出寒热错杂的病证。

乌梅丸为厥阴病的主方，方证为寒热错杂证。方中乌梅为君药，味酸性平，收敛浮热；臣药当归补血养阴，与乌梅相配养肝阴，补肝体；黄连、黄柏清上扰之相火；佐以附子、细辛、花椒、干姜、桂枝温肝肾之阳；党参益肝脾之气；以炙甘草代替原方之蜂蜜，甘缓和中，调和诸药。乌梅丸的组方原则体现了《金匮要略》中"补用酸，助用焦苦，益用甘味之药调之"的理论。全方寒热并用，虚实并治；清上温下，攻补兼施；酸辛苦甘，刚柔相济；辛开苦降，土木双调。

点睛：厥阴病，实质是肝木虚寒、寒热错杂之证。乌梅丸，如果只是用来治疗"蛔厥证"，那就大大限制了其应用范围，临床上只要抓住寒热虚实错杂的病机特点，随症加减治疗，均有良效。

乌梅丸的辨证脉象比较重要，要关注左关脉（主肝），左关弦，沉取无力（肝阳虚）。任应秋的老师刘有余以善用乌梅丸治杂病蜚声一时，任老在一旁待诊时，曾见刘有余老师半日4次施用乌梅丸，一用于肤厥，一用于消渴，一用于腹泻，一用于吐逆。后任老诊毕后问难于刘有余老师，他说："凡阳衰于下，火盛于上，气逆于中诸证都可以随证施用。"

厥阴主方乌梅丸，有泄木安土之法，其中君药乌梅酸敛肝息风，佐苦辛甘之黄连、干姜之类。辛开苦降相伍，可以升降胃气，调和中焦。以参归补虚安中，总体构成泻风木之有余，安中土之不足。使风木得静、中土得安、脾胃得和。则扶土抑木，达到源流并治、已病防变之效果，确有"见肝之病，知肝传脾，当先实脾"之意。此乃泻肝安胃一大法也。

乌梅丸的应用中木土不和是治验的主要类型，以肝脾不和、肝胃不和为主。辨证要紧扣肝风兼夹寒热、乘虚内扰脾胃，治疗勿忘重用酸收和调整寒热比例，此乃临证取效的关键。

寒热并用的比较：乌梅丸与半夏泻心汤，两者均为寒热并用之方，但泻心汤重在辛开苦降，病机为中焦升降失司，寒热错杂，以中焦偏实为主，主症为心下痞，方中辛开主药为半夏，苦降主药为黄连、黄芩，调和脾胃气机。而乌梅丸无心下痞，病机为上焦有热、下焦有寒，虚实夹杂，重在酸收辛散，旨在调节阴阳失衡。

5. 消瘰丸今用

吴某，女，49岁。2023年7月19日初诊。

主诉：外院体检发现颈部多发淋巴结结节4个月。

刻诊：颈部多发淋巴结结节4个月，结节最大17mm×6mm。颈前不适，有异物感。既往有子宫肌瘤病史。

查体：颈部多发淋巴结结节。

舌脉：舌淡，苔薄白，脉细。

西医诊断：颈部淋巴结结节。

中医诊断：瘰疬（肝郁痰凝）。

处方：消瘰丸。

柴胡10g，赤芍15g，夏枯草30g，猫爪草20g，浙贝母15g，玄参15g，醋莪术10g，牡蛎20g（先煎），姜僵蚕10g，瓜蒌皮15g，炙甘草5g。

二诊、三诊、四诊基本守方如前，随症加减。患者自觉精神好转，颈前不适感减轻。

五诊（2023年9月9日）：外院复查彩超，颈前淋巴结无肿大，子宫肌瘤缩小。舌淡，苔薄白，脉细。

按语：消瘰丸出自清代程国彭《医学心悟》，其言："瘰疬者，肝病也。肝主筋，肝经血燥有火，则筋急而生瘰。瘰多生于耳前后者，肝之部位也。其初起即宜消瘰丸消散之。不可用刀针及敷溃烂之药。若病久已经溃烂者，外贴普救万全膏，内服消瘰丸并逍遥散，自无不愈。更宜戒恼怒，断煎炒，及发气、闭气诸物，免致脓水淋漓，渐成虚损。患此者可毋戒欤！"

本案患者为围绝经期女性，平素情绪低落，易怒急躁，辨证属肝郁痰凝证。情志内伤，肝气郁结，导致肝郁乘脾，脾失健运，痰湿内生，气滞痰凝于颈部。治以疏肝解郁、化痰散结为主，并配合活血、滋阴之品。

消瘰丸由玄参、牡蛎、浙贝母组成，具有清热化痰、软坚散结的功效。方中瓜蒌皮、夏枯草、猫爪草加强清热化痰、散结消肿之功；柴胡、赤芍疏肝解郁，行气活血；玄参滋阴泻火；牡蛎、浙贝母、僵蚕化痰散结；莪术行气破血。全方共奏疏肝解郁、化痰散结之功。

6. 遇光则头痛呕吐案

尹某，女，25岁。2023年6月17日初诊。

主诉：头痛、畏光、呕吐，反复发作2个月余。

刻诊：患者自2023年4月开始，每于太阳下活动即头痛发作，伴有畏光，头痛呈搏动性，甚则恶心、呕吐，呕吐后头痛未见缓解，休息、睡眠可缓解，平素眠差，外院医生予以益气养心膏方，并先后按肝阳上亢、痰浊内蕴、气虚头痛辨治，症状未改善。临近夏天，上述症状发作越发频繁，进展到即使撑着遮阳伞在太阳下逗留片刻，即头痛发作，疼痛呈跳痛，畏光明显，甚则不能睁眼，伴恶心、呕吐。患者身高163cm，体重85kg，神疲体胖。现无头痛、恶心、呕吐，唯觉神疲乏力，口干多饮不解渴，平时怕热，多汗，乏力，小便黄，患者甚为苦恼，发展到平时不敢出门，为求医特地从外地来我处就诊。

舌脉：舌淡红，苔白，脉细。

西医诊断：头痛。

中医诊断：头痛（阳明暑热夹湿，气阴两虚）。

治法：清解阳明暑热，益气养阴利湿。

处方：竹叶石膏汤加减。

竹叶10g，生石膏30g，粳米20g，知母10g，西洋参10g，麦冬10g，石斛15g，荷叶10g，滑石30g，生甘草5g。

8剂，水煎服。嘱患者常以鲜荷叶、带皮冬瓜、薏苡仁煲汤饮用。

二诊（2023年7月8日）：患者近3周来，见太阳后头痛呕吐未再发作，精神明显好转，精力较前充沛，唯月经期精神稍差，近2日有痰难咳出，散在湿疹。上方加仙鹤草20g，8剂，水煎服。

按语：本案患者每于太阳下及环境闷热之时出现头痛、畏光，甚则恶心呕吐，气候渐热，发作尤为频繁，有明确的发病特点及发作原因，与中暑表现并无二致。而中暑的发生，外因责之于气候，内因责之于虚则暑邪易入，邪入则病发。喻嘉言曰："体中多湿之人，最易中暑。"刘完素谓："中暑自汗大出，脉虚弱，头痛口干，倦怠烦躁，或时恶寒，或畏日气。"本案患者体重指数达32，形体肥胖，属痰湿体质，此类患者由于气虚不运、津液运化失司，而致痰湿凝聚，以黏滞重浊为主要特征的体质状态，对暑热更不易耐受。

患者太阳下逗留片刻即发作头痛、呕吐、畏光明显，为阳明暑热直中头目清阳；肺胃气分热盛则见怕热、多汗、口干多饮但不解渴；热盛耗气伤阴则见口干、神疲乏力、脉细；湿热移于下焦则见小便黄。四诊合参，辨证为阳明暑热夹湿、气阴两虚之证，当清解阳明暑热、益气养阴利湿，方用竹叶石膏汤加减。

方中竹叶甘寒为君药，清心除烦，生津利尿；石膏辛而寒，清阳明气分大热，止渴除烦，与竹叶共为君药。知母苦寒滋润，与石膏相须为用，助石膏清肺胃之热，又滋阴润燥，除烦止渴；西洋参、麦冬、石斛清热益气，养阴生津；荷叶味苦性平，清暑利尿；滑石清利小便，使湿热从小便而出，与甘草相合又为六一散，祛暑利湿；甘草、粳米和中养胃，为使药。配合鲜荷叶、带皮冬瓜、薏苡仁清热解暑，健脾渗湿，煲汤饮用作为食疗。患者仅就诊1次，困扰多月的疾苦便霍然痊愈。

点睛：这个患者在外地治疗多月，按肝阳上亢、痰浊内蕴、气虚头痛辨治效果不显，的确也是，按照《中医内科学》教材，头痛的辨证无非就是外感内伤，证型也脱离不了上述证型，思维固化会大大影响临床疗效。中医的疗效来源首要在辨好证，我们为什么讲"三因制宜"，强调辨证时要因时、因地、因人。像这个患者要特别关注其头痛发作的诱因，以及加重或缓解的因素，患者一到太阳下就容易发作，天气渐热发作就逐渐频繁，而待在室内空调房就不会发作，就诊时正值盛夏，这就是阳明暑热之邪肆虐之因时；患者生活在广东省东莞市，为岭南多湿多热之处，这就是因地；患者形体肥胖，为痰湿之体，这就是因人易感暑热之体。所以，辨证时要抓住阳明暑热内盛、湿热内蕴、气阴耗伤、痰湿之体等几个要素，治疗时还要考虑标本先后、轻重缓急的问题，像这个患者，阳明暑热就是首要考虑的矛盾，而痰湿之体的调治并非现在需要解决的，同样是热，暑热又是突出的问题，湿热只是其次，治疗自然要有侧重。此外，用经方的关键是识别方证，这是用好经方的前提，要熟读方证之方机，选方用药才不会陷入迷茫。我们选了竹叶石膏汤，但这意味着就要用竹叶石膏汤的原方吗？竹叶石膏汤为经典的热病后期清热养阴方，为余热未尽、气阴两伤而设。

竹叶石膏汤里面没有知母，这个患者为什么加了知母？竹叶石膏汤中有半夏，这里为什么又不用？都需要我们从"三因制宜"的因时、因地、因人而异来定。竹叶石膏汤为白虎加人参汤变化而来，治疗余热未尽、热势已缓，故去知母。而这个患者怕热多汗，烦渴多饮，暑热尚重，故用知母助石膏清热除烦生津。竹叶石膏汤中半夏可治胃气虚证之气逆欲吐，如果患者头痛呕吐正在发作，则当用半夏，但患者来诊时并非发作阶段，故暂不用半夏降逆止呕。还有，竹叶石膏汤原方用人参，这里改用西洋参补气养阴生津，治热病气阴耗伤，烦倦口渴，更符合这个患者的病机，《医学衷中参西录》谓西洋参"性凉而补，凡欲用人参而不受人参之温补者，皆可以此代之"。这个处方点睛之处在于重用滑石，因正值盛夏，又居岭南湿热之地，患者小便黄赤，滑石性寒而滑，寒能清热，滑能利窍，既能利湿，又能清泄暑热，为治疗暑湿小便短赤之要药，在此重用30g，让暑湿之热从小便而出。

从辨治过程来看，这提醒我们要紧扣病机，熟读经方，既立足经方，又要跳出经方，我不认同用经方就要用原方原剂量的说法，毕竟人不是照着方子来生病的，否则就走入了画地为牢的形而上学的误区，不是连仲景都说要"观其脉证，知犯何逆，随证治之"吗？我们学习经方就要学其根，而非单纯学其形。

还有一个发散性问题，本案可以用清暑益气汤吗？我认为，出自李东垣《脾胃论》的清暑益气汤不适合用，而出自王孟英《温热经纬》的清暑益气汤是可以用的，其功能清暑益气、养阴生津，可用于治疗暑热未解、津气已伤。《温热经纬》云："湿热伤气，四肢困倦，精神减少，身热气高，心烦溺黄，口渴自汗，脉虚者……余每治此等证，辄用西洋参、石斛、麦冬、黄连、竹叶、荷秆、知母、甘草、粳米、西瓜翠衣等，以清暑热而益元气，无不应手取效也。"与我们的处方相比较，其方机是大致吻合的。这也提示我们，要立足经方，不弃时方，只要辨治准确，经方、时方都能为我们所用。